当代卫生事业管理学术丛书

农村卫生服务网络
互动机制模型研究
——基于服务连续性的视角

张　翔　著

国家自然科学基金面上项目（编号：71373091）
湖北省人文社科重点研究基地农村健康服务研究中心　资助

科　学　出　版　社
北　京

内 容 简 介

　　农村三级卫生服务网络是农村医疗卫生服务的载体，虽然经过新型农村合作医疗、医疗联合体、协作医疗、对口帮扶等建设，但我国农村卫生服务网络割裂、碎片化的问题仍存在。因此，本书在借鉴连续性理论、社会互动理论和互动机制的基础上，广泛调研我国东、中、西部 6 省 12 县的农村地区，并研究得出我国农村卫生服务网络的连续性问题主要表现为机构连续性弱化、人际连续性断裂、信息连续性缺失和学科连续性薄弱。本书以实证为依据，以 IDEF0 模型为框架，从供需双方构建了农村基本医疗卫生服务连续的互动模型，并提出了相关对策和建议。

　　本书可为从事卫生管理相关研究的学者提供理论参考，可为基层卫生管理部门的政策制定提供理论依据，也可为卫生管理从业人员提供相关认知。

图书在版编目（CIP）数据

农村卫生服务网络互动机制模型研究：基于服务连续性的视角 / 张翔著.
—北京：科学出版社，2020.8
（当代卫生事业管理学术丛书）
ISBN 978-7-03-058886-9

Ⅰ. ①农… Ⅱ. ①张… Ⅲ. ①农村–医疗卫生服务–研究–中国
Ⅳ. ①R127

中国版本图书馆 CIP 数据核字（2018）第 216547 号

责任编辑：王丹妮　杭　玫 / 责任校对：贾娜娜
责任印制：张　伟 / 封面设计：无极书装

科学出版社 出版
北京东黄城根北街 16 号
邮政编码：100717
http://www.sciencep.com

北京厚诚则铭印刷科技有限公司 印刷
科学出版社发行　各地新华书店经销
＊

2020 年 8 月第 一 版　开本：720 × 1000　1/16
2022 年 3 月第二次印刷　印张：14
字数：280 000
定价：126.00 元
（如有印装质量问题，我社负责调换）

丛 书 总 序

一

《易经》有云："举而措之天下之民，谓之事业。"卫生事业，则以保障和促进人民身体健康为使命，以社会稳定和发展为目标。它关系到千家万户的幸福安康，关系到国家和民族的未来。因此，卫生事业的使命是伟大的，其性质是神圣的。在这宏伟而灿烂的旗帜指引下，运用知识、学术推动卫生事业的发展，寻求解决卫生事业发展历程中面临的问题，其意义是非凡的。

二

谈起卫生，人们往往将其与生命健康相联系。诚然，卫生事业管理作为以保障公众健康为宗旨的一门学科，在经历了近 30 年的发展历程后，已逐渐走向成熟；并在相关学科的渗透和影响下，内容不断丰富、发展、系统和科学。特别是在社会医学视野下，卫生事业管理立足于以医学和管理科学为核心的跨学科发展模式不断拓展，已经形成了卫生政策规划、卫生制度健全、卫生资源配置、卫生服务保障、卫生法律法规、卫生经济管理、卫生信息管理等多位一体的全方位、多维度研究模式。

与此同时，卫生事业体现了政府和社会的责任，卫生事业发展要求与国民经济和社会发展相协调。改革开放以来，政府对卫生事业日益重视，中国卫生事业快速发展，医疗技术水平提高，服务规模扩大，医疗保障制度逐步健全……

这些都是卫生领域的福音。但我们也要认识到，困境、障碍、瓶颈同时也困扰着卫生事业的发展，公正、公平、正义等卫生价值体系需要我们去厘清和实现。

三

同济，蕴含着同舟共济之意。同济学人时刻投身于卫生领域，在卫生事业发展历程中，与社会各界人士同一方水土，共一番事业。华中科技大学同济医学院医药卫生管理学院始建于 2001 年，是全国教育部部属高校第一所集教学、科研、培训和咨询为一体的医药卫生管理学院。多年来，广大师生同策同力，共同组建了一支充满创新和探索精神的卫生事业管理研究队伍，承担了大量国际国内研究项目，产出了一系列学术成果。

为推动卫生事业管理学科领域的发展，分享学院的学术见解，在科学出版社的大力支持下，并报有关部门批准，我们拟出版"当代卫生事业管理学术丛书"，并邀请国内外知名学者担任丛书的学术顾问。

本丛书包括著作十余部，其内容主要基于学院教师承担的国家自然科学基金、国家社会科学基金、国家科技支撑计划等重要科研项目，围绕国家医疗卫生政策、医疗卫生改革、国家基本医疗保障、社区医疗与新型农村合作医疗、医院管理理论与实践、国家与区域卫生信息化、卫生与健康信息资源管理等方面的相关研究成果。

就理论研究而言，本丛书将从多角度、多层次论证我国医疗卫生事业发展的宏微观问题，完善新时期我国卫生事业发展学术研究框架，提升我国在该学科的研究能力；就学术应用而言，本丛书将在大量论证的基础上，提出具体方案，以支撑我国医疗卫生事业的政策规划、医疗卫生改革的深化推进、医疗卫生机构的管理运行实践；就学科发展而言，本丛书将广泛借鉴国内外医疗卫生事业管理学科的重要研究成果，引入最新研究方法与手段，对我国卫生事业管理学科体系的健全、内容的拓展、方法的更新和研究的深入具有重要价值。

我们希望"当代卫生事业管理学术丛书"的出版能对卫生事业管理研究有所推动；能对卫生事业管理实践有所裨益；能对我国甚至全世界的卫生事业发展有所贡献。这是本丛书所有撰写人员希望看到的。但是否做到，则留待广大的读者朋友去评判。

华中科技大学同济医学院医药卫生管理学院

2014 年 5 月 20 日

前　　言

中国共产党第十九次全国代表大会提出乡村振兴战略。实施乡村振兴战略，关键在于解决城乡二元结构问题。城乡二元结构是制约城乡融合发展和一体化的主要障碍。截至 2017 年底，农村卫生服务网络承载着 5.7661 亿农村常住人口的健康诉求，其服务提供模式直接影响着农村人口的健康状况及服务利用。而当前服务网络各要素间联系不足，要素间缺乏有效的互动机制，居民医疗服务的连续性无法保障，农村卫生服务网络正遭遇结构性转变。本书以农村居民医疗服务连续性为切入点，拟对我国农村卫生服务网络中的服务衔接情况进行评价，揭示服务网络中衔接不足的关键环节及其影响因素，同时利用卫生服务研究领域中的连续性理论与管理科学与工程领域中的多机构互动理论，将两者相结合形成理论分析框架，研究各要素间的作用机理，构建服务网络互动机制模型并提出相应的政策策略集。

本书共分八章，从内容上看层层递进，逐步深入。第一章讲述我国农村卫生服务网络的概念及其建设，并指明目前存在的问题。第二章介绍连续性的相关概念和理论，以及卫生服务连续性的概念、分类及测量维度，引出本书研究的意义与目标。第三章介绍社会互动的相关理论，重点介绍对卫生服务网络互动具有参考价值的符号互动论、本土方法论、拟剧论、参照群体理论、社交交换论与自我实现预言论。第四章讲述基于服务连续性的卫生服务网络互动机制模型的理论研究方法，包括结构方程模型、利益相关者分析、社会网络分析、IDEF（ICAM definition method，集成化计算机辅助制造的定义方法）方法。第五章对本书研究的调研工具及其构建方法做详细的介绍。第六章利用以上理论方法和构建的工具，具体测量连续性指标及其模型分工、社会特征分布。第七章和第八章是本书最终要呈现的成果——构建基于服务连续性的农村卫生服务网络互动机制及模型。

本书的创新点之一在于对农村卫生服务网络的研究。国内研究者多针对单一机构内部的卫生服务及其质量进行研究，或者仅局限于对转诊过程具体方法和制度的研究。而以建立连续性的卫生服务为目标和视角，对农村卫生服务网络中不同类别、不同层级、提供者与利用者之间的互动关系的研究，鲜有作者涉及。本书在介绍农村卫生服务网络中连续性服务提供现状的基础上，充分借鉴、吸收系统工程及工商管理学中的理论，分析农村卫生服务提供过程中各要素的互动关系及存在的薄弱环节，使最终形成的互动机制模型和政策策略集具有实践意义。本书的创新点之二在于将利益相关者理论和 IDEF 建模理论框架相结合形成理论分析框架，这既可以看作将利益相关者理论由其所局限的利益相关者分析向各利益相关者之间的作用机制和影响因素深入分析的扩展，也可视为 IDEF 理论模型框架在农村卫生服务网络服务提供中的应用。

在本书写作过程中得到了来自不同单位和诸多学者的大力支持，在此表示衷心的感谢。同时，也感谢国家自然科学基金委员会对于本书出版的资助。由于作者水平有限，可供借鉴的资料较少，书中难免存在不足，敬请读者批评指正。

张 翔

2017 年 12 月

目　录

第一章　农村卫生服务网络发展概述

2009 年发布的《中共中央　国务院关于深化医药卫生体制改革的意见》明确提出，要大力发展农村医疗卫生服务体系，进一步健全以县级医院为龙头、乡镇卫生院和村卫生室为基础的农村医疗卫生服务网络。经历数次变革和发展，目前农村卫生服务网络的建设着重于新型农村合作医疗（简称新农合）、医疗联合体、协作医疗、对口支援、信息化等方面，但仍然存在基层卫生机构基础差、底子薄、服务能力低下，以及卫生服务体系碎片化的问题。

第一节　农村卫生服务网络概述

从中华人民共和国成立初期基本确立农村基层医疗卫生组织的发展思路到近年来不断加强对农村医疗卫生的投入，目的主要在于在农村建立起一个层级明确且整体功能协调、高效的卫生服务网络。

一、相关概念

一般情况下，农村三级卫生服务网络是指包括村卫生室、乡镇卫生院、县级医疗卫生机构等多个医疗机构在内，为农村居民提供医疗、预防、健康教育、保健、康复等公共卫生与医疗服务有机结合的卫生服务组织体系。

1. 组织体系

农村三级医疗卫生服务网络组织体系是由层次分明的县、乡、村三级医疗卫生服务机构构成的具有整体性的复杂社会系统[1]。

2. 组织体系的特征

农村三级卫生服务网络组织体系作为一个既复杂又具有特定功能的社会系统，与绝大多数社会系统一样具有以下明显特征。

（1）整体性。农村三级医疗卫生服务网络作为一个系统，其整体功能表现为为农村居民提供医疗卫生服务，具体来说就是主要承担着疾病预防、妇幼保健、基本医疗、健康教育、卫生监督、老年康复六大服务职能。这是该网络各个部分综合作用的结果，即实现"整体大于部分之和"。因此，研究该网络的优化，不仅要关注各个组成要素，还要关注调整要素的组织形式，并建立合理的机构，进而促进网络的整体优化。

（2）相关性。相关性是指农村三级医疗卫生服务网络内的三级医疗服务机构间既相互作用又相互联系。相关性强调要素间的关系与变化的关联性，因此在改进系统功能时，一要注意保持相互要素的同步变化，二要注意要素是动态的，三要关注要素横向与纵向的组合。

（3）目的性。农村三级医疗卫生服务网络的目的性是指该系统要达到符合人们意愿的结果。作为一个社会医疗服务系统，《中共中央 国务院关于深化医药卫生体制改革的意见》将该网络的功能定位为为农村居民提供"安全、有效、方便、价廉"的服务。

（4）环境适应性。系统环境是系统以外物质、信息、能量等所有外部事物的总和。环境的变化会作用于系统。例如，我国经济体制改革和政府在医疗服务中的定位，对农村三级医疗卫生服务网络就产生了重大而深远的影响。环境对系统的作用表现为对系统的输入，系统在特定作用下对输入进行工作，就产生了输出，从输入到输出的变化就是系统的功能。

二、历史变迁

（一）变迁的过程

我国农村医疗卫生事业起步于民国时期，但真正发展是在中华人民共和国成立后。经过不懈的努力，至 20 世纪 60 年代中期，我国绝大多数县、公社和生产大队都已建立起医疗卫生机构，形成了以人民公社为中心的基层卫生组织网。1979年后，随着经济体制改革，农村三级卫生服务网络失去了经济依托，其构成、关系及功效等都发生了很大变化[2]。按照时间进程，可以将其发展历程分为酝酿期、成长初期、成长成型期、改革倒退期、改革回归期五个阶段。

1. 酝酿期：1949～1951 年

中华人民共和国成立初期，中国医疗条件相对落后，全国城乡个体开业医生占 80%，尚未建立公立医疗机构和卫生服务网络，加上广大农村地区缺医少药，传染病和地方病普遍流行，因此当时农村医疗卫生状况相对较差。中央政府意识到必须重视农村医疗卫生事业。但初期的建设思路尚不明确，农村医疗卫生事业的重心是集中整合资源解决严重危害农民健康的流行病和严重威胁母婴生命的疾病。该时期，基本确立了发展农村基层医疗卫生组织的思路，但核心工作在于缓解缺医少药的矛盾，整顿卫生工作队伍，就已有的个体农村诊所等进行整合改造，新建面向农村、厂矿的基层医疗卫生组织。

2. 成长初期：1952～1964 年

经过酝酿期的努力，在一定程度上缓解了城乡缺医少药的主要矛盾。中央政府开始有计划地促进农村医疗卫生服务网络的系统发展。这期间，具有重要标志性的事件包括：1952 年，中央和地方相继成立归各级政府直接领导的爱国卫生运动委员会，长期促进医疗卫生事业的发展；20 世纪 50 年代中期，随着农村卫生组织的初步建立，各地从农村选拔部分青年接受各种中西医基本知识培训，他们成为未来农村基层医疗卫生队伍的骨干；50 年代末，政府实施统一的计划将不同所有制的医疗组织逐步划归县、乡（公社）、村（大队）所有，并进行合并优化，初步形成了农村三级卫生服务网络。

3. 成长成型期：1965～1979 年

自 20 世纪 60 年代后期，尤其是进入 70 年代后，农村合作医疗的发展与完善、以预防为主方针的坚决贯彻，以及"文革"中城市医疗技术力量对农村医疗卫生事业的支援，使我国农村医疗卫生服务网络组织体系迅速成长成熟。至 1979 年改革开放前，中国已成为拥有最全面医疗保障体系的国家之一，我国居民的总体健康水平已达到中等发达国家的平均水平，被世界卫生组织作为发展中国家医疗卫生事业建设的典范。

4. 改革倒退期：1980～2000 年

随着经济体制改革，在国家经济迅速增长的同时，医疗卫生领域却出现了越来越多的问题，这已是公认的事实。在 20 世纪最后 20 年，我国已建立的农村三级卫生服务网络组织体系发生了根本性的变化。县、乡、村三级医疗卫生服务网络体系被破坏，特别是作为三级网底的村卫生室大多名存实亡。就该网络组织体系的效用而言，是倒退的时期，农民"看病难，看病贵，因病致贫"问题严重。虽然政府也开始注意并采取了许多措施，但效果均不理想。2000 年 6 月，世界卫生组织对全球 191 个成员国进行国家卫生系统的业绩量化评估，我国与巴西、缅甸等一起被列为卫生系统"财务负担"最不公平的国家。

5. 改革回归期：2001 年至今

进入 21 世纪，中央政府加大了解决农村医疗卫生服务问题的决心和步伐。改革内容主要包括农村合作医疗的完善、三级医疗卫生机构的功能划分与强化、药物使用与价格控制制度、政府的义务与职责的明晰等。这期间，重要事件包括：

2002 年，制定了《中国农村初级卫生保健发展纲要（2001—2010 年）》，提出完善和发展农村合作医疗，探索实行区域性大病统筹，逐步建立贫困家庭医疗救助制度[3]；2003 年，出台了《关于建立新型农村合作医疗制度的意见》，并且政府在资金补助上做出承诺[4]；2009 年，《2009—2011 年深化医药卫生体制改革实施方案》提出"坚持公共医疗卫生的公益性质，坚持预防为主，以农村为重点"的指导思想，还提出"为群众提供安全、有效、方便、价廉的医疗卫生服务"[5]。

（二）变迁的历史作用

（1）酝酿期。经济落后，在空白基础上构建适合我国国情的医疗卫生服务网络体系，该阶段主要解决了严重影响农民生命案例的传染病，保障了母婴健康。

（2）成长初期。在计划经济背景下，初步建立了以公有制为基础的比较健全的网络体系，农民医疗合作试行，以低廉的收费基本满足了农民的医疗卫生需求。

（3）成长成型期。借助强有力的政治措施，该阶段建立了完善的层次分明、关系紧密、分工明确有效的农村三级卫生服务组织体系，医疗合作、政府管制及公有体制保障了其公益导向，为农民提供了有效的医疗卫生服务[6]。

（4）改革倒退期。在市场经济导向的旗帜下，各级医疗卫生机构所有权多样化出现，尤其村诊所一级所有权私有化严重，失去了政府与集体的投资保障，各级机构营利趋向严重。该阶段，对医疗卫生服务基本失去监控，机构间关系松散、整体性差，农民医疗服务花费急剧增加，农民失去医疗卫生保障，医疗卫生服务网络体系效能严重倒退。

（5）改革回归期。宏观监控加强，回归公益性，强化政府责任，新农合大力推广，但如何提高医疗卫生质量并降低费用等问题仍然存在[7]。

三、变迁影响因素

1. 社会经济因素

社会因素有力地影响着农村三级卫生服务组织体系的发展与完善。在政治、经济、技术、文化等社会因素中，对农村三级卫生服务组织体系起决定作用的是政治与经济。政治制度决定着该组织体系的目标与导向，并提供非经济因素的促进，有时这种力量会发挥异乎寻常的作用。例如，在组织体系的成长成型期，当时强大的政治力量的介入促进了城市医疗技术人员走入农村，提高了农村医疗技术水平。另外，国家的经济发展水平、国民经济收入、政府财政收入等状况，决定了政府可以投入农村医疗卫生服务体系的经济资源是多少。就城镇化水平而言，不同的城镇化水平带来不同的经济结构、人口分布、交通工具，影响农村卫生服务网络的资源分配和医疗卫生机构布局，进而影响农村居民看病就医的便捷度、可及性、有效性[8]。

2. 政府因素

政府在农村三级卫生服务组织体系中居于轴心地位。因此，明确的规则以及政府严格的监督与管理，是保证服务质量的关键。它不仅直接决定着基本医疗卫生服务的范围及农民是否能够平等地享有基本医疗卫生服务，而且决定着医疗卫生产业政策和其他部门的相关配套政策，还通过财政税收杠杆决定着医疗卫生机构配套服务机构的积极性[9, 10]。由于医疗卫生服务的公共产品性质，政府不仅负责宏观规划、法律法规的制定，还是医疗卫生机构的主要投资者和管理者。可见，政府在监管、建设、通过财政税收政策调动其他资源等多方面根本性地影响着农村三级卫生服务组织体系的变迁。

3. 农民因素

农民的意识与条件也在很大程度上影响着农村三级卫生服务组织体系的发展与完善。农民作为组织体系服务的对象，不仅是公共产品的接受者，还是组织体系的影响者。第一，农民作为公共产品的接受者，使其满意是对组织体系的最高要求。而且，农民完全可以和政府更紧密地沟通，自动自发融入组织体系的建设中。第二，农民的收入状况、教育程度、配合程度等都对组织体系的有效运行起着决定作用。例如，新农合覆盖率的迅速提升与农民的收入提高是分不开的。实际上，农民逐步有了参与农村医疗卫生服务体系监管的意识和需要。例如，2004 年由国务院经济发展研究中心研究员韩俊做的调查中，仅就医疗合作保险金的问题，有 1/3 的农民认为应该有农民自己的组织来管理资金的应用[11]；而唐娟莉在 2015 年的满意度调查中发现，不同经济地位的农民对农村医疗卫生的满意度不同，且农民更关注距离、费用等因素[12]。

第二节　农村卫生服务网络建设

目前，农村卫生服务网络建设的重点在于缓解农村居民"看病贵、看病难"的问题，主要举措是建立新农合制度、开展县域医疗联合体建设、提升协作医疗服务等。

一、新农合制度建设

我国农村居民参合率连续 5 年达到 97% 以上，受益覆盖率连续 5 年达到 150% 以上。在具体实施上更进行了多种制度创新，如开展门诊统筹和慢性病补偿工作，设立县外建农民工定点医疗机构，开通省内定点医疗机构新农合出院直补。

（一）支付方式改革

1. 支付方式改革模式

目前，各地新农合门诊支付方式改革的模式有四种或为四种模式的组合，其中最主要的是总额预付。在已开展支付方式改革的地区，有 96.08% 的县开展了总额预付，5.23% 的县开展了按人头付费，0.44% 的县开展了按病种付费，0.29% 的县开展了按服务人次付费。从医疗机构来看，在县、乡、村级医疗机构开展总额预付的县数分别占 88.24%、95.92%、94.28%。新农合住院支付方式改革的模式呈现多样化，且部分县实行混合支付方式改革模式，但多数县实行的是按病种付费，其次是总额预付。总体来看，在已开展新农合住院支付方式改革的地区，有 71.44% 的县开展了按病种付费，有 28.03% 的县开展了总额预付，有 19.46% 的县开展了按床日付费，2.20% 的县开展了按人头付费。在县级医疗机构，57.76% 的县开展了按病种付费，18.57% 的县开展了总额预付；在乡级医疗机构，48.13% 的县开展了按病种付费，21.85% 的县开展了总额预付[13]。①

在工作实践中，各地区积极探索分组分类综合支付改革运行新模式，如河南省息县探索出了"政府购买、路径分类、综合考评、绩效支付、合同管理、多方监管"的综合支付模式，在全县医疗机构全面实施：

（1）成立组织、制订方案；

（2）筛选病种，制定本土化临床路径；

（3）测算费用，价格谈判；

（4）签订合同，综合监管；

（5）绩效考核，奖惩兑现。

截至 2014 年，该县实施综合支付管理的病种为 292 种（2016 年增加至 379 种），其中县级 188 种，乡镇 104 种（住院路径 56 种、门诊慢性病和急重症病路径 21 种、门诊诊疗处方 27 种），乡镇管理病种的覆盖率在总住院患者中为 96.5%，在县级住院患者中为 76.1%。主要成效如下。

---

① 有的县存在多种支付方式，可能存在比例合计不等于 100.00% 的情况。

（1）分组分类临床路径的执行，规范了医务人员的诊疗行为，提高了医疗服务质量。

（2）病种的分组分类管理控制了医药费用的不合理增长，有效遏制了"乱检查、乱用药"现象，统计发现，纳入管理的病种药占比实施前下降 5.63%、自付比下降 8.25%、抗生素使用率下降 8.36%。

（3）就诊时协议管理加强了医患沟通，提高了患者的满意度。

（4）分组分类支付确保了新农合基金的安全，卫生资源利用更加优化。

（5）开展对农村常见病诊疗服务补偿综合支付方式的改革。

（6）开展协助医疗的探索、实现患者"无缝式"连续化治疗管理。

2. 新农合支付方式改革存在的问题

1）支付标准难以合理确定

支付方式改革就是将单一的按服务项目付费改为各种形式的"打包付费"，采用新的付费单元和新的费率（或支付标准），或它们的组合。新的付费单元和支付标准的确定，需要通过风险测量技术，根据医疗机构前几年发生的医疗费用，在考虑机构规模、技术、服务人群等各种因素的基础上，进行科学、严谨的测算[14]。但在实际运行中，部分地区在制定新的付费单元和支付标准时过于简单粗放，而这种不科学的付费单元和支付标准最终会造成医疗机构、参合农民、经办机构之间利益失衡，不利于支付方式改革的开展。例如，个别地区制定的付费单元和支付标准，使得整个年度所有参合农民获得的新农合补偿总额比参合农民的住院总费用还高。

2）支付方式改革缺乏质量控制

部分地区将控制医疗费用过快增长作为支付方式改革的第一目标或者唯一目标。例如，一些地区实施的总额控制、总额增长速度控制、单病种限价等，并不属于真正意义上的支付方式改革，同时这些措施的目的也主要体现为医疗费用控制，忽视了医疗服务质量、参合农民受益等重要目标。即使在实行规范的支付方式改革的地区，也鲜有制定并执行系统的支付方式改革考核、评价及质量控制等一系列相关政策与措施。虽然支付方式改革在很大程度上是由医疗卫生费用增长过快催生的，但支付方式改革的目的不能囿于控制费用。支付方式改革要考虑多个方面的影响：医疗服务行为、医疗服务质量、医疗机构积极性、参合农民受益、新农合基金的安全等。医疗费用控制应该是提高资源利用效率［如减少了"大处方"（即超常处方、非适应症用药），减少了诱导性需求的提供，合理采用适宜技术等］后符合逻辑的结果，而不能通过降低服务质量或牺牲参合农民的利益来实现。如果支付方式改革导致服务质量降低、参合农民受益等受到影响，即使费用控制了，也是失败的改革。当然，医疗机构、新农合经办机构和参合农民追求的目标是不同的，甚至是冲突的，因此任何一种支付方式改革都不可能完全满足各方的诉求。但是，这种改革一定要注意平衡各方的利益，使他们都能因效率提高获得一部分利益。

3）缺乏内在激励约束机制

在实施支付方式改革具体工作中，各地关于经办机构规定的支付标准与参合农民实际获得补偿之间的基金结余或者亏损的规定也不尽相同，部分地区规定不论是基金结余还是亏损，均由医疗机构自行承担，这在一定程度上可以激励医疗机构主动改变不合理的医疗服务行为，控制医疗费用的不合理增长，以获得自身利益的最大化。但是，也有部分地区规定基金结余或者亏损由医疗机构和经办机构按照一定比例共同承担，甚至还有部分地区规定基金结余不归医疗机构，同时基金亏损由经办机构承担，这种措施使得支付方式改革的基金结余或者亏损与医疗机构的利益部分或者完全脱钩，缺乏内在的约束或者激励机制，因此很难调动医疗机构主动改变行为、控制费用不合理增长的积极性。

4）缺乏系统的支付方式改革

目前，各地对支付方式改革的探索仅仅停留在一些具体付费方式上，还没有完整系统地进行支付制度改革。多数地区的支付方式改革还没有与临床路径改革、医疗机构补偿机制的转换、质量监控等相关制度或措施密切结合。以按病种付费为例，按病种付费要求在疾病治疗过程中必须有明确的临床路径，只有在此前提下，才可以确定不同诊断相关组的支付标准。因此，临床路径是制定病种合理支付标准的必要条件之一，可以有效规范医疗服务提供行为，缓解按病种支付产生的服务质量降低问题。但限于临床路径本身的复杂程度和我国现阶段医院、新农合信息系统发展的水平，各地在该项工作的具体操作过程中面临种种困难，无法很好地将其与支付方式改革结合起来。另外，目前的支付方式改革也未能有效促进医院补偿机制改革，解决"以药补医"问题。尽管部分地区采取的费用控制措施在短期内可以看到效果，但由于缺乏内在激励和约束机制，医院和医务人员会相应降低服务质量、减少服务内容。

5）其他政策的影响

基层医疗卫生机构收支两条线管理与支付方式改革相互影响，甚至是相互不兼容。收支两条线管理要求基层医疗卫生机构的基本医疗服务等收入全额上缴县（市、区）财政，机构开展基本医疗和公共卫生服务所需的经常性支出由政府核定安排，也就是说，基层医疗卫生机构失去了对基本医疗收入进行支配的自主权。同时，基层医疗卫生机构也失去了控制费用不合理增长、提供适宜的医疗服务的动力。这与支付方式改革所期望的对医疗卫生机构产生约束和激励是直接冲突的。

（二）城乡居民基本医疗保险整合

目前，我国城乡医疗保障制度的统筹和整合，主要表现为城镇居民基本医疗保险和新农合保险的并轨，即"两制并轨"。城镇居民基本医疗和新农合在参保对象、参保方式、筹资机制等方面都存在较大的相似性。在参保对象上，非从业城镇居民和农村居民均属于无雇主、无固定单位、无固定收入的人群，在人口特征上具有同质性，同时二者的人均收入相对差距不大；在参保方式上，城镇居民基本医疗保险和新农合保险都是采取家庭为单位自愿参保的方式；在筹资机制上，城镇居民基本医疗保险和新农合保险都采取个人缴费与各级财政补助相结合的多渠道筹资机制，并且均各自制定了统一的缴费标准。城镇居民基本医疗保险和新农合保险两种保障制度在具体经历、方式等方面有较强的同质性，因此两制并轨成为可能[14, 15]。

1. 基金统筹机制

城乡居民基本医疗保险的基金统筹机制包括基金管理原则、基金来源、统筹层次等方面。目前，各地医疗保险基金管理坚持"以收定支、收支平衡、略有结余"的筹资原则，并实行财政专户管理，专款专用。基金来源主要包括六个渠道：参保人个人缴纳、各级财政补助收入、利息收入、集体扶持、社会捐赠、依法纳入医疗保险基金的其他资金。各地医疗保险基金管理原则及基金的主要来源大致相同，但在统筹层次方面不尽相同。

1）"市级统收统支"模式

"市级统收统支"模式是指医疗保险基金在全市范围内实行统一缴费标准，各县（区）完成城乡缴费后全部上缴市级，统一纳入财政专户管理。同时，基金支出由市级统一拨付，根据县（区）经办机构的申请，经过市级基金管理部门审核后下拨资金。这种基金运行方式的管理主体只有一个，且上移到市级。目前，实行这种模式的地区有山东省、天津市、河北省秦皇岛市、湖北省鄂州市、广东省揭阳市和韶关市、安徽省宁国市和铜陵市、青海省海西蒙古族藏族自治州、江苏省昆山市和镇江市等地。例如，2011 年发布的《揭阳市人民政府办公室关于印发揭阳市城乡居民基本医疗保险实施意见的通知》提到，城乡居民基本医疗保险实行市级统筹，基金纳入市城乡居民医疗保险基金财政专户管理，统一核算[16]。2016年制定出台了《秦皇岛市城乡居民基本医疗保险实施办法》，明确从 2017 年 1 月 1 日起，秦皇岛市全面实施城乡居民基本医疗保险市级统筹，基金统收统支[17]。"市级统收统支"模式可体现市级统筹的权威性，有利于"大数法则"效应的发挥；可减少基金的管理层次，使同一地区的基金统筹单位由多个减少到一个；可提高业务经办效率，加快医疗保险报销的转移和续接，有利于市内跨统筹区就医的行为；可提高统一区域内医疗保险制度的公平性，真正实现由城镇居民基本医疗保险和新农合保险"两制并轨"的彻底变革，是城乡居民基本医疗保险全市统筹管理基金的最终模式。

2）"市级统筹，分级管理"模式

"市级统筹，分级管理"模式是指同一地级市内，按照统一的筹资标准征收医疗保险基金，各县（区）征收的基金大部分仍留存当地，市级医疗保险基金管理部门授权给县级管理部门，另外按照比例上缴一部分资金到市级，用于建立风险调剂金，市级管理部门统一调度使用，管理主体仍停留在县（区）级。目前，城乡居民基本医疗保险实行这种模式的地区有浙江省义乌市、嘉兴市、杭州市，广东省云浮市、梅州市、汕头市，内蒙古自治区乌海市，四川省泸州市，以及湖南省长沙市、彬州市等地。例如，2011 年广东省云浮市发布的《云浮市城乡居民基本医疗保险试行办法》提到，城乡居民基本医疗保险制度实行市级统筹，建立统一政策、统一标准、分级管理、县（市、区）核算、风险共担[18]；2017 年发布的《雅安市城乡居民基本医疗保险办法（试行）》明确，城乡居民基本医疗保险实行市级统筹、分级经办、属地管理，基金统收统支[19]。"市级统筹，分级管理"模式的优点是基本没有改变原来基金的管理体制和运行模式，对现有两种医疗保险制度的冲击力较小，初期改革成本较低；县（区）政府责任没有被削弱，仍然保持现有的工作机制；分散了市级财政的压力和基金管理的风险；保证了基金的可调剂性[20]。但是，在这种模式下，各县（区）征收的医疗保险基金会有大部分留在本辖区内封闭运行，参保人员市内跨县（区）就医成为问题。而当前我国高度重视城乡统筹，城乡之间及不同地区之间医疗保险的转移和续接问题成为城乡统筹工作的关键问题，各地需不断完善医疗保险基金的支付管理办法及流程。

2. 筹资机制

筹资机制是城乡居民基本医疗保险可持续发展的重要基础，从各地区开始试点时，相关文件就确定了多方筹资的基本原则，明确提出，居民以家庭为单位自愿参加城乡居民基本医疗保险，按时足额缴纳医保经费；集体要给予资金扶持；各级财政每年要安排一定的资金予以支持城乡居民基本医疗保险制度。完善的筹资机制不仅要坚持多方筹资原则，还要考虑筹资方式、筹资结构、筹资水平等内容。因此，建立可持续的、稳定可靠的筹资机制是保障城乡居民基本医疗保险实现良好衔接的关键[21]。

1）筹资方式

城乡居民基本医疗保险的筹资方式因筹资主体的不同而存在明显差异。现阶段，城乡居民基本医疗保险制度实行个人、集体和政府相结合的筹资机制，因此筹资主体主要包括居民家庭、集体、中央和地方各级财政。

2）筹资水平

城乡居民基本医疗保险筹资模式为个人缴费、集体支持和政府资助相结合。筹资主体主要为个人和政府财政补贴。自新农合保险实施以来，各地的筹资标准逐年提升，从 2003 年规定的农民个人每年缴费标准不应低于 10 元，中央对参保农民平均每人每年补助不低于 10 元，到 2006 年开始政府提高新农合保险筹资标准，特别是中央财政和地方财政的补助标准大幅度提高，个人筹资标准化相应提高，总体上，新农合保险筹资标准在逐年提高。新农合保险筹资标准的不断提高，给城镇居民基本医疗保险和新农合保险的并轨提供了机会。

3. 补偿机制

1）补偿模式

目前，国家还没有相关文件明确城乡居民基本医疗保险有关补偿模式，各地基本延续新农合保险的补偿模式。2010 年发布的《卫生部办公厅关于落实 2010 年医改任务做好农村卫生服务有关工作的通知》进一步提出，各地要逐步将新农合大病统筹加门诊家庭账户模式调整为住院统筹加门诊统筹模式。城镇居民基本医疗保险和新农合保险并轨后，大部分地区将补偿模式定为住院统筹加门诊统筹，但有少数地区仍采取住院统筹加个人账户补偿模式。

2）基金流向

城乡居民基本医疗保险基金按照用途一般可分为住院统筹基金、门诊基金和风险基金三部分，住院统筹基金主要用于参保居民因住院发生医药费用的补助，同时还包括对恶性肿瘤放化疗、慢性肾功能不全透析治疗、再生障碍性贫血、白血病、血友病等一些大额门诊治疗费的补偿；门诊基金主要用于普通门诊费用的补偿和慢性病门诊费用的补偿；风险基金作为专项储备资金，主要用于弥补一些不可逆因素导致的合作医疗基金非正常超支、临时周转困难。

从城乡居民基本医疗保险基金分配结构来看，在相关政策文件和具体实施方法上，各地区住院统筹基金、门诊基金和风险基金的结构存在明显差异。但平均来讲，住院统筹基金所占比重基本在 70%～80%，门诊基金所占比重一般在 10% 以上，风险基金所占比重一般在 3%～10%。而广东省云浮市实行的城乡居民基本医疗保险中基金用于风险管理的比重达 15%。

4. 管理和经办模式

1）卫生行政部门管理和经办模式

卫生行政部门作为医疗机构的管理部门，具有医疗卫生管理的天然优势，可及时了解居民的就医情况，以及医疗保障系统的运行情况。同时，还可以对医疗保险定点医疗机构进行定期检查，不断督促医疗机构提高服务质量。所以，整合实施以来，不少地区选择将新农合保险和城镇居民基本医疗保险交由卫生行政部门管理，如安徽省宁国市、繁昌县和长丰县等地区。安徽省宁国市和长丰县在2009年开始酝酿将新农合保险和城镇居民基本医疗保险合并，并且印发了《城乡居民合作医疗保险管理办法》，规定了管理分为三个层面：卫生行政部门为城乡居民基本医疗保险并轨的主管部门；下设城乡居民合作医疗管理中心负责经办；在各乡镇、区设立了居民合作管理办公室，主要负责参保资金的收缴和参保人员基础资料的收集等日常实务工作[22]。

卫生行政部门同时管理医疗服务和医疗保险，并利用其在专业方面的优势和对医院的行政管理职能，以健康改善作为管理导向，使得参保人员在医疗保险方面获得最大收益。但是，卫生行政部门主管城乡居民基本医疗保险存在一些问题，一是经办机构的规范程度较低，二是资金筹集与补偿缺乏长效机制。

2）社保部门管理和经办模式

在城乡基本医疗保险一体化过程中，许多地区积极创造条件将新农合保险的管理权限移交社保部门，由社保部门统一行使城乡居民基本医疗保险的管理和经办职能。例如，四川省成都市早在2008年就开始探索"两制并轨"，并发布了《成都市城乡居民基本医疗保险暂行办法》，明确规定城乡居民基本医疗保险由劳动和社会保障部门管理[23]；2017年，江苏省徐州市发布了《全市整合城乡居民基本医疗保险制度实施方案》（徐政办发〔2017〕35号），明确提出理顺各级居民医保和新农合管理体制，统一基本医保行政管理和经办职能，由人力资源社会保障部门承担[24]。

3）混合模式

一些地区在城乡居民基本医疗保险一体化过程中，将管理和经办职能分设在两个不同的部门管理。例如，山西省襄汾县早在2009年就被卫生部确定为全国10个城乡居民基本医疗保险"两制衔接"的试点县之一，为了积极推进新农合保险与城镇居民基本医疗保险制度间的衔接与协调发展，襄汾县发布了《襄汾县新型农村合作医疗与城镇居民基本医疗保险"两制衔接"试点实施办法》（试行）。但是，由于没有正式文件明确规定城乡居民基本医疗保险的统管部门，襄汾县卫生健康和体育局只因提供实施办法有一定的优势获取管理权。目前，城镇居民基本医疗保险和新农合保险的筹资、补偿和管理职能由卫生部门负责，但是基金管理和经办仍然由两个部门独立管理，采取混合模式[25]。贵州省黔西南布依族苗族自治州的城乡居民基本医疗保险由人力资源和社会保障局与州卫生健康局共同主管，共同负责全州城乡居民基本医疗保险的管理和监督检查工作。各县（市）、顶效开发区人力资源和社会保障局、卫生局负责本县（市、区）城乡居民基本医疗保险的管理和监督检查。定点医疗机构的资格认定由各县（市）、顶效开发区人力资源和社会保障局审查，报州人力资源和社会保障局批准。江苏省镇江市实现"两制并轨"后，由卫生部门和社保部门联合经办管理，社保部门主要负责医疗保险基金的征缴工作，卫生部门负责医疗机构的监管和医疗保险基金的结算工作，两个部门形成合力各自发挥优势。

5. 城乡居民基本医疗保险整合存在的问题

1）基金统筹层次较低

各地区的城乡居民基本医疗保险基金市级统筹表现为不同的模式，有些地区为市级统收统支；有些医疗保险基金市级统收统支有困难的地区，首先建立市级风险调剂基金制度，实行"市级统筹，分级管理"。虽然在基金管理政策上实现市级统一，但是在实际运行中，仍将医疗保险基金的管理权限下放到各县（区），由各县（区）分别使用本辖区范围内的医疗保险基金，只是当各县（区）本辖区内的医疗保险基金不足时，才启用市级统筹的风险基金。这样看来，各地区实际采用的是县级统筹、市级管理的基金模式。现阶段，城乡居民基本医疗保险基金的统筹层次较低，不但影响了医疗保险基金在城乡之间的调配使用，还降低了医疗保险基金"大数法则"效应，提高了运行风险。

2）规范性筹资机制尚未建立

在城乡居民筹资方式上，大部分地区采取居民主动上缴的形式，而更便捷、效率更高的银行代扣缴费形式还没有大范围运行。在筹资标准上，有些地区的城镇居民与农村居民采取不同的缴费标准，只是整合了经办和管理，城镇居民缴费仍然高于农村居民。目前，我国城乡居民基本医疗保险基金尚未形成统一的、科学合理的筹资机制，不利于城乡之间医疗保障公平的实现。

3）补偿机制和补偿水平差异较大

从应用最多的住院统筹加门诊统筹模式来看，对于普通门诊费用有些地区规定了一定额度的起付线，有些地区不规定起付线但按一定比例进行补偿；门诊封顶线水平和补偿比例存在较大差异。对于住院补偿，大部分试点地区采用统一起付线和封顶线，个别地区分层次设置起付线和封顶线。补偿模式的多样性直接影响城乡居民基本医疗保险的公平性。对于补偿水平，有些地区住院报销比例偏低，报销起付线和封顶线制定不科学，主要表现为起付线太高，封顶线太低。补偿水平低不仅影响居民参保的积极性，还影响参保居民的人群受益面。

4）管理部门不统一

城乡居民基本医疗保险的多部门管理与条块分割是我国医疗保障制度的问题之一，一直是阻碍"两制并轨"的重要因素。目前，各试点地区的城乡居民基本医疗保险分别由不同部门管理。有些地区由卫生部门管理，有些地区由社保部门管理，还有些地区由卫生部门和社保部门联合管理。不同的管理部门，使得不同的医疗保障制度在指导思想、筹资机制、待遇标准乃至经办监管等方面，表现出明显的制度差异性。

二、县域医疗联合体建设

区域医疗联合体是指在一定区域范围内，由不同层级类别的医疗机构跨行政隶属关系、跨资产所属关系而形成的一种组织体系。推进医疗联合体建设，是深化公立医院综合改革、巩固基层医疗卫生机构综合改革成果的一项重要举措，也是构建"基层首诊、双向转诊、分级诊疗"的一条重要途径[26]。为加快推进公立医院改革，实现区域医疗资源共享，切实解决群众"看病难、看病贵、看病远"的实际问题，青海省湟中县、重庆市巫山县等均组建并实施了医疗联合体。

（一）总体目标和基本原则

1. 总体目标

通过实现医疗联合体内人才、技术、管理、信息等资源要素的合理流动，不断提高各级医疗机构的运行效率，促进优质医疗资源下沉，提升基层服务能力，逐步构建分级诊疗的就医格局，有效缓解群众"看病难、看病贵、看病远"的问题。

2. 基本原则

（1）强化责任，互惠互利。政府对医疗联合体内医疗机构的投入和管理职责不变，切实维护和保障公立医疗机构的公益性质。明确医疗联合体内各医疗机构的责任权利关系，充分发挥各医疗机构的特色优势。

（2）双向选择，政府引导。根据业务相关、优势互补、持续发展等要求，兼顾已经形成的合作关系，医疗机构之间通过双向选择、自愿结合的方式组建医疗联合体。

（3）突出重点，循序渐进。以管理、技术、人才、信息等要素整合为切入点，以提高医疗资源利用效率为突破口，以缓解群众"看病难、看病贵、看病远"为落脚点，循序渐进，平稳推开。

（二）组建类型和组建方式

1. 组建类型

（1）县域内医疗联合体。探索以公立医院为核心，联合县域内社区卫生服务机构和乡镇（中心）卫生院组建医联体。同时，重点将贫困地区和偏远山区的医疗机构纳入医疗联合体建设范围。

（2）市级公立医院医疗联合体。以市级公立医院为核心，联合县公立医院组建医疗联合体。

2. 组建方式

（1）县乡一体化。主要是指以县公立医院为核心，与县域内的乡镇（中心）卫生院、社区卫生服务机构建立较紧密的县乡纵向一体化医疗联合体，通过建立管理、技术、人才、服务、资金等方面的纵向协作机制，逐步形成县乡联动、以县带乡的县域医疗服务格局。

（2）托管。主要是指在医疗机构性质不变、隶属关系不变、人员身份不变、职责不变，同时保持各级政府财政投入和相关政策不变的前提下，将医疗联合体内各医疗机构的经营管理权和行政、人事调配权进行委托管理。核心医院通过输出人才、技术和管理，对各托管医疗机构进行支援和指导。

（3）医疗协作。主要是指通过技术支持、人员培训、双向转诊等形式建立，促进医疗联合体内各医疗机构之间开展业务协作，提升医疗机构的服务能力。

（三）管理模式

医疗联合体管理实施两级管理。在县级管理层面，成立县医疗联合体管理委员会，主要负责辖区内医疗联合体的建立规划、运行指导、质控监督与考核评估等工作，贯彻落实上级关于医疗机构分工协作机制建设工作的各项政策，统筹规划，协调解决在医疗联合体建设、运行中的问题和困难。县医疗联合体管理委员会下设办公室与县卫生和计划生育委员会（简称卫计委）医政医管科。在片区中心乡镇医疗联合体管理层面，各片区医疗联合体成立理事会，按照县医疗联合体管理委员会的统一要求，统筹协调医疗联合体内各医疗机构总体发展规划、资源统筹、学科布局、人员培养等重大事项的决策管理。

（1）各医疗联合体内医疗机构均为独立法人单位。以技术、服务为纽带，以签署长期协作协议为方法，相互协作，共同发展。医疗联合体中理事会和业务指导单位要与区医疗联合体委员会签订任务责任书。在理事会的统一要求下，各成员单位之间签订医疗联合协议书。

（2）片区医疗联合体理事会设理事长1名（由牵头医院院长担任），理事若干名，成员由医疗联合体内各医疗机构相关部门负责人（或医疗联合体内各医疗机构院长）组成。理事会定期召开会议，讨论和解决医疗联合体运行中出现的问题。同时，负责从片区乡镇卫生院中选派相应人员到下级成员单位担任责任主任，具体负责上下联动、双向转诊、业务指导和人员培训等协调工作。

（3）片区医疗联合体理事会下设办公室，办公室设在片区中心乡镇卫生院，设主任及副主任各1名，成员若干名，由医疗联合体内医疗机构指定的专门联络人（或医疗联合体内各医疗机构指定的部门负责人）组成。办公室负责理事会的日常工作。

（4）医疗联合体内各成员单位保持独立的医疗业务管理，并承担相应的医疗责任。同时，还要强化医疗质量控制和患者安全管理，制定与实施统一管理和质控标准。医疗成本控制和医疗费用控制根据卫生行政部门的要求执行，各成员单位的经济收入均保持独立。

（四）主要任务和工作机制

1. 建立分工协作机制

明确医疗联合体内各医疗机构的功能定位，市级公立医院主要承担疑难、复杂、危重疾病的诊疗；县（区）公立医院主要承担常见病、多发病的诊疗，以及危急重症抢救与疑难病转诊；社区卫生服务机构和乡镇卫生院主要承担常见病、多发病的诊疗，以及部分疾病的康复、护理服务。鼓励医疗联合体内较低级别的医院将部分床位转化为康复床位、老年护理床位。充分发挥医疗联合体内各医疗机构的优势，加强分工协作，促进患者合理分流。

2. 建立人才流动机制

积极探索"县管乡用"和医师轮流派驻制度，不断提升基层服务能力。加大三级医院对口支援区（县）医院、区（县）公立医院对口支援基层医疗机构力度，深化"三甲医院专家下基层坐诊活动"，促进医疗管理、技术、人才下沉到基层。核心医院要安排管理骨干到医疗联合体内各医疗机构担任领导岗位职务，提升各医疗机构的科学管理水平；定期或不定期安排业务技术团队到各医疗机构开展查房、带教和会诊，进行技术指导和业务培训，各医疗机构要定期派出人员到核心医院进修学习。医疗联合体内医疗机构医师可根据工作的需要，选择医疗联合体内具有相应诊疗科目的医疗机构作为多点执业地点开展诊疗服务，由各医疗机构审核后，向卫计委备案。

3. 建立质量管理机制

核心医院要强化医疗质量控制和患者安全管理，制定和实施统一管理的质控标准，根据医疗联合体内各医疗机构的实际情况，按专业进行查房、坐诊、讲座、会诊等技术指导和支援工作，强化医疗技术准入管理；要加大对各医疗机构临床重点专科的指导，重点发展急诊医学、重症医学、产科学、儿科学、全科医学、超声医学等急需专业，尤其是要加强对外转诊率较高的专科建设；要利用自身的学科优势，指导医疗联合体内各医疗机构建立相应的重点专科，充分发挥医疗联合体内的专科专病优势。此外，各医疗联合体要充分发挥中医药特色优势，满足群众对中医药的服务需求。

4. 建立分级诊疗机制

积极探索医疗联合体内"基层首诊、双向转诊、急慢分治、上下联动"的分级诊疗制度。推行家庭医生签约服务，引导群众基层首诊。推行转诊预约优先服务，医疗联合体内上级医院对经基层转诊的患者提供优先接诊、优先检查、优先住院等服务，逐步建立双向转诊机制。加强上级医院对下级医疗机构的"延伸服务"，在患者下转到基层康复期间，上级医院要定期派专家对患者康复情况进行跟踪反馈和业务指导。

5. 建立利益分配机制

各医疗联合体内通过签订协议明确各医疗机构的权利和义务，采取县乡一体化和医疗协作方式建立医疗联合体的核心医院原则上不收取管理费，采取托管方式建立医疗联合体的核心医院可通过协议收取管理费。鼓励核心医院对医疗联合体内各医疗机构免费提供人才培养、技术培训、信息化等方面的指导和支持。积极探索建立医疗联合体内公平、科学、合理的利益分配机制，充分发挥各级医疗机构的功能优势，促进其共同发展。

6. 建立信息共享机制

以居民健康档案为核心，加强医疗联合体内电子病历的使用和管理，方便患者就医信息的转移接续。在统一质控标准、确保医疗安全的前提下，鼓励医疗联合体内设备共享。积极开展医疗联合体内检验检查结果的互认，减少重复检验检查。加强医疗联合体远程医疗系统建设，积极开展远程医学会诊、检验、病理、影像等诊断服务，使医疗联合体内的患者能够得到上级医院专家的诊断和治疗建议。

7. 建立公共卫生服务协同机制

对于不能独立开展公共卫生服务项目的乡镇卫生院，片区中心卫生院要充分发挥医疗技术优势，定期或不定期地组织医疗技术队伍，协助开展好医疗联合体内其他乡镇卫生院的公共卫生服务项目，使医疗联合体内群众享受到均等化的服务。

（五）建设中存在的问题

1. 医疗机构间存在利益冲突

县医院与基层卫生院是两个相互独立的经济利益体，在经济利益的驱动下，无论是县医院还是基层卫生院都存在利益冲突。基层卫生院不愿意将患者主动转向县医院；县医院在床位使用率没有饱和的情况下，也不愿意把康复期治疗的患者转向基层卫生院，出现了"转上容易转下难"的问题。

2. 基层卫生服务能力有限

由于财政补助不足，基层卫生院卫生技术队伍不稳，服务能力不强，趋利倾向较为严重，公益性质严重削弱。

3. 基层卫生资源匮乏

基层卫生院的国家基本药物品种数连县医院的 1/3 都不到，常用药在乡镇卫生院十分短缺，一些患者在县级医院住院转回基层卫生院康复治疗时，又不得不返回县级医院开药，出现了新的"缺医少药"问题。[26]

4. 居民就医观念仍未改变

患者"到大医院、找好医生"的就医观念仍未转变，强行分级患者不接受，容易引起医患纠纷。而提高基层卫生院服务能力是一个缓慢、循序渐进的过程，不可能一蹴而就，居民就医习惯的改变更是一个漫长的过程。

5. 医疗信息沟通不畅

因以电子病历为核心的医院信息化建设尚在起步阶段，县医院与基层卫生院之间不能通过网络实现患者信息共享，致使基层卫生院耗费大量精力建立的居民健康档案无法发挥优势。

三、协作医疗服务

协作医疗是以充分发挥全县各医疗服务机构积极作用为基础，促进卫生系统各个层次的专业人员和服务机构纵向协作、横向整合，开展对某特定患者群体的医疗协作服务，或共同管理服务对象的全部卫生需求的新型医疗服务。开展协作医疗应遵循资源共享、服务同质、分级诊疗、分段服务、自主选择、就近转诊原则。下面以调研地区河南省息县为例，对协作医疗服务现状进行描述。

（一）目标任务

通过开展协作医疗服务，为居民提供安全、方便、价廉、及时、有效的医疗服务，达到资源共享、优势互补，实现县、乡、村医疗服务一体化，逐步建立以健康为目的，"政府购买、路径分级、服务分段、合同管理、绩效支付"的新型医疗服务模式。

协作医疗服务的服务设计与流程如图1-1所示。

（二）制度建设

1. 准入条件

符合《医疗机构基本标准（试行）》；具有提供服务级别的相应人员和资质；具有相应的医疗服务管理制度；严格执行公共卫生服务、门诊统筹、按病种分组分类支付有关政策规定；成立相关组织，指定专人负责，定期进行检查、分析，完善制度方案。

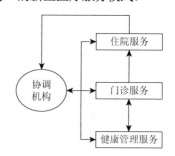

图1-1　协作医疗服务的服务设计与流程

2. 质量标准

参照分级（A/B/C）、分段的临床诊疗路径及内部质控体系。

3. 支付标准

明确各级职责，开展服务成本测算和价格谈判，参照综合支付绩效考核制度，按绩效考核结果支付，绩效考核达到95%的全额支付，绩效考核为85%～95%（含85%）的按90%支付，绩效考核为75%～85%（含75%）的按80%支付，绩效考核低于75%的不予支付。

4. 监管标准

根据服务质量标准，参照综合支付标准，实施综合监管。监管形式为同业监管、需方评价、行政问责和信息化监管。

（三）服务管理

1. 各级职责

县、乡、村三级医疗卫生机构共同承担辖区患者的健康管理和临床诊疗服务职责。三级医疗卫生机构之间以协作制度为基础，以质量标准为核心，以服务合同为纽带，共同为患者提供连续、无缝、一体的协作医疗服务。

（1）县级医院职责：制定协作医疗临床路径，提供符合本机构条件的住院诊疗、康复治疗、转诊指导等服务。

（2）乡镇卫生院职责：制订慢性病治疗方案，提供居民健康档案管理、慢性病管理和随访、健康教育与促进、门诊统筹诊疗以及符合本机构条件的住院诊疗、康复治疗、转诊指导等服务。

（3）村级卫生室职责：提供居民健康档案管理、慢性病管理和随访、健康教育与促进、门诊统筹诊疗、康复治疗、转诊指导等服务。

各级机构的服务职责如图 1-2 所示。

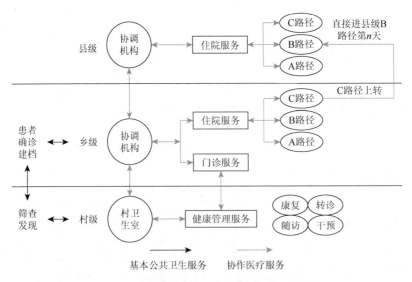

图 1-2　协作医疗服务职责分工及流程（按机构）

2. 服务内容和流程

承担临床诊疗服务任务的主要是县、乡两级服务机构，有关转诊的路径及流程如图 1-3 所示。

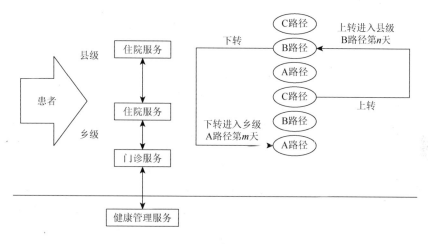

图 1-3　协作医疗服务流程——临床诊疗服务

承担健康管理服务任务的主要是乡、村两级服务机构，有关服务流程如图 1-4 所示。健康管理服务主要包括转诊、康复、随访和干预。

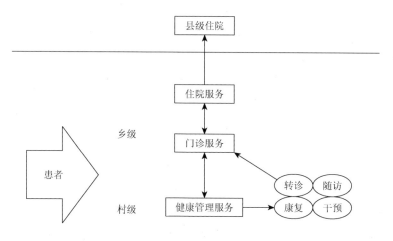

图 1-4　协作医疗服务流程——健康管理服务

3. 转诊流程

（1）分级诊疗：村级医疗机构负责一般病情的门诊诊疗、筛查及恢复期康复；乡镇级医疗机构负责复杂病情的门诊诊疗、简单的手术、常见病、多发病或院内康复期患者住院诊疗及制订慢性病诊疗方案；县级医疗机构负责急症、病情复杂、手术期患者住院治疗及制订慢性病诊疗方案。

（2）转诊条件。上转条件：①对目前选定的协作医疗试点病种在基层医疗机构难以实施有效救治的病例；②需要到上一级医疗机构做进一步检查，明确诊断的病例；③根据单位需要，经双方商定协作医疗的其他病种需要上级协作治疗的病例；④其他因技术、设备条件限制不能处置的病例。

下转条件：①对选定的协作医疗试点病种经县级医疗机构治疗后病情稳定，还需要继续康复治疗的病例；②诊断明确，不需特殊治疗的病例；③根据单位需要，经双方商定协作医疗的其他病种病情稳定后的病例；④一般常见病、多发病的病例。

（3）服务程序：①乡、村级医疗机构按转诊原则和条件将患者转至县级医疗机构；②转诊患者持"协作医疗服务单"到对应的医疗机构就诊；③转诊患者病情稳定后，县级医疗机构按路径及时将患者转到乡、村级医疗机构，继续进行康复治疗。

（4）康复：治疗期已完成，根据协作医疗路径，转入乡镇卫生院或村卫生室进行康复治疗。

（5）随访服务与健康指导：根据慢性病管理方案和职责，县、乡、村级医疗机构进行个性化的随访管理，提供健康教育和健康促进、指导服务。

4. 信息共享

建立信息平台，实现病历转诊和续写病历功能，病历完成后，由总承揽人单位整理并归档保存。

5. 登记管理

建立绿色通道，专人转送，制定转诊登记表、转诊交接清单，内容包括一般项目、诊疗过程、治疗方案（路径表单）、经治医生、转诊医生、接诊医生、患者（家属）签字、转诊交接的时间和地点。

（四）保障措施

1. 成立组织，强化监管

息县卫生局制定了《息县新农合协作医疗服务考核办法》，以监督医疗服务协作工作的实施，协调县农村合作医疗管理办公室、公共卫生服务项目办公室协作整合资金，代表政府购买服务；并要求各医疗机构在综合支付方式改革领导小组下增设协作医疗服务联络科，专门负责此项工作。

2. 加强培训，强化服务

县级医疗机构采取长期进修或短期培训的方式，免费为基层医院培养业务骨干（每年度每乡镇1～2人，时间不超过半年）；县级医疗机构为基层医疗机构提供技术支持，帮助其解决技术难题。乡级医疗机构做不了的检验项目，患者前往医院又有困难的，基层医生可按要求留取标本，送往上级医院进行检验。

3. 合同管理，强化责任

乡级医疗机构分别和县级医院、村级医疗机构签订"协作医疗服务协议"，建立季例会制度，加强信息沟通，及时解决工作中的问题；县级医院和乡、村级医疗机构按照协议和诊疗内容，根据路径分级、分段服务的原则，及时进行上转和下转，各尽其能、各负其责，科学管理。

4. 严格奖惩，强化考核

息县自2012年开始，积极探索"政府购买、分级诊疗、分段服务、防治衔接、合同管理、绩效支付"的协作医疗服务模式，根据《息县新农合协作医疗服务考核办法》，对各定点医院进行考核，并根据考核结果进行绩效支付和奖惩。各定点医疗机构要逐步建立健全激励约束机制，完善管理制度，明确奖惩措施，合理诊疗，主动控制费用，切实减轻参合患者的医药费用负担。

（五）成效

截至2014年，息县综合支付管理的病种在全县各级医疗机构全面实施协作医疗服务，重点监测四个病种，共运行2027例，其中县乡运行726例，乡村运行1301例。县乡实施协作率为42%，乡村实施协作率为74%，患者满意率为99%，通过协作，双方利益实现了最大化。主要成效体现在：一是整合了资源，促进了医疗机构的优势互补；二是科学的衔接，有力地实现了健康促进与医疗服务的结合；三是防治结合，健康管理成效更明显；四是医患满意，方便了患者，降低了农民就医成本；五是协作医疗的开展，加快了信息化进程。

四、对口支援

县级医院对口支援乡镇卫生院是支援农村、支援基层，促进健康公平的有效措施。2009 年，卫生部、财政部、国家中医药管理局发布了《城乡医院对口支援工作管理办法（试行）》，标志着我国城乡医院对口支援工作进入一个新的阶段。

（一）指导思想

充分利用县级医院卫生资源区域领先的优势，不断提高基层医疗卫生机构的医疗卫生服务能力和技术水平，满足群众基本卫生服务需求，促进医疗卫生事业全面协调可持续发展。

（二）支援目标

通过对口支援帮助乡镇卫生院提高医疗质量管理，开展新业务，提高护理操作能力。

（三）支援原则

按照"全面支援、分批推进、资源共享、提升服务"的原则，被托管乡镇卫生院的业务建设与发展接受托管医院的指导和支援。

（四）支援形式

1. 业务指导

县级医院选派政治思想好、业务技术好、工作作风好、医德医风好、经验丰富的卫生技术人员，赴乡镇卫生院开展诊治工作，进行讲座、会诊等，提高卫生院的社会信誉度。

2. 人员培训

县级医院每年免费为乡镇卫生院培训中医专业技术人员和管理人员，乡镇卫生院每年可选派 1~2 人赴县级医院免费进修，每人次进修时间不少于 6 个月。

3. 巡回医疗

县级医院在组派支援医疗队的同时，还组织巡回医疗队深入乡镇卫生院开展巡回医疗，并针对影响农民健康的主要卫生问题，开展常见病和多发病的中医诊治、健康教育等活动。

另外，乡镇卫生院有内科、外科、妇产科疑难危重患者，应及时与县级医院电话联系，县级医院派主治医师到乡镇卫生院会诊治疗。

（五）支援内容

各单位根据受援乡镇卫生院的现状和需求，按照"巩固、提升、扩大"基层医疗卫生机构综合改革成果的总体要求，制订翔实的支援计划，派医务人员以挂职或下基层锻炼等方式进行支援，重点强化以下支援内容。

1. 医疗服务支援

帮助受援乡镇卫生院建立健全规章制度，完善医疗技术操作规程和服务流程，开展技术、设备支援，建设特色和重点业务科室，组织开展病例讨论、查房等业务活动。

2. 公共卫生支援

帮助乡镇卫生院建立健全公共卫生规章制度和档案，指导乡镇卫生院开展基本公共卫生服务和重大公共卫生服务项目，开展基本公共卫生数据分析和服务社区疾病谱诊断，并提出相应的干预措施。

3. 加强岗位培训

对乡镇卫生院技术人员进行传帮带，重点培养手术、急救、检验技术，带教B超科、放射科、妇产科、儿科、公共卫生等方面的业务骨干；强化乡镇卫生院人员培训，承担受援乡镇卫生院卫生技术人员的免费进修，每人次进修时间不少于6个月，3年内全部轮流进修一遍；医疗支援团队作为师资，承担乡镇卫生院所辖村医的培训任务，每年培训不少于4次，累计培训时间不少于3周。

4. 加强工作指导

紧紧围绕深化医改的新政策、新要求，指导乡镇卫生院准确理解、规范执行医改政策，着力健全内部管理、成本核算、绩效考核等制度，完善运用新机制，指导乡镇卫生院开展紧密型乡村一体化管理工作，以及乡村两级医疗机构做好疾病预防、妇幼保健、卫生监督协管等工作。

五、信息化建设

为强化医改监测和管理，提升服务效率和管理效率，提高服务质量，按照顶层设计、顶层开发的原则，息县卫生系统和软件公司共同研发了"息县新医改数字导航"信息系统。这构建了县域内卫生信息平台和系统化的卫生数据管理中心，破解了卫生信息"孤岛"的瓶颈，实现了县、乡、村三级医疗机构卫生信息实时互联互通，满足了县、乡、村三级新农合补偿、基本医疗卫生服务、基本公共卫生服务、康复咨询、财务统计、药品监管等服务与管理，形成了服务于政府、卫生部门、医疗机构、金融部门、居民群众等多方位的现代医疗服务体系，加大了对深化医药卫生体制改革各项任务落实情况的动态监测，为相关部门的宏观调控和科学决策提供科学依据，以县为单位实施县、乡、村联网全覆盖，为全国首例。其主要特点为数据互联互通、数据库系统化、数据传输实时化、管理智能化。同时，具有七大业务监管优势：①新农合监管更加方便；②医疗服务监管更加科学；③公共卫生监管更加全面；④药品服务监管更加规范；⑤综合支付管理质量更高；⑥绩效考核更加快捷；⑦协作医疗管理更加及时。

同时，还提升了医院现代化的管理水平，保证了医疗质量，提高了服务效率和管理效率；实现了融合金融、健康档案、健康管理、医疗就诊、新农合支付于一体的全县"卫生便民一卡通"，既方便群众又方便管理，为县域医疗机构协同互动打下了坚实的基础。

第三节　农村卫生服务网络存在的问题

改革开放以来，我国城镇化率不断提高，城镇化使得人口流动性更加频繁，户籍人口与外来人口公共服务二元结构矛盾日益凸显。目前，被纳入城镇人口统计的 2 亿多农民工及其随迁家属尚未与城镇居民享受同等医疗、养老等基本公共卫生服务。因此，我国医疗卫生资源供需矛盾将更加突出，且卫生服务体系碎片化未得到根本缓解，农村卫生服务网络建设将面临更大挑战。

一、医疗卫生资源结构与布局不合理

1. 城乡基本医疗资源配置不公平

医疗卫生资源分配的公平性，表现为各类可利用的医疗卫生资源能够实现按需分配。世界卫生组织与瑞典国际发展合作署在其共同发布的报告中指出，医疗卫生的公平需要通过努力降低不同人群在医疗卫生与健康服务上的差距来实现。从我国城乡医疗资源配置现状来看，优质的人力与物力资源大多聚集在城市地区，农村医疗条件和医疗服务的整体水平均落后于城市，其主要原因可归纳为以下三个方面。

（1）我国各级政府对农村地区医疗卫生的财政投入力度不够，同时，相比城市居民，农村居民对于医疗保健的消费意愿与水平较低，使得农村医疗卫生财政收支失衡，无法保证优质医疗资源的供给，甚至连一些基本的医疗项目都无法顺利开展。此外，由于我国医疗保险制度不够完善，收入与社会保障水平本就较低的农村居民就医自费程度较高，对于医疗卫生服务的基本需求有时都无法得到保障。

（2）农村医院卫生技术人员在数量、学历、职称、经验等方面均与城市存在一定差距。以2014年为例，医院卫生技术人员具有正高和副高职称的数量占总人数的9.5%，而乡镇卫生院这一比例仅为1%，这就无法保证农村基本医疗服务的质量。同时，由于农村的医疗条件与医院卫生技术人员待遇改善缓慢，激励机制不够健全，农村医疗卫生人力资源维持尚且不易，更难以得到改善。

（3）农村的医疗机构床位、设备等物力资源在数量和质量上的配置都与城市差距较大，这在很大程度上制约了农村的医疗服务能力，进而无法很好地满足农村患者的就医需求[27]。

2. 城乡基本医疗资源配置效率低

用最低的医疗资源投入成本，获得最优的医疗服务效果，可以视为医疗卫生资源配置效率的理想状态。然而，医疗卫生资源配置存在的不公平现象导致的城乡医疗资源质量的落差，成为我国医疗卫生资源配置效率低下的重要原因之一。城市高质量的医疗资源与服务，使得大量在农村得不到有效医治的患者被迫到城市求医，这不仅大大增加了农村患者的就医成本，加剧了"看病贵"的问题，还导致城市居民的医疗资源被占用，造成城市医疗资源供不应求，使得"看病难"的现象愈发严重。与此同时，农村相对落后的医疗资源无法得到充分利用，使得政府无法产生加大对农村卫生财政投入的动力，因此大量优质的医疗资源进一步向城市集聚，进而造成医疗卫生资源宏观效率低下，形成恶性循环。人均期望寿命、婴儿死亡率和孕产妇死亡率是考查国民健康水平的主要指标。在人均期望寿命方面，由 2010 年第六次全国人口普查结果可知，我国人均期望寿命为 74.83 岁。其中，有学者用间接法计算得出：农村居民人均寿命为 72.43 岁，城镇居民为 75.88 岁，城市居民为 77.32 岁[28]。在比较 2004 年、2009 年、2014 年城乡婴儿死亡率与 5 岁以下儿童死亡率时可以发现，从整体上看，城市与农村均呈现明显下降趋势，但城乡之间的差距并没有得到明显改善。从孕产妇死亡率上看，2004 年，农村为城市的 2.41 倍，而到了 2014 年，城乡之间在此方面的差距明显缩小，这与农村居民科学与健康意识增强、家庭接生减少、住院分娩增加有密切关系。由以上数据可以看到，农村人口与城市人口整体健康状况仍存在较大差距，这说明医疗资源的城乡配置尚未达到最佳效率。同时，大量农村医疗卫生资源闲置与农村人口健康状况不佳，也反映出医疗卫生资源配置效率的低下[29]。

3. 基层医疗卫生资源配置公平性有待加强

新医改实施以来，我国基层卫生资源配置不断加强，每千人口机构数、每千人口床位数、每千人口卫生技术人员数、每千人口执业（助理）医师数、每千人口注册护士数均呈逐年增加趋势，医疗卫生资源向基层倾斜成效显著。但是，从基层医疗卫生资源总量来看，每千人口执业（助理）医师数仅从 2008 年的 0.64 人增加到 2015 年的 0.80 人，每千人口注册护士数从 0.28 人增加到 0.47 人，而根据《中国卫生和计划生育统计年鉴 2016》的要求，基层医师日均担负诊疗人次逐步增加，其中，社区卫生服务中心医师日均担负诊疗人次由 2008 年的 13.6 人次上升到 2015 年的 16.3 人次，社区卫生服务站医师日均担负诊疗人次由 13.6 人次上升到 14.1 人次，乡镇卫生院医师日均担负诊疗人次由 8.2 人次上升到 9.6 人次，城乡基层医疗卫生机构医师负荷均相对加重，基层医疗卫生机构执业（助理）医师面临总量不足的挑战。每千人口床位数由 2008 年的 0.73 张增加到 2015 年的 1.02 张，其中，每千人口社区卫生服务中心（站）床位数由 0.26 张增加到 0.49 张，每千人口乡镇卫生院床位数由 0.90 张增加到 1.24 张，根据《中国卫生和计划生育统计年鉴 2016》，社区卫生服务中心床位使用率由 58.7% 小幅下滑到 54.7%，乡镇卫生院病床使用率由 55.8% 小幅度提高到 59.9%。同时《2013 第五次国家卫生服务调查分析报告》显示，11.8% 的城市住院患者和 29.8% 的农村住院患者在基层医疗卫生机构住院，38.1% 的城市住院患者和 12.9% 的农村住院患者在省地市级医院住院，城市住院患者对于基层卫生机构的使用明显低于农村住院患者。在分级诊疗政策实施过程中，应注重提高基层医疗卫生机构病床使用率，特别是城市床位使用率，适当引导康复住院下沉基层。

从城乡发展趋势来看，2008～2011 年，每千人口社区卫生服务中心（站）医疗卫生资源增长速度较快，2011 年后，每千人口社区卫生服务中心（站）

医疗卫生资源涨幅逐渐趋缓。乡镇卫生院医疗卫生资源自 2008 年一直保持较为稳定的小幅度增长。新医改前期，医改工作重点在基层，政策导向对城市基层卫生体系构建效果尤为突出。随着医改政策向公立医院改革倾斜，基层医疗卫生资源增长趋势变缓，特别是城市，2013 年后涨幅趋零。基层医疗卫生资源增长受政策影响较大。

社区卫生服务中心（站）作为城市基层医疗卫生服务的重要载体，是二、三级医院分流的重要入口，对分级诊疗服务体系的形成具有至关重要的作用。随着我国城镇化率的不断提高，中小城镇快速发展，人口加速聚集，到 2020 年将推动 1 亿左右农业转移人口和其他常住人口在城镇落户，城乡人口构成变化将使医疗卫生资源布局调整面临更大挑战[30]。按照 2014 年后城市基层医疗卫生资源配置水平的发展，城市基层医疗卫生资源配置将越来越不能满足分级诊疗体系构建提出的要求。

同时，乡镇卫生院为所在地区人群提供主要医疗卫生服务，是农村三级医疗保健网的重要组成，也是实现基层首诊和康复转诊的重要机构。研究显示，乡镇卫生院执业（助理）医师增长缓慢，其涨幅小于床位涨幅。

二、卫生服务提供体系碎片化

1. 卫生服务提供缺乏系统性

在卫生服务机构中存在疾病治疗价值观和经济观的偏移，导致卫生服务提供缺乏系统性。卫生服务机构总是试图最大限度甚至超出自身能力地对疾病进行防治，缺乏系统地、分层级地对疾病进行防治的思想；同时，不同层级的机构对利益的追求不同，导致医疗卫生服务链断裂。不同级、不同类别机构间对患者展开无序竞争，极大地浪费了医疗卫生资源，降低了医疗卫生服务的系统效率。此外，由于在资源配置时缺乏系统性与整体性的考虑，公共卫生服务提供体系内各子系统之间及其与医疗系统之间缺乏有效的沟通协调机制。

2. 机构间缺乏有效的衔接与合作机制

长期以来，政府不断致力于通过探索与建立相应的机制、采取具体的措施，促进卫生服务提供的协调性与连续性，建立县、乡（镇）、村三级卫生服务层级管理网络和转诊机制。政府希望通过实行县、乡（镇）、村卫生服务一体化管理、不断改革与推进双向转诊机制、建立具有连续性服务功能的医疗集团、对公共医疗卫生机构服务进行明确分工等方式，加强基层医疗卫生机构与医院之间、综合医院之间、专业公共医疗卫生机构和各类医疗机构之间提供服务的协调性与连续性。然而，由于卫生服务提供体系是一个由具有专业自治权的机构群体组成的体系，一旦出现缺乏有效沟通与协作机制的情况时，这种专业自治权极易导致卫生服务提供出现利用不足、过度利用、错误利用和不必要的重复等现象[31]，且双向转诊机制的建立、完善、实施效果，不仅需要单一的制度保障或者制度安排，还需要各制度间的协调与衔接，以保障卫生服务机构间卫生服务提供的连续性。

3. 基本医疗保障制度对卫生服务提供的协调性与连续性的推动促进作用不足

虽然在我国现行医疗保障制度设计之初，其功能在促进协调性与连续性的医疗卫生服务方面有所侧重。但是，基本医疗保障在对医疗卫生服务进行支付的过程中，并未有效地利用其经济制约力，控制服务的不连续和重复提供、机构间的无序竞争。现行医疗保障制度对于在异地安置、异地工作、转诊就医的卫生服务利用者的公共卫生及医疗的连续性服务需要方面，基本上没有起到经济上的有效保障作用[32, 33]。因此，医疗保障经济控制功能的缺位也进一步加剧了医疗卫生服务的不协调性与不连续性。

4. 缺乏保障卫生服务连续性的政策支持

现有卫生政策主要集中在卫生服务机构的硬件设施建设、服务标准的制定和卫生服务质量的评审上，较少涉及卫生服务网络和连续性服务提供等有关政策的研究和相关政策的制定。从大量文献分析的结果来看，目前中央和地方各级政府在制定卫生服务发展规划中，仅提到建立和完善双向转诊制度，对于如何保障双向转诊工作的持续性，以及如何更好地发挥医疗卫生服务的连续性问题少有提及。

参 考 文 献

[1] 中共中央，国务院. 中共中央 国务院关于进一步加强农村卫生工作的决定[EB/OL].（2002-10-19）[2020-07-15]. http://www.gov.cn/gongbao/content/2002/content_61818. htm.

[2] 陈啸宏. 和谐发展 共享健康——中国农村初级卫生保健发展的回顾与展望[J]. 中国初级卫生保健，2008，（1）：3-6.

[3] 国家中医药管理局. 中国农村初级卫生保健发展纲要（2001—2010 年）[EB/OL].（2003-01-01）[2020-07-15]. http://www.satcm.gov.cn/guicaisi/gongzuodongtai/2018-03-24/2203. html.

[4] 卫生部，财政部，农业部. 关于建立新型农村合作医疗制度的意见[EB/OL].（2007-02-07）[2020-07-15]. http://www. nhc. gov. cn/jws/s6476/200804/9cd8965c238c4d1ca52b2cf4f8274b23. shtml.

[5] 360 百科. 新医改方案[DB/OL].（2020-02-19）[2020-07-15]. https://baike.so.com/doc/5585997-5798591. html.

[6] 李强. 农村三级医疗卫生服务网络组织体系变迁探析[J]. 中国卫生产业，2011，8（35）：6-8.

[7] 张西凡，曲江斌，唐颖. 我国农村卫生服务体系的发展历程、现实问题及对策思考[J]. 卫生软科学，2005，（3）：147-149.

[8] 魏来. 连续—碎片—整合——我国农村三级医疗卫生网络服务提供模式的历史演变及启示[J]. 中国卫生政策研究，2014，7（12）：24-30.

[9] 王文寅. 中国计划经济制度变迁的一般模式[J]. 山西高等学校社会科学学报, 2005 (11): 33-35.

[10] 王倩云, 鱼敏. 基本卫生保健体系研究[J]. 中国卫生事业管理, 2008, (7): 483-487.

[11] 韩俊. 涉及农民切身利益的若干问题及政策建议——基于国务院发展研究中心农村部的调查[J]. 改革, 2005, (10): 5-11.

[12] 唐娟莉. 农民对农村医疗卫生服务满意度及其影响因素——基于 375 户农民的问卷调查数据[J]. 湖南农业大学学报 (社会科学版), 2016, 17 (6): 42-48, 63.

[13] 成志刚, 罗晓晴. 我国新型农村合作医疗研究综述[J]. 吉首大学学报 (社会科学版), 2009, 30 (6): 52-57.

[14] 齐慧颖. 我国城乡居民基本医疗保险制度并轨改革试点研究[D]. 北京: 北京中医药大学, 2015.

[15] 李小彤. 青海省整合城乡居民医疗保险制度[N]. 中国劳动保障报, 2015-09-22 (004).

[16] 揭阳市人民政府. 印发揭阳市城乡居民基本医疗保险实施意见的通知[EB/OL]. (2012-03-13) [2020-07-15]. http://www.jieyang.gov.cn/zwgk/jcxxgk/zfgb/2011n/jysrmzfgb2011ndsq/szfbgswj/content/post_360648. html.

[17] 秦皇岛市人民政府办公厅. 秦皇岛市人民政府办公厅关于印发《秦皇岛市城乡居民基本医疗保险实施办法》的通知[EB/OL]. (2016-08-15) [2020-07-15]. https://rsj. qhd. gov. cn/home/rNews/detail?code=cnNqTmV3cw%ce%b3%ce%b3&condition=cnNqTmV3c05vdGljZQ%ce%b3%cc%b3&id=492.

[18] 云浮市新兴县社会保险基金管理局. 转发云浮市城乡居民基本医疗保险试行办法的通知[EB/OL]. (2020-05-09) [2020-07-15]. http://www.xinxing.gov.cn/yfxxsbj/gkmlpt/content/1/1189/post_1189246. html#3484.

[19] 雅安市人民政府办公室. 雅安市城乡居民基本医疗保险办法 (试行) [EB/OL]. (2017-09-23) [2020-07-15]. http://www.yaan.gov.cn/gongkai/show/20170928172903-755237-00-000. html.

[20] 陈朝晋. 我国城乡居民基本医疗保险制度整合问题研究[D]. 济南: 山东财经大学, 2014.

[21] 国务院. 国务院关于整合城乡居民基本医疗保险制度的意见[EB/OL]. (2016-01-12) [2020-07-15]. http://www.gov.cn/zhengce/content/2016-01/12/content_10582. htm.

[22] 宁国市人民政府. 2016 年度宁国市城乡居民合作医疗保险管理办法[EB/OL]. (2017-05-12) [2020-07-15]. http://www.ningguo.gov.cn/OpennessContent/show/885356. html.

[23] 成都市人民政府. 成都市城乡居民基本医疗保险暂行办法[EB/OL]. (2008-11-18) [2020-07-15]. http://gk. chengdu. gov.cn/govInfoPub/detail.action?id=94765&tn=6.

[24] 徐州市人民政府办公室. 市政府办公室关于印发全市整合城乡居民基本医疗保险制度实施方案的通知[EB/OL]. (2017-04-01) [2020-07-15]. http://www.jsxzhrss.gov.cn/news.do?newsid=44901.

[25] 杨世宏, 许丽. 襄汾实现医保全民覆盖[N]. 临汾日报, 2009-05-14.

[26] 张茂发. 县域医联体的现状及思考[J]. 中国卫生产业, 2016, 13 (15): 37-39.

[27] 李蕾, 饶佳艺, 何乐平, 等. 城乡医疗卫生资源配置公平与效率研究[J]. 科技促进发展, 2017, 13 (7): 531-539.

[28] 舒星宇, 温勇, 宗占红, 等. 对我国人口平均预期寿命的间接估算及评价——基于第六次全国人口普查数据[J]. 人口学刊, 2014, 36 (5): 18-24.

[29] 国家统计局. 第五次全国人口普查公报 (第 2 号) [EB/OL]. (2001-05-15) [2020-07-15]. http://www.stats.gov.cn/tjsj/tjgb/rkpcgb/qgrkpcgb/200203/t20020331_30315. html.

[30] 武瑞仙, 蔡玥, 兰蓝, 等. 2008—2015 年我国城乡基层卫生资源配置变化趋势分析[J]. 中国卫生资源, 2017, 20 (3): 205-208.

[31] 刘滨, 张亮. 我国基本医疗连续性服务体系的构建[J]. 中国卫生经济, 2008, (6): 12-15.

[32] 中国社会保障编辑部. 异地就医管理破茧——访劳动保障部社保中心副主任吴光[J]. 中国社会保障, 2008, (2): 13-14.

[33] 王隽. 城市医院双向转诊的现状和对策[J]. 医学与社会, 2008, (2): 38-40, 59.

第二章 卫生服务连续性

连续性卫生服务为卫生服务网络建设提供了可切入的视角。与碎片式卫生服务相比，连续性卫生服务在提高患者依从性、减少诊疗时间和检查次数、降低就医费用等方面具有显著优势。另外，在卫生资源不充分的情况下，提供连续性卫生服务不仅能有效节约卫生资源，还能提高卫生资源利用率。目前，对卫生服务连续性的研究与应用主要表现在连续性护理上，对全生命周期及就诊流程上的服务连续性仍需不断探索。

第一节 连续性概述

连续性是指某一事件、系统等在较长时间内即使发生突变也不会出现故障、中止等的持续状态。由此可见，保持连续性的关键要素为长效机制和突发事件应对策略。

一、连续性的内涵

"连续性"本是数学用语，用于描述一种函数的属性。直观地讲，当输入一个变化足够小的数值时，输出结果也随之产生足够小的变化，则称该函数具有连续性；当输入一个变化足够小的数值时，输出结果产生了一个跳跃甚至无法预知，则称该函数不具有连续性。类比在景观生态学中，对一个稳定的生态系统来说，如果影响自然过程的非生命因子发生变化时，生态系统的自然过程能够随之发生不间断的演替变化来适应外界环境的变化，则称该生态系统的自然过程具有连续性。如果外界环境发生变化时，自然过程不能随之变化发展适应，则称该生态系统的自然过程不具有连续性[1]。《韦氏词典》对连续性的解释为"在时间上没有中断和终止"，由此可以看出，《韦氏词典》对于连续性的解释突出了时间上的连续性[2]。

连续性作为一个主体的固有属性，在流体物质和函数方面有所应用。流体的连续性是指当流体在密闭导管中作稳定流动，且无流体的增减或漏失时，则单位时间通过导管每一截面的流体质量均相等；函数的连续性是指设函数 f 在某 U

（x_0）内有定义，若 $\lim\limits_{x \to x_0} f(x) = f(x_0)$，则称 f 在点 x_0 连续。自然界中有许多现象，如气温的变化、植物的生长等，都是连续变化着的。这种现象在函数关系上的反映，就是函数的连续性[3]。

二、连续性的特征

连续性在事物不间断的发展过程中表现出的顺序性和规律性是事物发展过程中的一大特点。从物种的进化角度来看，作为生物进化的产物，物种具有既连续又间断的动态属性[4]。

1. 以人的生命为基本视角来看，连续性主要表现在知识与技能的掌握方面

在教育学领域，连续性特征同样是实施某种教育的效应属性。时间和强度上持续的教育，可以带给受教育者持续的、连续的教育收益[5]。在发展论方面，连续性发展也是一个重要概念。连续性发展是人生命发展的一个层面。从生命发展的普遍过程、一般方向来看，人的身体心理发展状况和阶段有自己的固有规律性，如人的身心发展呈现一定的顺序性、阶段性、持续性等特征，这是一个由低到高、从量变到质变的连续性过程。从发展论的内涵可以看出，连续性发展在人生命发展的一般过程中占据主导地位[6]。

2. 就政策的实施过程来说，连续性主要表现在效果和受益方面

考虑到政策本身的实施条件和持续过程，连续性政策为这项政策的效果输出带来了可观的正面效应[7]。冉戎等在探讨非政府组织的社会责任战略时强调，只有兼具延续性和主动性的积极型社会责任战略，才能显示出企业社会责任（corporate social responsibility，CSR）战略的高质量，才能更好地帮助企业赢得"未来"[8]。

徐勇以历史延续性视角探讨了中国道路的发展轨迹，认为中国道路有着深厚的历史根基，其鲜明的特点是历史延续性而不是断裂性，而延续性的主要力量在于内在的动力与活力[9]。

知识链接：

政策连续性：叠加效应催生经济奇迹

叠加效应是指在经济活动中由于一种关键因素的加入或受一种关键因素的影响，经济发展速度以 N 次方递增的效应。改革开放以来，在科学政策的推动下，我国经济快速增长并产生质的飞跃。中国共产党为中国执政党，一切经济社会活

动都离不开党，因此在经济增长中党的重大政策作用发挥了级数效应。中国的政党制度是从上到下、覆盖完善的组织良好的多级结构，依靠各级组织动员实现经济增长目标，这是中国经济奇迹的动力与源泉所在。

中国是单一制的国家结构，具有统一的最高权力机关，只有一个统一的立法机构和中央政府，只有一部宪法，地方服从于中央，地方政府可以享有一定的地方管理权，但必须由统一的中央政府领导，而中国的政党制度同样是一个多级结构，党领导政府在经济上可以形成叠加效应。

一方面，从中央到地方有五级政府，每一级政府（除中央政府外）都要执行上级政府经济政策和制定本级政府经济政策，而在执行上级政府经济政策时，一般都要动员本辖区的社会资源和社会力量，并结合本辖区的实际情况，保证或超额完成任务，由此产生层层放大的效果，进而形成叠加效应。

另一方面，中国的地方官员是通过培养和提拔产生的，有一定的治国经验。他们在具体执行上级政府经济政策时，往往可以发挥主观能动性和创造性。在不违背上级政府经济政策并保持其完整性的前提下，采取更加符合地方实际、更加灵活多样的方式方法，使得政策原则更为因地制宜。这样使经济政策手段更具活力，公共政策效力发挥更充分，有效促进了经济增长。这是非体制力量无法比拟的，由此形成叠加效应。

我国商业银行业务连续性管理体系建设

随着金融监管要求的不断细化和严格，我国商业银行结合本行的业务特点，开展了业务连续性管理体系建设，2010 年以来，国有商业银行在不断完善灾难恢复体系建设的同时，启动并开展了业务连续性管理体系的研究和规划。其中，中国建设银行于 2008 年启动了银行数据集中工程容灾备份系统"业务连续性计划"项目，包括开展业务连续性管理专业知识培训和宣传推广，制定业务连续性中长期规划；2010 年中国交通银行启动了信息技术应急管理规划实施服务项目，该项目包括四个阶段：第一阶段是建立中国交通银行的应急管理流程；第二阶段是开发业务系统应急恢复预案；第三阶段是开展应急恢复预案验证和演练；第四阶段是进行应急管理专业培训。政策性银行、全国股份制商业银行、中小城市商业银行均完成了自身的灾备系统建设，并有计划地在不同程度、不同范围内开展了业务连续性管理体系建设。

"四化同步区"的空间连续性效应

在要素资源制约日趋严峻的倒逼机制下，党的十八大提出工业化、信息化、城镇化和农业现代化同步发展的战略目标（简称四化同步），以此来加快经济转型升级。

四化同步区是一种跨区域的空间组织形式，因此需要考虑地区间的空间关系。

不同的空间关系会对四化同步区的运行效率产生不同影响，主要有两种形式，一是基于跳跃式的空间跨越，二是基于地理邻近的空间连续。基于空间跨越的四化同步区的形成仅仅以次区域间的四化互补性为依据，没有考虑空间距离的影响，而空间距离与运输成本、信息传递成本和交易成本的大小密切相关。在空间距离衰减效应的作用下，空间距离越远，区域间四化互动形成的运输成本和信息传递成本越高，从而影响四化同步区协同效应的发挥。因此，这种空间组织形式不仅交易成本较高，还会弱化地区间基于四化互补性形成的空间外溢效应强度。基于空间连续的地理邻近地区具有形成四化同步区的天然优势，随着交通基础设施的优化，地区间运输成本快速下降，各个产业链环节出现空间离散化分布。同时，基于比较优势形成的产业链分工存在空间耦合关联，使得产业空间分布在邻近地域上具有明显的连续性，这种产业空间连片分布组成的区域超越了单个行政区的空间范畴。基于产业链空间连续分布引致的城市功能互补、农业资源跨区域配置、信息化空间外溢，使得四化同步区内的次区域在空间布局上表现出空间连续性成为可能。更重要的是，次区域间的地理邻近性可以在空间上形成规模效应。

第二节 连续性理论概述

成熟的连续性理论产生于老年学理论，是一个关于积极衰老的概念。1997年，世界卫生组织将连续性理论定义为：能成功地将良好的健康习惯、偏好、生活方式和人际关系从中年延续到老年生活的人，即具有连续性。连续性理论综合了活跃理论和脱离理论，连续性理论的产生平息了关于活跃理论和脱离理论优点的争议。

一、延缓或适应老化的相关理论

有关延缓或适应老化的理论主要有如下四种。

（1）积极活动理论。该理论认为社会活动是个体生活的基础，人到老年期同样需要活动，适应老化的基本原则是积极地与社会保持接触，继续以往的各种活动，在活动中获得充实感与幸福感。

（2）减少参与理论或脱离理论。与前一种理论相反，该理论认为衰老是不可阻挡的自发过程，人到老年期应当减少职业活动和交往活动，留出属于自己的时间，安享自由、恬静的晚年，这是适应老年期身心特点的一种策略或生活模式。

（3）连续性理论。该理论认为人到老年期并没有进入全新的生活方式，而是延续以前的活动模式，即应该继续保持良好的习惯和爱好。只有这样，老年人才会感到快乐和幸福。

（4）社会构造理论。该理论认为所有年龄阶段的人包括老年人，都是以他们为自己构造的社会意义为基础参与每天生活的，没有适合所有人的固定不变的生活模式。该理论关注的不是适应模式，而是老年人的自我认知，如他们认为怎样生活才是有意义的、更适合其自身状况的。显然这是一种较新的、更适合老年人实际的延缓或适应老化理论，因为其强调老年人的个体差异，以及由此对不同适应方式的选择[10]。

下面对与连续性理论相关的活跃理论和脱离理论进行详述。

（一）活跃理论

1. 理论定义

活跃理论认为，老年人越是活跃，他们的年老化过程就越好，它把老年人的活跃程度与其幸福感联系在一起。因为活跃程度往往是与社会角色拴在一起的，所以退休、丧偶、远离孩子或体弱多病导致的社会角色的损失越多，老年人的满意度越低。年老化过程好的人，会在年龄增长的同时尽可能地保持忙碌，并寻找已丧失角色的替代者。丧失主要角色认同的人，其幸福感和心理健康水平都很容易下滑。

活跃理论主张老年人应该尽可能长久地保持中年人的生活方式以否定老年的存在，用新的角色取代因退休或丧偶失去的角色，从而将自身与社会的距离缩小到最低限度。活跃理论提出的基本观点为大多数老年社会工作者所肯定。

2. 理论评价

活跃理论被认为是一种盲目乐观的理论。早期研究表明，活跃度与满意度存在一定的联系，但一些脱离社会参与的人适应状况也不错，这表明活跃或脱离可能适用于不同的人。同时，健康的老年人的确会减少与社会的联系，因此活跃度与幸福感或生活满意度没有太直接的关系。

在老年社会工作者看来，社会不仅在态度上应鼓励老年人积极参与他们力所能及的一切社会活动，还应努力为老年人参与社会提供条件。然而现实情况是，许多老年人想有所作为而苦于没有机会；一些老年人退出社会主流生活导致老年抑郁症；有些老年人枯坐家中无人交谈导致脑退化进程提前。现代医学证明，勤于用脑的人比懒于用脑的人，脑力活动退化的速度要缓慢得多；较少说话的老年人比常有陪伴的老年人更容易患老年痴呆症。因此，让老年人保持较高频率的活动，积极参与社会生活，对防止老年人大脑退化具有重要作用。随着核心家庭和双职工家庭的增多，快速的生活节奏和竞争压力使子女很难抽出更多的时间陪伴老年人。因此，鼓励老年人自我调适、积极投身社会生活而不是独处一隅，显得十分必要。

当然，我们也不能仅以活动水平的高低来判断老年人对生活的满意程度。事实上，老年人的经济收入、生活方式、人际关系等方面，都是影响老年人晚年幸福感的重要因素。此外，也不能忽视如下事实：有些老年人活动不积极却也很快活，他们赋闲家中养花喂鸟愉悦性情、读书写字平静内心。也就是说，老年人因性格差异会有截然不同的晚年生活，不应用同一种模式去要求所有老年人[11]。

（二）脱离理论

1. 理论定义

脱离理论是早期较有影响的老年学理论，它把脱离看成年老化的过程。该理论认为，身体机能的衰退及意识到死亡的临近，导致社会角色（工作者、配偶、父母）出现一种逐渐的、无可避免的退缩，而社会也会停止向老年人提供有用的角色，所以脱离是交互性的。老年人的精力会下降，生活节奏减慢；他们对外部世界的兴趣减弱，而更关注内心；他们更少参与社会活动，而社会标准和人们对老年人的期望也使社会远离老年人。然而脱离未必是坏事，它可以让老年人有更多的时间思考自己的生活。从某种意义上来说，脱离是一种解放。

脱离理论是在老年社会工作中引起争论最多的理论。该理论认为，人的能力会不可避免地随着年龄的增长而下降，老年人因活动力的下降和生活中角色的丧失，希望摆脱要求他们具有生产能力和竞争能力的社会期待，愿意扮演比较次要的社会角色，自愿脱离社会。

2. 理论评价

尽管脱离理论不乏其合理之处，但其理论前提（假设所有老年人都愿脱离社会）是不成立的，背离社会工作原理，理由如下。

（1）随着物质生活水平的提高和医疗条件的普遍改善，老年人预期寿命延长，他们在离开工作岗位后还可生活 20～30 年。因此，如何保持其退休后的活动已成为各国老年社会工作者思考的问题。

（2）无法证明老年人退出有用的社会角色必定对社会有利。事实上，每个人在社会结构中所处地位不同，每个人脱离社会的程度也不同。一些人 80 岁仍担任要职，而一些人 55 岁就只能提前退休。在科、教、文、卫行业，许多 60 岁以上的老年人，在社会生活中发挥着不可替代的积极作用。

（3）忽视了个性在一个人适应衰老过程中所起的作用。许多老年人一生都愿意保持一种活动水平较高的生活方式，这与他们的生活满意度直接相关。世界范围内越来越多的老年志愿工作者，对这一现象做了最好的诠释。实际的社会工作也已证明，那些与人交往频繁、积极参与社会生活的老年人比那些独处的老年人身心健康水平更高[12]。

二、连续性理论

连续性理论又称持续活动理论，属于发展心理学老化研究中的延缓或适应老化的理论。该理论更加关注老年人的个体性差异，它以对个性的研究为基础，认为个体延续性的行为模式更有利于老年人进入新的社会角色，感受到幸福和快乐。

（一）理论定义

连续性理论是一种衰老的心理社会理论，该理论认为通过做出适应性选择，人们可以在以后的生活中保持一致的自我意识[13]。连续性理论提出，老年人有动机采用在他们过去很有效的概念来规划他们未来的生活[14]。在这方面，连续性意味着模式的一致性，而回收模式被认为有助于人们成功过渡到晚年生活[15]。虽然衰老过程可能会使年长的人受到社会角色的干扰，但老年人会保持他们生活中已经确立的态度、倾向、偏好和行为的连续性[16]。老年人的过去将成为影响他们适应新情境的重要因素[17]。

（二）连续性内涵

连续性包括内部连续性和外部连续性。内部连续性是指自我的内在结构，即气质、个人价值观、态度等。外部连续性是指外部结构，如社会角色、社会关系、环境和活动的持久性。例如，在熟悉的空间中与熟悉的人互动是保持外部连续性的一种方式。这两种连续性独立工作，共同影响老龄化的经验，因此保持外部连续性也可以提升内部连续性。Atchley 提出，老年人通常会重新修改他们的经历，以保持随时间变化的身份连续性，这种变化包含了外部连续性变化[18]。

连续性理论承认后期生活中连续性与变化之间的动态关系。这种动态性质使连续性理论的实证检验变得困难，因为整合变化是身份连续性的一部分[19]。因此，对连续性理论的测试往往侧重于老年人是否能保持一段时间的行为模式[20]，而不是老年人保持身份连续性的方式。这种对行为连续性的强调代表了一种狭隘的焦点，即连续性与人们的行为有关，而不是老年人对其生活的感受。这在这些研究结果的"实际含义"中很明显，这些研究集中在如何支持老年人继续社会活动[21]。

（三）连续性理论的发展与完善

连续性理论的这些解释忽略了 Atchley 理论发展的一个关键方面，即对连续性的偏好不仅是针对老年人的做法，也着眼于老年人随着时间推移的主观感知和认同的改变。因此，Atchley 对连续性理论的框架与叙述理论有很多相似之处[22]，表明老年人随着时间的推移保持着他们生活的基本结构，这种基本结构是有序的、有方向的、有发展和有故事情节的，它们共同支持了以后生活中的连贯感。通过这种方式，连续性不再是老年人所做的事情，更多的是晚年生活经历和活动的意义。Browne-Yung 等[23]将关注连续性作为老年人韧性叙述中的主题。这些作者认识到叙述在发展连续性和连贯性中的作用。尽管有这种认识，提出连续性的拟议战略仍侧重于活动和社会参与的机会。但通过这些作者的研究，叙述连贯性在提高自身连续性方面的作用得到了承认。

虽然连续性理论的使用往往侧重于适应老年人的活动的连续性，但该理论本身也指出，连续性是由个人偏好和社会支持促进的适应性策略。连续性理论承认，社会需要结构意味着老化的意义。由于这些与年龄有关的期望，在以后的生活中保持早期行为模式的社会赞同是复杂的。老龄化是通过社会机构来构建的，这些机构提供了一个特定年龄意味着什么的基础[24]。对适当行为的期望与年龄和生活阶段息息相关，随着人们年龄的增长，这种期望会形成可能性。在维持活动和行为方面对连续性理论进行概念化，意味着对个人偏好和社会支持间交叉作用的研究较少。

已有一些证据表明连续性理论对理解老龄化的适用性。Dale 等[25]发现，老年人强调继续使用个人资源对管理自己的生活至关重要。通过这一过程，以往的经验有助于老年人晚年的个人发展。同样，Mansvelt 等[26]发现，老年人在多大程度上经历过不安全感与他们对历史发展的应对能力及他们拥有的经济资源有关。经济资源有限的老年人认为，他们可以应对未来的逆境，因为他们在过去成功应对过。

尽管有证据表明连续性的价值，老龄化也是一个超越既定模式发展的机会。连续性理论对稳定身份的关注意味着从不连续性和危机角度来看是中断和挑战。通过这种方式，连续性理论支持变革和挑战的稳定性和安全性："由于他们自己的观点和来自社会环境的压力，正在适应正常衰老的个体既倾向于内在的心理连续性，也关注社会行为和环境的外在连续性。"连续性理论关于在老年时期保持一致的自我意识的想法可以在当前的老龄化策略中观察到，这些老龄化策略强调了保持社会角色和义务的连续性的重要性。因此，老龄化理论将老年人的经验与理想老龄化过程的社会期望联系了起来。

（四）理论评价

Atchley 的连续性理论通过引入生命历程观点来阐述活动理论，建议老年人坚持在他们生活的早期阶段表征他们的活动、行为、观点、信仰、偏好和关系，而这样做是一种适应性策略，用于管理他们身体、社会和心理状态的变化，以及与年龄增长有关的生活事件。也就是说，在他们的关系网络和社会角色的支持下，老年人做出决定，保留高度有意义的职业，以及其他日常活动的特征，以维持自我概念和生活方式。连续性理论是描述性的，重点关注人们所做事情与其心理功能之间的关系，而不是他们参与各种职业的程度。这取决于人们的个性是稳定的，而人格影响着个人所承担的角色及对角色和生活的满意度。

尽管连续性理论的研究结果在某种程度上得到了支持，但它并没有考虑到老年人对其日常活动和未来的不同观点，有些人会放弃让他们担心的活动或将任务转移给年轻人，如转向需要较少体力劳动的活动，以及从户外活动转向室内活动。该理论也未能说明发起新职业的老年人，如接受新兴爱好和锻炼习惯的女性，以及在失去配偶后开始购物，变得爱干净和做饭的男性。

第三节　连续性理论在卫生服务中的应用

李春雨和梁万年认为连续性是社区卫生服务的固有属性之一，在提高连续性的基础上可以促进社区卫生服务水平的提高[27]。在全科医师服务方面，由于连续性涵盖人的生命周期过程（包括患病周期过程），涵盖任何时间空间上的连续，因此连续性在卫生服务领域内成为十分重要的研究命题和研究方向。

一、延续性护理

（一）延续性护理内涵

延续性护理（continuing care）是将住院护理服务延伸至社区或家庭的一种新的护理模式，是对转移期患者健康问题和健康需求的关注和应对，因此也可以称为过渡护理。延续性护理的理念最早产生于 1947 年，作为美国联合委员会的一项研究报告，宾夕法尼亚大学的研究者强调随着患者转移到家庭和社区，其治疗和护理也应该从医院无间断地投射到家庭和社区。后来随着慢性疾病及其医疗费用的增加，延续性护理逐渐应用于卫生服务改革[28]。美国老年病协会（American Geriatric Society）将延续性护理定义为：为预防或减少高危患者健康状况恶化，确保患者在不同健康照顾场所之间转移或不同层次卫生机构之间转移时能够接受具有协调性和连续性健康服务而设计的一系列护理活动[29]。

（二）延续性护理的模式

国外一些较为成熟的延续性护理模式经过几年的发展已经得到应用，被证实其可对患者进行更好的延续性护理，并取得了积极的成果。Kietzmanr 等及 Naylor 指出，延续性护理的研究及实践主要涉及两大类，分别是初级卫生保健领域的延续性护理（或称以社区为基础的延续性护理）和从急性期护理所在医院转出的延续性护理[30]。

1. 初级卫生保健领域的延续性护理研究及实践

在初级卫生保健领域，延续性护理主要分为两类：某个医务人员与患者之间的持续关系及卫生保健服务之间的整合。但是实现关系的延续存在诸多困难，而且患者在关系的延续性和卫生服务的可及性之间存在一种权衡的心理，因此延续性护理需要更加关注不同卫生保健服务之间的协调和整合。下面介绍的两种模式关注了社区中慢性病老年人所需要的卫生保健服务之间的整合，以提高患者在整个就医过程中服务的协调性和可及性。

（1）引导式护理（guided care，GC）模式。该项目自 2006 年开始在美国的华盛顿地区实施。该项目尝试通过 GC 提高卫生服务的质量、可及性和患者自我护理的能力，从而改善患者的健康状况及功能状态，降低医疗费用，提高患者满意度。这种服务模式将经过慢性病保健培训的注册护士（GCN）整合到初级卫生保健系统中，向 50～60 岁的患有多种疾病的老年人提供慢性病综合服务。在项目的最初，GCN 被介绍给医生合作者，随即通过定位、观察和与员工的互动融入初级卫生保健网点。GCN 的工作内容包括 8 项：在患者家中执行的综合性评估、制订计划、监测患者的健康状况和需求变化、通过监测时的接触对患者进行指导、对患者实施每周 1 次共 6 周的慢性病自我管理课程、对照顾者的教育和指导、转移过程中的协调，以及帮助患者获得社区服务。该项目完成了 8 个整群随机对照试验，GC 组老年人对卫生保健的评价要高于对照组，同时医务人员也表示在对患者及其家属进行干预时的满意度更高，可减轻患者家属及朋友的抑郁和压力程度，可减少昂贵医疗服务的使用并实现医疗费用的节省。

（2）评估和照顾长者的老年资源模式。在国家老龄化研究院的资助下，老年资源（GRACE）项目组开展了项目研究。GRACE 旨在提高老年人的医疗护理质量，以最大限度地提高他们的健康和躯体功能状态，减少其对医疗的过度使用及避免其住养老院。该模式是针对低收入的老年人及初级卫生保健工作者而建立的。

GRACE 支持团队包括一个执业护士和一个社会工作者，该团队在患者家中执行最初的老年人综合性评估，以确定其是否可以进入项目。随后支持小组与更大的GRACE 跨学科团队（包括老年医学专家、药剂师、物理治疗师、心理健康社会工作者和以社区为基础的服务联系者）会面，制订个性化的医疗护理计划。GRACE支持小组与患者的初级保健医生见面，讨论并修改其医疗护理计划，通过与初级保健医生的合作以保持与患者目标的一致性，由支持小组为其进行医疗护理。GRACE 干预模式的根本要素是提高患者在整个就医过程中所接受的医疗服务的可及性及协调性，而不是针对其某种疾病提供所需要的服务。此外，计划中各个方面都关注到了对患者的健康教育，以提高其自我管理能力，帮助其获得卫生服务系统或社区的服务。通过随机对照试验证明，GRACE 模式能够减少高危老年人急诊访问次数、住院次数、再入院次数，并可减少其总的医疗费用，提高其生活质量。

2. 从急性期护理所在医院转出的延续性护理研究及实践

此领域的研究多关注住院结束后返回家中的患者，他们在出院时依然有很高的护理需求。这些研究强调随着时间推移患者得到的护理服务的协调性，这种协调性通常通过跨学科医疗服务团队和患者之间关系的延续来实现，其目标是保证干预措施的一致性，并使患者在患病期间根据不断变化的健康需求获得个体化的护理。

（1）延续性护理干预模式。这种模式是由美国科罗拉多大学医学中心延续性护理项目发展而来的。该模式认为患者及其家属是存在于不同医疗服务机构之间的一条唯一、共同的线，在不同医疗服务机构之间转移时面临着很多问题[18, 19]，而向患者提供技能和工具，能够使他们在转移时更积极地发挥自己的作用，更好地应对这些问题。该干预模式通过一系列的安排，使患者及家属做好自我护理的准备，以及与健康服务提供者之间的协调。延续性护理干预持续时间为 4 周，由延续性护理教练（coach）（可以是护士、社会工作者或社区工作者）来提高患者在用药自我管理、使用健康记录、预约初级卫生保健执业者或专家、认识用来指示病情恶化的红旗标识及做出相应反应 4 个方面的能力，通过出院前访问患者、出院后 24～72 小时内家庭随访和随后的 3 次电话随访开展工作。经过一系列的随机对照试验，延续性护理干预模式被证明可应用于卫生服务工作并可降低医疗费用，并且，该延续性护理研究项目还发展出以患者为中心的延续性护理测量工具和患者出院计划清单。

（2）APN（advanced practice nurse，高级实践护士）延续性护理模式。自 1989年以来，美国宾夕法尼亚大学的多学科研究小组通过测试发展出一种由 APN 为主导的延续性护理模式，其服务的主要对象是因各种内、外科疾病住院然后出院返回家中的患有慢性病的老年人。该模式认为，患有慢性病的老年人在其出院时仍有未被满足的护理需求，综合性的出院计划及出院后的随访能够促使其及时出院，并保证其在出院后能够获得适当的护理服务，从而降低其再入院率及家属的照顾压力。由 APN 负责，使患者在转移中的健康状况达到最优化，并制订患者出院后的随访计划。在患者出院后，由同一名 APN 负责实施家庭访问，并保证患者可通过手机随时与 APN 联系，获得支持。研究表明 APN 延续性护理模式能够减少患者住院次数，延长其再次住院的时间间隔，降低其再入院率及医疗费用，并能提高其生活质量，有很强的实用性。

从护理场所来看，延续性护理模式主要分为家庭护理和社区护理。家庭护理是患者出院后由专业护理人员（一般指出院前医疗机构医务人员）通过指导患者家属对患者实施护理。该形式以培养患者自理能力、家属护理能力，建立家庭支持的方式实现日常护理，帮助患者早日康复、回归社会[31]。社区护理是由社区医生及护理人员根据出院医嘱及患者疾病康复程度、有无并发症等进行具体药物治疗、复健指导和心理护理。该形式强调社区的基本医疗保健的作用，需要充分发挥社区医务人员的积极性和创造性[32]。

（三）延续性护理发展趋势

目前在我国香港地区，王少玲、黄金月的延续性护理团队对慢性阻塞性肺疾病展开了一系列的延续性护理研究，建立了 4C 延续性护理模式和效果评价[33]；台湾地区也已开展了出院准备服务，运用"整合性医疗团队资源"使患者在不同医疗机构转换中能得到完整且持续的照顾，并确保其出院后能获得持续性的照顾；中国大陆地区的延续性护理研究及实践也有了初步的发展，如暨南大学附属第一医院成立了延续性护理服务中心，对初产妇进行家庭随访和电话随访，通过类实验性研究发现，延续性护理干预能够促进初产妇产褥期生理功能的恢复，维护其心理健康。对其掌握相关知识和技能具有显著的促进作用，并能有效提高其生活质量。此外，研究者还开展了针对慢性阻塞性肺疾病、糖尿病、高血压、脑卒中等患者的延续性护理，但大多数研究没有提到组建多学科团队进行延续性护理，因此无法保证所提供的护理服务质量。而国外及我国香港地区进行的延续性护理所取得的积极成效通常是由护士主导的多学科团队共同协作的结果。

另外，一些研究没有严格挑选效果评价指标，或者在设计上存在一定的不足，不能为推行延续性护理服务提供很好的循证依据，也无法让资源管理者理解进而支持延续性护理服务的推广。

二、卫生服务连续性的内涵

卫生服务连续性是指在系统论的指导下，遵循以患者为中心的"流水线"式服务，即后一个医疗机构将前一个医疗机构的诊断结果、诊疗方案作为继续诊疗的基础，而非"从零开始"。因此，连续性的卫生服务对于卫生服务体系来说具有节约卫生资源、整合卫生服务、输出有益卫生成果的作用。

（一）卫生服务连续性概念

对于卫生服务连续性的概念，国外学界主要从两个方面对其定义。首先是在20世纪60年代 Folsom Report 提出的对于卫生服务连续性的"传统界定"，即卫生服务的连续性可以被认为是卫生服务利用者能最大限度地被同一个卫生服务提供者提供服务[34]。此概念形成的背景是在国外学者对欧美国家传统的家庭医生提供医疗服务的研究过程中逐步总结和提出的，持有此观点的学者认为，长期享有同一个卫生服务提供者（如家庭医生）对于维持居民及其家庭的健康十分重要[35]。然而，世界范围内卫生系统的改变使得患者很难停留在同一个卫生服务提供者那里，所以对于卫生服务的连续性的概念界定也随之有了很大变化。Shortell 在 1976年提出，卫生服务的连续性是指患者获得不同组织提供的与其需求相适应的、一系列的、协调的和不间断的服务[36]。之后由 Curtis 和 Rogers 将这个概念进行延伸，认为医疗服务的连续性是指在医疗机构提供服务的过程中所包含的多学科之间的连续，信息传递的连续及患者-医生人际关系的连续[35]。van Weel 认为，拥有庞大初级保健系统的国家应当特别注意发展初级保健系统之间，以及初级保健和次级保健系统之间的合作与协调，同时也应该注重公共卫生体系和基本医疗体系的互动与联系[37]。

国内学者结合我国基本医疗服务的特征，认为可以将医疗服务连续性界定为"从疾病发生、发展、转归到康复的过程中的医学干预过程的连续性"，即患者在因健康问题进入医疗服务提供体系后，能够获得无缝隙的连续服务，这种服务不会因就诊医生或医疗机构的变化而中断或重复提供[38]。这一概念基于我国城乡卫生服务网络特点，强调不同级别、层级机构间服务的协调与连续，丰富了卫生服务连续性的内涵。聂梦溪等认为，连续性卫生服务的内涵可以分为"大和小"两种，"小连续性服务"侧重于一次疾病发生、发展、转归和康复，在卫生服务网络各级机构间接受服务的整个过程；"大连续性服务"将服务对象视为长期合作伙伴，从一个人的整个生命周期（甚至是从出生前到死亡）横向审视卫生服务，全面考虑其生理、心理、社会需求并加以解决[39]。国内学者的界定丰富了卫生服务连续性的内涵，但也给卫生服务系统内服务连续性的实证研究提出了难题。也由此可以看出，基于中国医疗卫生服务体系的阶段性特点与发展方向，我国学者从一开始关于连续性的内涵界定就强调提供连续性服务的主体是整个卫生服务网络而非单一的提供者。

（二）卫生服务连续性维度

多数学者和研究机构认为对于不同的卫生服务，连续性的重心有所不同，从完善卫生服务连续性内涵的角度审视整个卫生服务网络提供的服务，并结合中国农村卫生服务网络中存在的突出的现实问题，本书从连续性的实现载体上认为的卫生服务的连续性概念应当包括三个方面：机构之间的互补与协同服务的连续性，即机构连续性（institutional continuity）；供-需双方人际关系的连续性，即人际连续性（interpersonal continuity）；区域卫生信息的传递与共享的连续性，即信息连续性（informational continuity）。其中，人际连续性是指医患之间持续的治疗关系，这种联系建立在开放性、信任和良好交流的基础之上，因而人际连续性也称关系连续性，其本质属性表现为一种隐性契约关系的信任和互惠[40,41]，通常通过就医模式体现出来。人际连续性是初级保健和全科医学的核心特质，也是卫生服务连续性的中心维度之一。

（1）机构连续性。卫生服务连续性的形成条件包括机构连续、人际连续、学科连续及信息连续。其中，机构连续性又可分为纵向连续性和横向连续性，纵向连续性是指卫生服务网络中不同级别卫生机构间的上下联系，横向连续性则指卫生服务网络中同一级别不同服务范围的卫生机构间的联系。从卫生服务提供者的角度看，机构连续性是发生在跨机构医疗活动中卫生服务提供者提供服务的适宜性、无缝隙程度；从卫生服务利用者的角度看，机构连续性是其在不同机构就诊时对服务的有序性、非重复性的主观体验。因此，机构连续性的基本特征是有序、适宜、无缝隙，其中有序、无缝隙是客观要求，适宜是主观感受。基于机构连续性的卫生服务网络互动，即基于有序就医、适宜服务、无缝隙衔接的互动，其最终目的是为患者提供更加安全、有效、方便、价廉的医疗卫生服务。

（2）人际连续性。人际连续性又称关系连续性，指的是一名患者和医生之间持续的治疗关系；这种关系的核心是建立在医患之间隐性契约基础之上的相互信任和友好联系[42]。研究表明，人际连续性有助于提高患者满意度、降低医疗花费，并且能够提高患者遵医程度和治疗依从性[43]。连续性是初级保健和全科医学的核心特征之一，在拥有强大初级保健系统和全科医生制度的国家，人际连续性被居民、医生及卫生政策制定者高度重视[44]。

（3）信息连续性。信息连续性是指在整个卫生系统中，患者的就诊信息能够在不同时间、不同空间下的卫生服务提供者之间有效传递，以方便其能够为患者提供持续的、有效的、便利的卫生服务。而要保证患者的就诊信息能够在卫生服务网络中有效传递，则需要建立相应的保障机制、高效合理的信息系统、良好的转介系统和反馈系统，从而有组织地收集患者的信息，并且依赖相应的医疗记录显示其疾病的发生、健康管理信息及随访信息等。

（三）卫生服务连续性的测量

开发出科学、可行的研究指标是开展卫生服务人际连续性实证研究的必要步骤。目前这方面研究已较为深入，指标也较为丰富。这为实证研究奠定了一定基础。国内外的研究者将人际连续性指标归纳为持久度、紧密度、分散度和顺序度四个维度[45, 46]。

持久度是指在测量期内，患者与某一特定的就诊医生（如家庭医生）建立医患关系的时间长度。时间越长，表示与医生关系的持续时间越长，患者获得服务的连续性程度越大。一般用纵向连续来测量持久度。

$$纵向连续：可从持久时间和接触频率两方面来衡量 \qquad (2-1)$$

紧密度是指在测量期内，患者与特定医生建立医患关系的密切程度。在测量期内，到该医生处看病的次数越多，或者看病次数占总看病次数的比例越高，则与特定就诊医生的关系越紧密，人际连续性越高，患者获得服务的连续性程度越大。常用的指标为"家庭医生"连续性指数（the usual provider continuity index，UPC）和临床医生指数（clinician index，CI）等[37]。

$$UPC = 患者看特定医生的次数 / 患者测量期内就诊总次数 \qquad (2-2)$$

分散度评价的是患者在测量期内于不同医生处多次看病的分布，如果患者看病时，每次所看的医生大多相同，则表明患者主要集中在同一个医生处就诊，服务的集中度很高，患者获得服务的连续性程度就大；反之，则表明患者每次都看不同的医生，服务的分散度很高，患者获得连续性服务的可能性就小。反映分散度最为典型的指标为服务连续性（continuity of care，COC）指数。式（2-3）中 N 为患者在测量期的总就诊数；n_i 为患者看第 i 个医生的次数；s 为患者看的医生总数，即患者总共看过多少个不同的医生。COC 是一个高优指标，如果患者每次看的都是不同的医生，COC = 0；患者每次看的医生越相同，COC 就越接近 1。

$$COC = \frac{\sum_{i=1}^{s} n_i^2 - N}{N(N-1)} \qquad (2-3)$$

顺序度用来反映患者就医的有序程度，在测量期内，患者有多次看病经历，如果患者每次看病的医生都与前一次看病的医生不同，表明患者总是在不停地、无序地变换医生，表明患者很可能无法获得连续性的服务。一般用有序连续性（sequential continuity，SECON）来测量顺序度。

$$SECON = \frac{\sum_{i=2}^{n} s_i}{n-1} \tag{2-4}$$

当患者第 i 次和第 $i-1$ 次看病时所看的医生是相同的，则 $S_i = 1$，否则 $S_i = 0$；n 为总看病数。SECON 值的范围为 0~1。如果患者每次都是看同一个医生，则 SECON = 1；如果患者每次看的医生，都与上一次看的医生不同，则 SECON = 0。连续两次看同一个医生的次数越多，SECON 的值就越大[38]。

通过对上述指标的分析发现，这些指标根本特征在于通过考察就诊模式研究卫生服务人际连续性。持久度、紧密度涉及的大部分指标需要指定一名"照顾者"，即患者最常看的医生；在西方国家这一人选通常是家庭医生，而在我国缺乏全科医生制度的背景下运用这些指标，通常由患者指定一名卫生服务提供者。

在关于卫生服务人际连续性量化研究，即上述指标的具体应用中，需要获取居民在一定时期内的就诊情况，已有研究对这一数据的获取多数采用由居民回忆报告的形式。这种方式较为方便、容易操作，同时便于将人际连续性指标结果与居民其他特征联系起来，做相关分析。然而，这样极容易造成数据收集不准确，尤其在我国农村实际环境中，卫生服务的主要利用者多为文化水平较低的中老年人，其对过去就诊经历的回答往往语焉不详；同时，每一名居民信息的获取都需要问卷调查，工作量大，难以收集到大样本。此外，国外的研究考察的是患者就诊时每次看的医生，在我国缺少成熟全科医生和相关制度的情况下，患者去医院就诊时看到的医生往往是随机分配的，主观上也很少会要求看指定的医生，因此在实证研究中，国内学者将 UPC、COC、SECON 等指标改造成对患者就诊机构的测量[47]。

另外，有一部分国外学者从患者体验的角度来测量卫生服务的连续性。英国帝国理工学院医学院的 George Freeman 教授强调，只有患者经历顺利的、合作良好的及协调的照顾才能称为连续性照顾，强调基于患者体验来评价卫生服务连续性的重要性[48]。Mylaine Breton 等提出了患者基于自己体验来评价的体系，主要有以下四个方面：①患者认为的主要卫生服务协调者之间协调作用的大小，最大分值为 5，分数越高说明协调作用越大；②患者是否经历过多个卫生服务协调者之间协调问题，最大分值为 3，分数越低说明协调问题的次数越少；③患者认为卫生服务提供者之间是否存在信息不畅的问题，最大分值为 6，分值越低说明存在信息不畅的问题越少；④患者是否知晓自己的护理计划，最大分值为 6，分值越高说明患者对自己的护理计划了解越清楚[49]。

第四节　基于服务连续性的农村卫生服务网络研究意义

在实行家庭医生首诊制的国家，卫生服务网络有互动基础，机构连续性较高。在我国，由于农村卫生机构底子薄、卫生服务能力差，综合医院与专科医院、公立医院与民营医院功能定位不准确、各自为政，全科型人才缺乏，区域内信息系统建设不完善等原因，医疗卫生机构联而不动，其提供的服务连续性较差，这导致出现患者不合理就医、卫生资源浪费、卫生服务市场混乱的现象。因此，需要通过加强卫生服务连续性，破除农村卫生服务体系的"系统病"，形成整合型的卫生服务体系。

一、我国卫生服务连续性的历史演变

（一）连续性卫生服务提供模式的理念萌芽和初始实践：1950～1978 年

中华人民共和国成立初期，国家经济落后，卫生问题十分突出。一方面，人民健康水平普遍低下；另一方面，卫生机构少，卫生人员数量少、质量低、分布不平衡，广大农民缺医少药。基于上述基本国情，1950 年 8 月，我国第一届全国卫生会议的决议中明确提出要"建立和发展全国卫生基层组织"。1951 年 4 月，卫生部发布了《关于健全和发展全国基层卫生组织的决定》。1951 年 5 月，卫生部医政工作会议总结了各地发展农村基层组织的经验，发布了《关于组织联合医疗机构实施办法》。此后，各级政府通过改造和新建卫生机构等方式，在农村逐渐建立了三级医疗服务机构。

（二）农村卫生服务网络连续性服务提供模式的中断：1979～2009 年

1978 年以后，我国政府工作逐步以经济建设为中心，以市场化为导向，卫生保健政策也紧随经济政策：私有化市场取代国家规划、划拨资金和集中控制。市场化的改革思路促进卫生政策导向，逐渐从原有的计划和控制转变为以市场为基础的企业化管理来提高医疗机构效率，政府仅对公共卫生服务项目给予有限补助，而且补助经费基本上也是按照市场化的分配机制进行，这样处于弱势地位的农村基层医疗机构对公共财政资源的汲取能力不如县级卫生机构，逐渐造成乡村两级机构"供血不足"。

大量的卫生实践表明，依靠市场竞争和自由就医是无法维持连续性服务的。

因为三级医疗机构之间的过度竞争强化了各自追求其自身利益的诉求空间，导致原本需要分工协作的体系几乎无法进行协调一致的行动。再加上乡村医疗机构的能力较弱，其与二级以上医疗机构之间未能建立有效的协调机制和资源共享安排。随着合作医疗的解体，转诊机制名存实亡，三级卫生机构由网络合作变成了各自为政的"就医孤岛"，农村患者每次就医就是一个离散的、孤立的事件，无法形成从乡村医疗机构到县级医院之间制度化的有序连续的诊疗过程。

2003 年新农合推行以后，政府希望通过实行双向转诊制度和对乡镇卫生院倾斜的补偿政策促使农村患者就诊回流，但由于乡村医疗机构的能力没有显著增强，基层医生甚至滥用这种规定来提供过度或不恰当的医疗服务，再加上新农合实行按项目支付的弊端、三级医疗卫生机构的协作关系未能建立，以及转诊手续烦琐引起患者不满等诸多原因，双向转诊制度实行不到数年便被迫夭折，因而在整体上未能改变农村居民无序化的就医格局。

（三）公共卫生服务均等化实施后连续性服务模式的回归：2009 年至今

不断推进的基层卫生综合改革和县级公立医院改革加快了农村县域医疗服务体系整体能力的提升，新医改方案将加强卫生信息化建设列为改革的八项重要支撑之一，开创性地提出了要建立实用共享的医药卫生信息系统，农村三级医疗预防保健网络得以逐步完善[50]。

二、基于服务连续性的农村卫生服务网络互动机制研究的必要性

（一）卫生服务体系健全的要求

让以获得健康为目的的卫生服务利用方进入卫生体系时得到协同、连续的卫生服务，是良好的卫生服务体系不可或缺的重要特质。在我国，农村卫生服务体系承载着全国一半公民的健康诉求，其服务提供模式直接影响着农村人口的健康状况及服务利用。然而，相关研究表明，农村卫生服务体系中的基层机构（主要是指乡镇卫生院和村卫生室）存在服务能力不强，居民信任程度低的情况；同时，农村居民无序就诊、趋高就诊的现象严重。这些因素在很大程度上影响着患者接受卫生服务的适宜性、协调性和连续性。连续性卫生服务有助于减少医疗花费、提高患者的依从性和健康产出。而在全科医学和初级保健服务领域内，医患之间的人际连续性与居民接受服务的连续性存在直接、密切的联系。2011 年卫生部等五部门关于印发《乡镇卫生院管理办法（试行）》的通知指出，乡镇卫生院要转变服务模式，逐步组建全科医生团队，向当地居民提供

连续性服务；全科医学服务和全科医生制度是我国城乡医改的现实趋势和未来方向。2016 年《"健康中国 2030"规划纲要》提出要全面建成体系完整、分工明确、功能互补、密切协作、运行高效的整合型医疗卫生服务体系。因此，以农村基层卫生机构提供初级保健和全科医学服务中涉及的供需双方为主要研究对象，进行农村地区卫生服务连续性现状的评估与影响因素研究，具有重要的理论和现实意义。

（二）建立协同有序的卫生服务体系是全球性的重要研究命题

当卫生服务利用方以获得健康为目的进入卫生体系时，能够让其在体系内得到协同、连续的卫生服务提供，是良好的卫生体系不可缺少的重要特质。近年来，我国政府不断加强对农村医疗卫生的投入，其中重要的目的之一就是在农村建立一个协调而高效的卫生服务网络，从而保障 8 亿多农村人口的健康诉求能够得到基本满足[51]。然而，相关研究结果表明，我国农村卫生服务提供系统目前存在"系统病"，即构成系统的各个"要素"（县、乡、村各级医疗卫生机构）之间的"联系"断裂或者弱化，出现"协同缺失"。首先，在农村三级卫生服务网络中各"要素"并未按照政府赋予其的功能定位行使职责，而是在经济利益驱动下，推进着自身的"发展任务"[25]。其次，在提供基本医疗服务的过程中，农村三级卫生服务网络中的各"要素"并非以协同提供服务为基本落脚点，从本质上来说，各"要素"坚持"以疾病为中心"，而非把多机构服务作为"链式服务"，并没有真正做到"以患者为中心"[37]。最后，为满足 8 亿多农村人口的健康诉求，新医改逐步加大基本公共卫生经费（从 2009 年的人均 15元上调到 2016 年的人均 45 元），然而，由于乡村两级卫生服务水平存在局限性及卫生体系内各"要素"关联弱化，乡村两级在落实"预防"任务的同时，难以将"治疗"任务也落实到位，系统内部"要素"割裂严重影响着"防治结合"的贯彻和落实。此外，有研究提到，我国农村医疗服务在整体上存在着明显的缺陷，这种缺陷不仅仅表现为农村各级医疗卫生机构的"要素"问题（卫生人力资源匮乏、医疗质量低劣、医疗服务效率低等），更表现为要素之间的"衔接"不畅（医疗卫生机构之间协同缺失，医疗信息"孤岛化"等）[52]。因此，从农村卫生服务网络的整体层面上研究农村卫生服务提供机构之间、供方与需方之间的协调与互动，成为本书的基本考虑。

（三）我国农村三级卫生服务网络断裂导致的直接后果是服务提供的不连续

连续性卫生服务是以系统论为指导，以患者为中心，多机构协同提供的卫生服务。连续性卫生服务要求各级医疗机构形成"流水线"，后一个医疗机构将前一个医疗机构的诊治结果作为继续诊疗的基础，而非一切"从零开始"。国内外的研究结果表明，卫生服务利用方、政府和卫生服务提供方对连续性卫生服务的需求均有不断增加的趋势。首先，从卫生服务利用方角度来说，慢性病逐渐成为农村家庭的主要健康风险[52, 53]，但由于慢性病具有病程长、易反复的特点，独立的专科服务无法有效解决居民健康问题，因此需要卫生服务机构在协同服务的基础上，提供多机构的、连续的卫生服务。对卫生服务利用方来说，连续性卫生服务较之碎片式的卫生服务，在提高患者依从性、减少诊疗时间和检查次数、降低就医费用等方面具有显著优势[48, 53]。其次，从政府角度来说，提供连续性的卫生服务可以在卫生资源不充分的情况下，有效节约卫生资源并且提高卫生资源利用率。提供连续性卫生服务的支撑条件是机构间在技术合作、人才培养、检查结果互认、设备共享等诸多方面形成互动机制，从而促进卫生资源的合理流动和优化配置。最后，从卫生服务提供方来说，各级医疗机构打破原有的利益壁垒并且逐步建立互动机制后，可以提高卫生服务质量和水平。区域医疗信息共享，能够为医生全面了解和掌握患者病情提供信息平台，做到实时追踪患者情况并提供切实有效的诊疗措施。

（四）机构互动机制是解决服务网络断裂的有效途径

在以提供连续性卫生服务为改进目标的情况下，农村三级卫生服务网络需要进行重塑和整合。而在此过程中，机构互动机制是解决"断裂"问题的有效途径。互动机制是指系统内各要素间相互作用、相互影响、协同合作的运行机制，强调建立相应的运行机制和管理方法，使各子系统在服务功能和内容体现上保持连续性和协同一致。

农村卫生服务网络的互动不仅包括服务内容和服务功能上的连续互动，还包括服务区域和服务层级之间的互动合作。张亮教授等在其农村卫生服务网络质量管理和服务模式提供效率的前期研究中发现，农村医疗服务体系的无序和协同服务质量低劣是影响农村卫生服务效率的重要因素[40, 41]。因此，应重视农村卫生服务网络中的多机构协同质量。按照卫生服务网络系统论和"大卫生观"思想，农村卫生服务网络中，不仅应加强服务功能的连续性和协调性，同时还应加强服务提供者层级之间的紧密与协调的互动合作关系，提高服务的效率和效益，加强信息的共享与有效传递，减少卫生服务资源的无序浪费，从而真正实现农村卫生服务网络"六位一体"的功能，缓解农村居民"看病难、看病贵"的问题。目前，农村卫生服务网络功能受约束的主要原因也表现在：对连续性医疗服务"多位一体"互动机制认识不够，重视程度不高；各协作体协同分工的意识淡薄，各自为政现象比较普遍；协作制度不够细化，部门或者网络协作缺乏具体的方法流程。

（五）农村卫生服务网络的重塑途径与城市不能一概而论

基于我国特有的城乡两元化社会结构，连续性医疗服务在农村和城镇的表现形式与实现路径也有所区别。城市拥有集中丰富的医疗资源、优良的医师队伍，具有较高的医疗服务地域可及性，同时便利的交通增强了居民自由就医的选择程度，基层医疗机构的依赖程度不及农村地区，所以引导居民接受连续性的医疗服务受到居民遵医就诊的接受程度的限制，其连续性的医疗服务实现机制难以有效实施。农村地区的医疗服务体系网络是我国医疗卫生体制改革二十余年的成果，在稳固患者流向，主动性医疗服务的供给上具有主导优势，同时村乡县的医疗服务对口衔接形式仍然存在，在研究连续性医疗服务的紧迫性下具备一定的研究基础。

因此，我们进行了基于服务连续性的农村卫生服务网络互动机制模型研究，该研究将卫生服务研究领域的连续性服务理论与管理科学与工程领域中的多机构互动理论相结合形成理论分析框架，对我国农村卫生服务网络中连续性服务的现实情况进行评价，揭示这一过程中的薄弱环节及影响因素，构建适宜的基本医疗和公共卫生服务网络互动机制模型并做出其政策解释。研究将进一步发展农村连续性卫生服务的基本理论框架及互动机制，其结果在政府进行农村卫生服务系统性改革的决策依据上具有十分重要的理论和实践意义。

（六）卫生服务研究的热点和方向

连续性卫生服务、整合型卫生服务是近些年来卫生服务提供的热点模式和未来方向。由于连续性卫生服务程度取决于已有的宏观卫生服务体系组织框架构建，在外部服务体系不改变的情况下，连续性服务的概念实践有一定困难。在不同类型、不同层级的卫生机构间的互动行为研究方面，国际学界越来越倾向于研究一定区域内多个卫生服务提供机构共同对人群提供服务时的协调性和系统性。Starfield 等的研究认为，服务机构间的孤立是美国卫生系统出现质量危机的一个重要原因[54]。Mur-Veeman 认为，卫生保健和初级保健不耦合和不连续，以及医疗和预防分离的一个重要原因在于机构间协调性和合作难以获得[38]；McNeil 认为医疗的不确定性是改善医疗服务质量深层次的障碍，而多组织协作与在医疗服务过程中的良性互动（positive interaction）对于消除医疗不确定性十分关键[46]。Boon 等指出，卫生服务的协调性是影响卫生服务连续性提供的重要因素[55]。国内基于此问题,在近十年来的研究重点在于转诊规范、流程及相关制度等方面[47, 49, 56-58]。有学者认为,在医疗服务中,为了使患者获得连续性的服务,就要求医疗服务提供机构间能够加强联系、增强协作,在患者病情需要的时候能够合理地转诊患者,使患者获得系统性、连续性的服务,而不会因为为患者提供服务的机构变化而中断服务提供的连续性,或者重复提供不必要的服务[38]。然而,针对目前我国农村卫生机构转诊服务的研究,国内学者则较少从"连续性缺失"这一系统缺陷方面入手,研究农村卫生服务机构之间的关系和协作机制,故研究结论中对整体网络的系统性思考则显得不够全面和充分。另外,在不同学科间的互动研究方面,于贞杰认为,在我国,由于在资源配置时缺乏系统性与整体性的考虑,公共卫生服务提供体系内各子系统之间,以及与医疗系统之间缺乏有效的沟通协调机制[59, 60]。再者,在卫生信息的共享与传递对卫生服务网络互动的作用的研究过程中,Schaller和 Gaspoz 认为,在多机构共同提供卫生服务的过程中,缺乏有效的信息共享平台,因而不同类别、不同层级的医疗机构之间的信息不能有效、顺畅地共享与传递,会导致对同一患者出现诊疗缺失或重复的现象[61]。美国医疗研究所(IOM)在此方面的研究结论则更加强调信息连续性使整个卫生系统协调、有效运转的重要性,认为"在一组医疗执业者或机构之间有效且及时地传递诊疗信息能够极大地减少医疗事故的可能性,并显著地提高系统的整体医疗质量"[62]。在我国,有学者的研究表明从卫生服务提供方面来看,如预防接种信息、慢性病管理信息、传染病检测信息及其他与健康相关的信息还远没有形成卫生信息网络。信息化建设滞后给从事卫生工作的人员造成繁重的工作量,并且导致公共卫生服务运行效率不高[63]。然而,对于在农村卫生服务网络内对卫生服务信息的共享与传递机制的研究,以及其在农村连续性的卫生服务中所发挥的作用,在国内学界还鲜有报道。

　　以上提到的我国农村卫生服务网络中存在的系统性问题,提示此领域的研究者应从整体的角度思考整个卫生系统的内部要素之间的相互作用。国际上对于此问题的研究往往采用建立系统模型的方法对整体系统进行剖析,我国学者也在此方面做出了一定的探索,有学者用建立系统动力学模型的方法对农村卫生系统进行分析,得出的结论进一步说明了农村各级卫生机构趋利化明显,导致卫生资源流向与需求呈相反的配置态势,导致农村居民"看病难、看病贵"情况加重[64, 65]。

　　在以上研究结论的基础上,需要更加深入地探索农村卫生系统网络内部各要素之间的互动关系及其机制,本书拟利用 IDEF(integration definition method)建模方法对农村卫生服务网络进行研究。此方法由 20 世纪 80 年代初美国空军在结构化分析的基础上提出,后成为一种集成化的建模方法[66]。此方法提出后,其延伸出的诸多子方法对复杂系统的模拟和应用发挥了巨大的作用,其优点在于能够深入而准确地模拟和分析复杂系统中各要素之间的互动关系,找出系统缺陷,以期实现系统的功能优化和管理升级[67]。本书拟利用此建模方法,以卫生服务连续性为研究立足点，结合对农村卫生服务网络中的各要素之间的互动机制的分析研究，建立农村卫生服务网络互动机制模型。

参 考 文 献

[1] 冯若文. 自然过程连续性导向的秦岭北麓太平河生态修复规划策略[D]. 西安：西安建筑科技大学，2016.

[2] 张峰. 论学生经验与学科知识的连续性[J]. 当代教育科学，2016，（6）：11-14.

[3] 李楚进，刘继成. 反函数连续性和可微性的若干注记[J]. 高等数学研究，2016，19（5）：39-41.

[4] 卢宝荣，王哲. 什么是物种：进化连续性与分类间断性冲突的产物[J]. 科学通报，2016，61（24）：2663-2669.

[5] 王金华. 非连续性教育：学校教育的重要维度[D]. 南京：南京师范大学，2012.

[6] 蒋春容. 论马克思思想发展的连续性——评阿尔都塞"认识论断裂"说[J]. 韶关学院学报，2016，37（3）：62-66.

[7] 李砚忠. 理解中国经济奇迹——基于政策连续性和制度弹性的视角[J]. 经济社会体制比较，2016（2）：174-183.

[8] 冉戎，王丁，谢懿. 非政府组织关联、责任战略延续性与融资约束[J]. 南开管理评论，2016，19（3）：178-192.

[9] 徐勇. 历史延续性视角下的中国道路[J]. 中国社会科学，2016，（7）：4-25.

[10] 百度百科. 老年持续活动理论 [DB/OL]. （2017-12-14）[2020-07-15]. https://baike. baidu. com/item/%E8%80%81%E5%B9%B4%E6%8C%81%E7%BB%AD%E6%B4%BB%E5%8A%A8%E7%90%86%E8%AE%BA/22256932?fr=Aladdin.

[11] 百度百科. 活跃理论 [DB/OL]. （2015-03-13）[2020-07-15]. https://baike. baidu. com/item/%E6%B4%BB%E8%B7%83%E7%90%86%E8%AE%BA.

[12] 百度百科. 脱离理论 [DB/OL]. （2015-03-24）[2020-07-15]. https://baike. baidu. com/item/%E8%84%B1%E7%A6%BB%E7%90%86%E8%AE%BA.

[13] Atchley R C. A continuity theory of normal aging[J]. The Gerontologist，1989，（2）：183-190.

[14] Atchley R C. Continuity theory，self，and social structure[J]. The Self and Society in Aging Processes，1999，94：121.

[15] Lynott R J，Lynott P P. Tracing the course of theoretical development in the sociology of aging[J]. Gerontologist，1996，36（6）：749-760.

[16] Utz R L，Carr D，Nesse R，et al. The effect of widowhood on older adults' social participation：An evaluation of activity，disengagement，and continuity theories[J]. The Gerontologist，2002，42（4）：522-533.

[17] Chapman S A. Theorizing about aging well：Constructing a narrative[J]. Canadian Journal on Aging/La Revue Canadienne du Vieillissement，2005，24（1）：9-18.

[18] Huyck M H. Give me continuity or give me death[J]. The Gerontologist，1989，29（2），148-149.

[19] Künemund H，Kolland F. Work and Retirement[M]//Peace J B，Dittmann-Kohli F. Ageing in Society：European Perspectives on Gerontology. London：SAGE Publications Ltd，2007：167-185.

[20] Agahi N，Ahacic K，Parker M G. Continuity of leisure participation from middle age to old age[J]. The Journals of Gerontology Series B：Psychological Sciences and Social Sciences，2006，61（6）：S340-S346.

[21] Donnelly E A，Hinterlong J E. Changes in social participation and volunteer activity among recently widowed older adults[J]. The Gerontologist，2010，50（2）：158-169.

[22] Riessman C K，Quinney L. Narrative in social work：A critical review[J]. Qualitative social work，2005，4（4）：

391-412.

[23] Browne-Yung K，Walker R B，Luszcz M A. An examination of resilience and coping in the oldest old using life narrative method[J]. The Gerontologist，2017，57（2）：282-291.

[24] Phillipson C，Baars J. Social theory and social ageing[M].//Peace J B，Dittmann-Kohli F. Ageing in Society：European perspectives on Gerontology. London：SAGE Publications Ltd，2007：68-84.

[25] Dale B，Söderhamn U，Söderhamn O. Life situation and identity among single older home-living people：A phenomenological–hermeneutic study[J]. International Journal of Qualitative Studies on Health and Well-being，2012，7（1）：18456.

[26] Mansvelt J，Breheny M，Stephens C. Pursuing security：economic resources and the ontological security of older New Zealanders[J]. Ageing & Society，2014，34（10）：1666-1687.

[27] 李春雨，梁万年. 社区卫生服务的连续性照顾[J]. 中华全科医师杂志，2003，（5）：40-41.

[28] 王倩. 延续性护理研究进展[J]. 齐鲁护理杂志，2016，22（1）：56-58.

[29] Shortell S M，Rundall T G，Hsu J. Improving patient care by linking evidence-based medicine and evidence-based management[J]. Jama，2007，298（6）：673-676.

[30] 董玉静，尚少梅，么莉，等. 国外延续性护理模式研究进展[J]. 中国护理管理，2012，12（9）：20-23.

[31] 孙芬，刘彤碧. 老年慢性病患者延续性护理中建立家庭中心护理模式的效果研究[J]. 当代护士（中旬刊），2017，（2）：117-118.

[32] Huynh P T，Pincus H A，Kietzman K G. Coming full circle：Planning for future pathways of transitions of care for older adults[J]. Annual Review of Gerontology and Geriatrics，2011，31（1）：231-254.

[33] 王少玲，黄金月. 延续护理实践的现状与发展趋势[J]. 中国护理管理，2017，17（4）：433-438.

[34] Saultz J W. Textbook of Family Medicine：Defining and Examining the Discipline[M]. McGraw-Hill，2000.

[35] Curtis P，Rogers J. Continuity of care in a family practice residency program[J]. J Fam Pract，1979，8（5）：975-980.

[36] Shortell S M. Continuity of medical care：conceptualization and measurement[J]. Medical Care，1976，14（5）：377-391.

[37] 叶婷，孙学勤，李伯阳，等. 我国城市社区提供连续性卫生服务的困境与对策[J]. 中国全科医学，2011，14（10）：1070-1072.

[38] 刘滨，张亮. 我国基本医疗连续性服务现状及影响因素分析[J]. 中国卫生经济，2008（11）：12-15.

[39] 聂梦溪，李伯阳，张亮. 我国城市社区纵向连续性卫生服务中存在的问题及对策[J]. 医学与社会，2013，26（3）：30-33.

[40] 黄伟，张亮. 农村三级卫生服务网络中预防保健功能激活策略分析[J]. 医学与社会，2008，（7）：29-30.

[41] 徐青，刘滨，徐翔，等. 建立健全农村卫生服务网络的政府责任体系重构[J]. 医学与社会，2008，（6）：19-21.

[42] 叶婷，孙学勤，张翔等. 农村三级卫生服务网的服务连续性探讨[J]. 中华医院管理杂志，2011，27（3）：184-187.

[43] 杨功焕. 健康模式转变与中国慢性病控制策略[J]. 中国慢性病预防与控制，2001，（4）：145-148.

[44] 马敬东. 我国西部农村贫困家庭健康风险描述与特征研究[Z]. 2009：25，55-57.

[45] Mur-Veeman I，van Raak A，Paulus A. Comparing integrated care policy in Europe：does policy matter?[J]. Health Policy，2007，85（2）：172-183.

[46] McNeil B J. Hidden barriers to improvement in the quality of care[J]. New England Journal of Medicine，2001，345（22）：1612-1620.

[47] 丁书琴，林崇健，刘秋生，等. 关于完善双向转诊问题的探讨[J]. 中国医院管理，2007，（12）：31-32.

[48] Mantyselka P，Halonen P，Vehvilainen A，et al. Access to and continuity of primary medical care of different providers as perceived by the Finnish population[J]. Scandinavian Journal of Primary Health Care，2007，25（1）：

27-32.

[49]　冯毅, 张瑾. 我国城市社区卫生服务双向转诊研究综述[J]. 卫生经济研究, 2006,（11）: 44-45.

[50]　魏来. 连续—碎片—整合——我国农村三级医疗卫生网络服务提供模式的历史演变及启示[J]. 中国卫生政策研究, 2014, 7（12）: 24-30.

[51]　郝模. 医药卫生改革相关政策问题研究[M]. 北京: 科学出版社, 2009.

[52]　叶婷. 农村三级医疗服务网络中的纵向医疗服务链现状及发展对策研究[D]. 武汉: 华中科技大学, 2013.

[53]　Cheng S H, Hou Y F, Chen C C. Does continuity of care matter in a health care system that lacks referral arrangements[J]. Health Policy and Planning, 2011, 26（2）: 157-162.

[54]　Starfield B H, Simborg D W, Horn S D, et al. Continuity and coordination in primary care: their achievement and utility[J]. Medical Care, 1976, 14（7）: 625-636.

[55]　Boon H, Verhoef M, O'Hara D, et al. From parallel practice to integrative health care: A conceptual framework[J]. BMC Health Services Research, 2004, 4（1）: 15.

[56]　王倩云, 鱼敏, 梁君蓉. 国外双向转诊制度对我军基层卫生服务工作的启示[J]. 解放军医院管理杂志, 2007,（1）: 20-21.

[57]　张治国, 刘滨, 张亮. 双向转诊在卫生服务质量改进中的实施措施与效果——以卫 VIII/卫 VIII 支持性项目地区为例[J]. 医学与社会, 2007,（12）: 25-26.

[58]　刘梅, 陈金华, 彭晓明. 社区卫生服务实施双向转诊存在的问题及对策[J]. 中国卫生事业管理, 2004,（4）: 226-247.

[59]　于贞杰, 孟庆跃, 涂诗意. 农村基层卫生机构公共卫生功能实施状况分析[J]. 中国初级卫生保健, 2009, 23（4）: 1-3.

[60]　于贞杰, 于倩倩, 汤敏, 等. 完善社区卫生服务公共卫生功能的策略分析[J]. 卫生软科学, 2009, 23（3）: 288-290.

[61]　Schaller P, Gaspoz J M. Continuity, coordination and integration of care: from theory to practice[J]. Revue Medicale Suisse, 2008, 4（172）: 2034, 2036-2039.

[62]　LOM. To Err Is Human: Building a Safer Health System[M]. Washington D. C.: National Academy Press, 2000: 25-37.

[63]　方鹏骞, 徐琼花. 我国乡镇卫生院公共卫生管理功能定位思考[J]. 中国卫生事业管理, 2007,（6）: 420-421.

[64]　马玉琴, 张莺莺, 卢杨, 等. 农村医疗卫生服务系统系统动力学模型干预研究[J]. 中国农村卫生事业管理, 2007,（8）: 569-571.

[65]　张莺莺, 马玉琴, 卢杨, 等. 农村医疗卫生服务系统模型仿真研究[J]. 中国农村卫生事业管理, 2007,（8）: 563-566.

[66]　雷波, 荣立军, 廖钢, 等. IDEF_0 方法及其在复杂系统分析设计中的运用[J]. 计算机应用研究, 1999,（4）: 26-28.

[67]　尚文利, 王成恩, 张士杰, 等. 基于 IDEF 与 UML 的系统建模方法[J]. 计算机集成制造系统-CIMS, 2004,（3）: 252-258, 275.

第三章　社会互动理论的发展与实践

社会发展越来越形成网状机构，互动成为社会网络连接的必要条件。当前，农村卫生服务网络断裂的重要原因便在于三级卫生服务网络间的互动不足。因此，本章介绍关于社会互动的经典理论和观点，为解决卫生服务网络的互动缺失问题提供理论基础。

第一节　社会互动概述

社会互动是研究社会学的基本分析单位之一，是微观社会学的主要课题。它是个体层次和社会结构层次及文化层次的中介，是由个体走向群体甚至更大社会组织制度的转折点。

一、互动的概念

互动是指两个及以上个体或群体，为了达到某一目的而进行的语言、行为、资源等的交换。《社会学词典》将互动称为相互作用，被解释为人与人之间的交互作用或行为的相互影响，是由一个人引起另一个人的行为或改变其价值的任何过程；《中国大百科全书·社会学》中将互动视为由自我、人际及社会互动三个部分组成的过程，其实质为主客体间的往返活动与沟通；《心理学大辞典》中认为互动是相互作用，社会成员间通过交往而导致彼此在行为上促进或退缩的社会心理现象；《教育大辞典》将其视为人与人间或人与群体间发生的交互动作或反应过程，亦包含个人与自己的互动过程。

不同的专家、学者，从各自的研究领域和角度，给出的定义也不同。汤悦和丁中流将互动视为人与人间的相互影响，两者互为主体。互动的实施过程需要语言或非语言作为中介媒体，通过信息、情感、态度的互动达到两主体间的交流与沟通。狭义的互动是指人与人在一定社会背景下发生的不同形式、不同性质和不同程度的相互作用及影响。它可指人与人之间交互影响的方式和过程，也可指在一定情景中人们通过信息行为交换所导致的各自心理和行为上的改变，表现为互动主体、情景、过程、结果等要素的动、静态相结合的系统[1]。罗刚教授认为，互动是在一定的场域中，人与信息资源、环境三者间的相互作用、相互影响，主体与客体间的相互作用过程[2]。

例如，医患之间也是一种互动的关系，是一种明确的由两个或两个以上的人为了患者的健康而建立起来的对应关系。患病过程不仅是躯体上疾病状态的感受，也是一种社会角色的扮演。人们在医疗互动中表现为求医、施医和遵医行为，患者不能自己解决病痛，他们必须与医务人员合作，共同就疾病的预防与治疗进行互动沟通，从而将医患双方带入社会角色、社会态度和社会行动的情景框架内。医患互动主要包括三方面：心理互动、行为互动、语言互动。医患互动包含两个步骤：一是医患双方社会角色的扮演，二是医患双方信息产生与传递的过程[3]。医患互动包括三种类型：技术型、相互参与型及冲突型。技术型是指医患互动是一种专业互动，以诊治疾病、恢复健康为目的而展开；相互参与型是指医患双方都有比较高的积极性，双方关系融洽，但对医患双方素质的相近性、知识的互补性、个性的相融性要求比较高；冲突型主要体现在医患双方心理情绪与认知两方面[4]。

从"过程"与"结构"的角度来划分互动方式，是互动论者取得的主要成果，也是他们研究的主要目标。他们力图从日常司空见惯的交往活动中，找出规律性的东西，建立并完善一种互动理论。

早期的互动论者，着眼于互动是一个过程。在他们看来，"社会互动"和"社会过程"是一个意思。美国芝加哥学派的 R.E.帕克和 E.W.伯吉斯主张把"互动过程"分为 4 个阶段：竞争、冲突、顺应、同化。它们也适用于不同文化之间的互动。两种文化体系之间交流、冲突、认同和融合的过程，与上述互动过程是基本吻合的。帕克的"互动过程"论，带有明显的社会达尔文主义的色彩，它基本属于西方社会学早期的理论。虽然在帕克之后，还出现过许多类似的更详细更烦琐的互动方式的分类标准，但意义和影响甚微。

现代西方社会学的互动理论，正在从过程理论向结构理论转化。帕克和克鲁默是这一转化的倡导者。"过程理论"强调的是"自我"，是"主客互动"，而"结构理论"强调的则是"角色"，是"角色互动"。"角色互动"，就是由复杂的社会地位所决定的角色之间和角色之内的互动。原来心理学意义上的"理解"概念，已被社会学意义上的"期望"概念所代替。角色关系所带来的互动，是一种更固定化、更社会化的互动。主体的地位在这种互动过程中受到了更多、更大的限制，从而有可能导致丧失主体性的"过分社会化"现象的出现。以角色互动为中心的结构性互动研究，主要是在人际关系，特别是在非正式群体或小群体的研究中，取得了一些引人注目的进展。

二、社会互动的内涵

（一）社会互动的概念

群体活动和社会过程是以互为条件和结果的社会行动为基础的，当相关双方采取社会行动时就形成了社会互动。社会互动也称社会相互作用或社会交往，它是个体对他人采取社会行动和对方做出反应性社会行动的过程——即我们不断地意识到我们的行动对别人的效果，反过来，别人的期望影响着我们自己的大多数行为。它是发生于个体之间、群体之间、个体与群体之间的相互的社会行动的过程。社会互动是动物存在的重要方式。任何个体间的互动都是有意义的。互动可以发生在同物种之间，也可以发生在不同物种之间，如小孩子和家犬之间的互动，按常理不同物种之间的互动不属于社会互动，但是这种互动对社会交往也是有益的，因而也算作社会互动。

简而言之，社会互动是指社会上个人与个人、个人与群体、群体与群体之间通过信息传播而发生的相互依赖性的社会交往活动。主要是人的心理交互和行为交往的过程，互动是一种最基本、最普遍的日常生活现象。

（二）社会互动的内涵解读

（1）社会互动必须发生在两个或两个以上个体之间。

（2）个体之间、群体之间只有发生了相互依赖性的行为时才存在互动，并不是任何两个个体的接近都能形成社会互动。

（3）社会互动以信息传播为基础。

（4）社会互动总是在特定的情境下进行的。同一行为在不同的时间、不同的场合具有不同的意义。

（5）社会互动可以是面对面的，也可以在非面对面的场合下发生。

（6）社会互动还会对互动双方及他们之间的关系产生一定的影响，并有可能对社会环境形成一定的作用。

（7）个体间的互动往往遵循一定的行为模式，具有一定的互动结构。

因此，构成社会互动一般要具备以下三个因素：①必须要有两个或两个以上的互动主体；②互动主体之间必须发生某种形式的接触；③参与互动的各方有意识地考虑到行动"符号"所代表的"意义"。

（三）社会互动的类型

（1）两个体互动、三个体互动与多个体互动：齐美尔深入分析过个体数对互动形式的影响，即根据参与互动个体数为标准进行划分。

两个体互动：两个体参与互动，每一方仅需要面对一方，比较容易充分考虑对方具体的需要、愿望和个体特点，有着其他形式下不可能达到的亲密感情和独特性，产生排他的特征。此外，也可能使两个体之间的冲突更加强烈。

三个体互动：三个体参与互动，每一方都需要考虑两个体的个性特征，如果其中两个体冲突，第三者可能选择成为：①中间者，从局外、公平客观地调解；②仲裁者，经双方认可，公平解决争端；③渔利者，以支持一方为由提出利益要求；④分裂者、征服者，助长双方矛盾以得利。

多个体互动：多个体参与互动，会组成社会网络。其中，大型群体会形成超越个体的结构；在正式组织中，分工、组织较规范，对个体进行制约。

（2）个体间互动和群体间互动：根据互动主体的类型划分。

个体间互动：作为行动者的个体之间有意识、有目的的相互作用的过程。互动发生在具体的个体间，是直接的、面对面的；互动双方都明白各自的角色、目的和手段；双方都感到交往的结果；个体感情发挥较大作用。

群体间互动：群体与群体之间的相互作用过程。这种互动虽然也是由群体实现，但是个体作为群体代表出现，行为方式比较正式。

（3）熟悉情境、社交情境和工作情境互动：根据互动社会交往的情境划分。

工作情境：双方有特定目标，明确分工，有一点行为限制，较少感情交流。例如，交易、谈判、会议、上课等。

社交环境：为互动而互动，并无其他目的。一些没实际意义的话题，轻松展示自己的个性，产生愉悦，有一些感情投入，起到重要的沟通了解的作用，促进关系发展。例如，宴会、舞会、郊游等。

熟悉情境：与熟人之间的日常交往。没特定目的，行为较随便，按社会习俗行事即可。例如，家庭、亲戚、邻居、下班后同事等。

以上划分不绝对，有较大的主观能动性和灵活性，情境和行为方式也可以由互动者协商决定。例如，"休闲星期五"（casual Friday）时可以着便装上班；谷歌的工作环境以支持大家的思维为主，制约为辅。而我国特有的饭桌文化也随着时代的进步不断更新，更加提倡自我（亲友）的道德约束，加强法律制约，这是社会文明与进步的需要，是中国人社会互动方式变革的一个方向。

（4）情感性互动、工具性互动、混合性互动：根据互动中的个体间关系及其性质划分。

情感关系：家庭、亲密朋友等初级群体，满足个体关爱、温情、安全感、归属感等情感需要。遵循各尽所能、各取所需的规则，当个体有需要时，其他人会尽力补足。

工具关系：为达成某种目的与他人交往时发生的关系，这种关系是达成目的的工具，不预想有长期交往和情感关系。遵循公平法则，如买卖双方的等价交换。

混合性关系：介于前两者之间，个体与亲戚、一般朋友、邻居、同学、同事、同乡等的关系，有情感和工具的成分。遵循人情法则，交情的深浅和面子的大小对互动的方式和结果有重要的影响。

关系可以转化，中国人常说人情和面子，有时为达目的，有人常想把工具关系变成混合性关系，在人情的压力之下，使对方不得不给个面子。

（5）交换、合作、竞争、冲突、强制和顺从与顺应：根据社会互动主体间的利益、权力关系及其性质。

交换：个体或群体旨在获得报酬或回报而发生的社会互动行为，交换遵循互惠原则，有助于通过创造持续的相互间的义务来维持交换的平等。

合作：是指个体或群体为了满足共同利益或达到共同目标而一起行动，这些利益或目标单靠一方是难以实现的，甚至是不可能的。广义上说，社会生活的很多方面都必须建立在合作的基础之上，没有合作就没有群体或社会可言。成功的合作应具备以下特征：①目标一致，追求自身利益的个体、竞争对手，甚至处于对抗关系的个体之间有时也可以合作；②对如何达成目标有基本共识，若志趣相近、能为对方着想、能站在对方的角度看问题，更有助于顺利合作；③行为配合；④讲信用。

个性特征和个体间技能也会影响团队合作。学会合作已经成为21世纪对人才的一种基本要求。合作可以是：①自发合作和互相援助，直接产生于某种情境下的实际需要和可能；②传统合作，逐步稳定被制度化了的习惯；③现代社会更多依赖指导合作，在第三方，即雇主或专业人士的指导下协调合作；④也可以是契约合作，即正式同意以某种方式进行合作，并对彼此职责进行清楚的界定。

竞争：是一种合作性的冲突，它受一些"规则"约束，达到目标比打败对手更重要，互不相识的竞争者也可以竞争，竞争规则防止竞争的间接反对关系演变为冲突的直接反对关系。竞争在西方社会中尤为普遍，它就是美国式个体资本主义制度的核心内容。

传统观念中，合作与竞争是一对反义词，在现代社会，出现了整合合作竞争的新商业战略，有可能实现双赢。这种理念可以广泛应用，促进社会的良性运行。

冲突：是合作的对立面，指的是针对有价值的物品或价值观的斗争；这里，冲突与竞争的区别是：①为了达到预期目标，在冲突中打败对手被认为是重要的；②冲突双方有直接的、公开的、面对面的接触，是直接的反对关系；③冲突双方目标既有相同性又有不同性，如双方都要争政权，要建立的新体制却可以不同；④冲突在形式上比竞争要激烈得多，往往突破规章、规则甚至法律的限制。齐美尔划分的冲突类型有：①群体间的战争；②群体内的冲突；③打官司；④理念之间的对立，这往往是最残忍和最具破坏性的。其他划分类型有：①个体或群体间；②经济/政治/思想/文化/宗教/种族/民族/阶级冲突；③诉讼/辩论/口角/决斗/械斗/战争等。但冲突也可以有正面效果，它可以成为一种促进双方内部紧密团结的力量；也可以强迫双方直面问题，加深了解；还可以导致必要的社会变迁。尽管社会能在某种程度上成功地消除冲突，但一个没有冲突的社会将是毫无生机、沉闷乏味的社会。

强制：是指某个体或群体将其意志强加给别人的一种倾向。双方力量的不平衡，尽管它最终依赖于使用物质力量，如暴力或体罚的威胁（武器、军队、法庭、监狱）和精神力量（处分、批判、社会压力）的压力，但是它通常所采取的是一些更为微妙的制约手段，如爱国主义、爱情、信仰或恐惧等。尽管强制像冲突一样，也被看作一种负面的互动形式，但强制也具有正面的社会功能。

顺从与顺应：是与强制相反的互动形式，但意义上还是有区别，不像强制中一方被迫按照另一方的要求行事，在顺从中，一方自愿或主动调整自己的行为。顺应比顺从的范围更广，除顺从外，它还指双方或各方都调整自己的行为，以实现相互适应。顺应的种类包括和解（友好）、妥协（暂时平息）、容忍（克制）。大多数成员对于群体的要求是顺从的，没有顺从，任何群体、社会都将无法运行。

（四）互动的维度

（1）向度：情感是亲疏爱憎，地位是尊卑平等，利益是一致还是冲突。

（2）深度：互动，相互依赖的程度。利益关联、情感投入、延续时间、规范复杂之深浅，是深度互动还是表层互动。

（3）广度：范围领域大小。专业领域内往往互动比较单一，而如朋友、家庭成员之间的互动大都是全面的互动。

（4）频度：次数多寡。频度影响个体间关系的深浅好坏。

第二节　符号互动论

符号互动论是一种反实证的社会学理论，它的理论框架对整个西方社会学思想界具有较强影响，它力图从个体微观出发探寻出一种诠释社会问题、沟通社会微观与宏观的新的研究视角。要探析这一理论的局限，尝试对其进行完善，有必要弄清楚符号互动论的思想渊源、研究现状、应用价值等，真正做到对理论本身进行深入研究。

一、符号互动论的起源与发展

（一）符号互动论产生的社会背景

随着人类社会的不断发展，群体活动和行为成为人类生活中越来越重要的存在形式，任何社会中的人都不能脱离群体而独立存在。在一个群体中，每个成员为了生存和发展需要，总在共同目标下进行着个体之间的协调，这就使得交往和沟通成为人们日常生活中普遍存在的一种行为方式，越来越为人们所重视和研究。信息和意义是人们在进行交往互动中传递的内容，而符号这一人类文明的结晶恰好成为双向互动中信息与意义的有效承载物。一个观念或一项信息不能像有形物品一样，简单地由发送者传达给接受者，而是要经由符号对信息的储存、传递、翻译才能实现互动双方的沟通理解。在互动过程中，互动双方传递的都只是一些符号。这些符号不仅指语言符号，还包括表情、身体动作、图像等。口头的、面对面的互动交往是人类个体之间传递信息的最初形式，也是应用最为广泛的形式，语言符号是这种形式的重要沟通媒介。然而，人类的交往互动并非仅仅局限于此，随着生产方式的不断进步，电报、电话、电视机等书面、音频、视频的互动方式渐渐融入人们的日常生活中，给人们提供了更多的互动选择方式。

伴随着经济生活的不断变化、日常生活的多样变迁，人们认识自我、他人、社会的模式也在相应地改变。人们越来越体会到符号在社会生活各个环节中的重要作用，并试图从符号出发认识理解人类的种种社会行为，包括对自我的认识。符号互动的重要性是在经济的发展、文化的交融渗透中凸显出来的，反之，它也推动了经济和文化向前迈进。符号互动论就是在这样一种社会背景中应运而生，并得到关注和发展的。

（二）符号互动论的发展历程

符号互动论的思想渊源可追溯到 18 世纪苏格兰道德哲学家们的意识流之中，亚当·斯密、大卫·休谟等为代表人物。作为符号互动萌芽意念，他们提出：若欲建立人类的科学，则必须重视人类相互联系的基本事实，并应把注意力集中于人际间的沟通、同情、模仿及风俗上。他们主张研究现实生活，主张考察日常生活经验，并从中归纳出理论。他们认为只有通过经验才能找到有用的知识[5]。

亚当·斯密还在较早的思想萌芽中阐述了符号互动对于人们相互联系的影响，并指出，将一个人带到社会中，他立即便有了一面他所渴望得到的镜子，这面镜子就在与他一起生活的人的表情与行为之中。这是唯一一面我们可以在某种程度上从别人眼中看到的镜子。通过它可以检查我们的行为举止是否得体[6]。通观符号互动论的发展过程可以看到，符号互动论的产生受两个领域学者研究的直接影响：一是美国的实用主义哲学，二是美国芝加哥学派的思想。美国实用主义哲学家的理论观点是符号互动论产生的历史背景，引发了部分西方学者对社会微观结构研究的关注，促使对人际互动过程的研究达到高潮；美国芝加哥学派思想对于符号互动论的贡献则是对该理论的推出。

（三）符号互动论的研究现状

在当代符号互动论的过渡发展阶段，美国早期学者詹姆斯（Willam James）、杜威（John Dewey）、库利（Charles Horton Cooley）、托马斯（Willam Isaac Thomas）等对该理论的诞生起到了重要奠基作用，他们的思想精华汇聚到乔治·米德（George Herbert Mead）手里，结出了社会学的丰硕成果。在这些学者中，詹姆斯对自我的"主体我"与"客体我"的区分、库利的"镜中我"、托马斯的"情景定义"及杜威的实用主义理论，对这一理论的创建影响都较大[7]。

乔治·米德被誉为符号互动论的"鼻祖"，其思想潜存于当代几乎所有符号互动论之中，可以说，乔治·米德是对符号互动论影响最大的社会学家。虽然符号互动论的部分观点在库利、托马斯、乔治·米德的著述中已经被提及，但在当时并不具有较强的学术影响力，甚至连理论名称都没有确立。符号互动论的真正确立和发展是在第二次世界大战后，其学术流派的代表人物布鲁默（Herbert Blamer）、欧文·戈夫曼（Erving Goffman）、勒默特（Edwin Lemert）、贝克尔（Howard S. Becker）等的思想为符号互动论注入了宝贵且新鲜的养分，使之成为能与实证主义相抗衡的重要的社会学派别。布鲁默旗帜鲜明地将米德的研究传统称为"符号互动论"，它不仅标志着符号互动论对结构功能论的对抗，而且也影响和规划着符号互动论在未来的发展走向。布鲁默在1962年发表了"作为符号互动的社会"一文，全面探讨了社会中的符号互动现象。他还通过研究说明了符号互动论与被他称为"传统的"社会学或功能主义理论的主要区别，认为社会组织的活动与变迁是人们活动的产物，每个人的行为都受行动者自己的控制，个人为自己设计对象、赋予其意义并做出决定。

　　布鲁默是符号互动论的集大成者，他将符号互动论发展成为比较全面的理论体系，并竭力主张从经验和被研究者的立场上来了解社会现象。欧文·戈夫曼是继布鲁默后，符号互动论的又一重要到代表人物，他的研究兴趣集中在社会互动的研究上。他专门研究了人们在日常生活中面对面的互动、互动时的角色扮演、互动中隐含的意义等问题。他的研究涉及人际互动中的许多细节，如问候、寒暄、致贺、道歉等，这与传统社会学著作的主题有很大区别。这既形成了戈夫曼理论的特点，也标志着符号互动论已经走上了对社会上更为微观的具体细节进行研究的道路[7]。戈夫曼的研究是以"主体我"、"客体我"和"镜中我"等符号互动论的思想为理论前提的，戏剧表演是其理论思想得以更好发挥的重要媒介。

　　勒默特、贝克尔是标签理论的重要代表人物。标签理论也称标志理论或标定理论，是从符号互动论角度探讨社会问题与越轨行为的·种理论。早在库利和米德的著作中就已显现出标签理论的基本倾向，但真正使其成为一种比较完整和极具影响力的理论的却是勒默特和贝克尔等。另外，凯·埃里克森也在其著作中阐发了标签理论，并应用这一理论论述了越轨行为。标签理论认为，可以利用贴标签的办法来解决社会问题和越轨行为，但只有将某种社会状况与行为贴上了"正当的"、"正常的"和"符合规范"的标签，才会自动消除它们的对立性。

　　符号互动论发展至今，可称得上是一种相对细致的社会学理论，它强调人类运用符号的能力及发展思维、确定意义和自我反省的能力，并以此作为深入探讨人类社会活动的有效手段。社会心理学家乔姆·曼尼斯和伯纳德·麦尔兹于1978年对现代符号互动论的7个侧面做了总结性的描述，概括了符号互动论的研究成果，同时也体现了符号互动论之前半个多世纪以来的研究现状及学术意义：第一，符号互动论的中心观点是，人类特有的互动是传媒符号及各种内涵的载体，刺激的意义来自他人的互动，而并非刺激本身所固有；第二，人类具有与他们结交的特殊行为能力，并由此产生各种人际关系；第三，人类社会是由互动组成的，社会的各种特性是由个体行为维持和改变的，符号互动论学者承认任何社会组织都是社会行为范围内的一个框架，社会角色与社会阶级的设置是由于存在人类行为与互动，但并非完全取决于二者；第四，人类在确定个人行为上具有能动性，此观点与行为学家和符号互动学家相信人们有能力选择、诠释刺激，并能够构建新的内涵一样，这与行为路径的观点不谋而合，人们不能超越所有相关影响，但可通过变更此类影响而创建并改变其个体行为方式；第五，意识、理念与自我互动，即当一个人思考时，允许其在时间、地点上标明目标与事件，去想象性地创造现象与其他抽象内涵；第六，符号论学者相信个体的过去事件与经验并不总是必要的，尽管他或她的确受其影响，尤其是个体生命早期的社会化经历；第七，若欲理解、认知人类的各种举动，则需探析个体隐含及外显的行为。另外，明确其行为意义也是非常必要的[8]。

二、符号互动论的应用价值

符号互动论是一种主观色彩浓郁的微观理论，它对于解释符号在人类社会活动中的作用具有突出价值，对个人社会化、人际关系、越轨行为等微观社会过程研究也提出了独到的见解。符号互动论曾一度发展成为美国社会学界具有强大声势的理论流派，这与它独特的理论和实践意义是不可分割的。首先，它重视人的主观因素，强调人与动物不同，人具有主观能动性而不是简单的被动体，这是理解人类社会时不可忽视的重要方面；其次，它注重微观的研究，重视人际互动的过程，强调每个个人区别于他人的特殊条件，运用这一理论可以寻找产生问题的个人或个别原因，它比结构功能主义对社会的考察更加细致；最后，他重视对社会现实生活的考察，主张从生活经验中得出理论，这有助于人们研究现实的、实际的问题[7]。

符号互动论十分重视从日常生活角度观察和研究社会现象，强调个体感觉和直觉的重要性，以此弥补了以往宏观研究和结构功能分析的不足和缺失。正所谓"感性无理性则空，理性无感性则盲"，符号互动论的研究过于微观，虽承认感性认识的真实性，突出个体的主观能动性，但却在理论中忽视了理性认识的重要指导作用，致使符号互动论在分析解决实际社会问题时欠缺普遍性，只能研究个人或小群体，无法研究大规模的、总体的社会现象。

符号互动论可谓是美国的本土理论，在美国社会学界的地位很高，它通过阐释自我的解释域、符号的自然属性及人类沟通的重要性，被广泛应用于理解认知社会越轨、两性命名符号、校园互动及家庭人际互动等社会问题，在研究分析中适得其所，成效显著。以符号互动论为研究指导的社会学分析范例有很多，如对暴力问题的分析研究是符号互动论应用于社会越轨研究的重要层面，卡耐基·布罗姆就从符号互动角度研究了越轨行为中性越轨这一细化的现象，并得出了相关结论；美国文化人类学者大卫·萨姆也在文化互动层面上，探析了美国移民家庭中青少年子女的社会适应性问题；还有美国社会学家海迪·凯勒，从发展的视角探讨了父母与子女间的互动方式[5]。

通过这些具体的研究实例，我们可以深刻地感受到符号互动论鲜明的感性认知特点，它也以此渐进地走入人类日常生活中，成为人们考察生动的社会现象的有效认知途径。此外，这一理论还有助于对社会真实本质的认知与描述，可用来诠释习得的控制符号、理念及确定性的相关能力。正如杰瑞·卡隆所言："符号互动论能被应用于理解其他社会学理论，如'集合意识'，存在于埃米尔·迪尔凯姆的著作中；'阶级意识'与'错误意识'，分别存在于马克思、韦伯的相关著作中；符号互动论有助于拟剧法与人类学的发展。"

三、符号互动方式的演变

通过对以往社会学者研究符号互动论立场及视角的考察分析，为在更新的符号互动背景下实现对符号互动论完善的研究目标，有必要在揭示符号互动论局限性之前确立研究符号互动论的立场及视角，以便在明确的问题域中，向最终的研究目标趋进。

（一）符号互动域的扩大

任何理论都是在一定的社会背景和理论背景下产生的，诞生于 20 世纪 30 年代的符号互动论也是如此。在当时背景下诞生的符号互动论较之今天显得有些简单，这是由那个时代的经济、技术、文化状况所决定的。符号互动论对互动的分析涉及人与人、人与物两个方面，但主要还是集中在人与人面对面的符号互动中。虽然符号在符号互动论的定义中是比较宽泛的，它既包括我们通常所说的语言，也包括声音和身体的姿态，但符号互动论当时对符号的理解，并不能涵盖今天我们日常生活中利用符号进行互动的所有符号中介。

在现代社会里，随着科学技术的飞速发展，人类通信方式、传播手段的进步是过去所不能设想的。通过高速的大容量信息传播，空间上的距离消失了，偌大的地球变成了一个地球村，不同区域之间可以彼此了解，尤其是大众文化的广泛传播培育了共同的社会语境。例如，美国的"9·11"事件、巴以冲突、恐怖事件等都可能成为日常交流，以及网络互动的共同社会语境。符号互动在最广大的活动域内组织着人们的生活，承载着先进的文化，沟通着人们的交流。在这样一种时空背景中，人们在进行行为选择时，所要考虑的情境因素要比以往符号互动行为更为复杂、更为繁多。人们交往的背景不再仅仅是实在的物的世界、人的世界，生活中还广泛地存在着虚拟空间的沟通和交流。不知不觉中，网络成为人们经济行为的新媒介，也成为人们交流情感、休闲娱乐的日常方式。人们利用原有符号沟通，同时也为了适应新的互动创造着新的符号。网络中的数字语言及符号图形都是这一新型互动的产物，符号互动域的拓展为人们创造符号提供了可能的空间。

符号互动行为所嵌入的大背景是符号研究的首要出发点，人们运用一系列有效的符号将整个世界串联在一起，大大扩展了传统的符号互动域，从而也必将引领符号互动研究在更大的互动场景中进行观察、分析和解释互动，并得出结论。

（二）符号互动方式的转变

20世纪后半叶，对人类的生存环境和生存状态影响最大的就是计算机的发明和广泛使用。计算机与人类以往发明的工具有根本性的不同，人类以往发明的工具或是进行物质加工的工具，或是进行能量转换的工具，而计算机却是进行符号加工与处理的工具，是历史上继文字发明和印刷术发明之后的第三种强有力的进行符号创造和符号传播的工具[9]。

互联网使计算机进一步成为人类强大、有效、便捷的符号互动工具，它将时间与空间进行了压缩，使人们可在瞬时知晓全球各地的动态。新技术的出现和不断进步改变了人类的生活方式，同时也改变着人类原有的符号互动形式。在以往社会中，个人与个人之间的互动大多情况下都是面对面的直接交往，相互间对对方的社会地位、社会角色、人格品性等都获得了某种程度的了解。在电脑网络的支撑下，互动中双方都具有匿名性，互动的双方都不知道对方实际的社会特征，所以互动不会受现实行为规范的影响。例如，李河在《得乐园，失乐园——网络与文明的传说》中所述，"许多人问我初次上网的感觉，我说，很有意思，有点像做地下工作似的，也有点像与一帮蒙面人交谈。我的回答得到了很多人的附和，他们说他们也有大致一样的感觉。"这种发生在虚拟空间中的间接而又模糊的符号互动给很多想从真实世界中逃脱出来的人一种满足感，互联网的崛起使人类获得了新的社会经验，为人们提供了一种全新的开放式交往与活动的平台，人们通过这种方式隐蔽起来，甚至还尝试做自己的相反面。这种虚拟、模糊、不确定的符号互动形式给人们的日常审视、判断带来很多不确定性，真假易位或虚实混淆的情况已不足为奇。同时，虽然网络语言的创新是为了网络交流的便捷和简单化，但却也给真实生活中的人的交流沟通带来了许多改变，总是存在这样的状况——不是所有的人都能详细掌握和深入理解网络上的许多创新语言，这也就给日常的沟通带来障碍，影响了人们之间的有效沟通。如网络语言中"顶"表示"支持"，"恐龙"被用来指不漂亮的女性，"青蛙"被用来指不英俊的男性等，这些在网络中流行的话语，在日常生活中运用时，反而将符号沟通的形式复杂化了，让一部分人莫名其妙。

（三）符号互动论研究的方法论选择

符号互动论是社会微观层面的理论。与其他社会学理论如功能论、冲突论、交换论等相比，它重视的不是理论的宏大叙事与抽象概括，而是人类社会生活本身和社会成员日常活动。也正因如此，当试图从新的时代角度对符号互动论进行总结和挖掘时，应首先根据符号互动论的微观研究特点，确定灵活、生动、多维的研究方法，以利于对符号互动论的深入研究，从不同侧面对符号互动论进行深入的观察和总结。

1. 加芬克尔（Harold Garfinkel）的本土方法论

以加芬克尔为代表的本土方法论的提出代表着社会学思维方式的一次革命，它不仅坚定地把社会学的立足点移到日常生活之中，而且明确主张要用常人或普通人处理日常生活的方法、人与人交往互动的方法来研究社会现象，不仅社会学最基本的研究对象是日常生活，而且社会学本身也是一种日常活动，社会学同日常生活的关系也是一种日常关系，也应当用日常人的眼光和方法去理解[10]。

本土方法论以平常人的心态去面对日常生活、观察日常生活，最终实现了社会学由观念论到生活论的转向。在研究符号互动论局限性时，确定以本土方法论的角度透视日益丰富的符号互动，不但能准确、平实地再现符号互动行为，使符号互动按其本身的方式显现出来，对人类的交流沟通经验事实进行研究，而且还可以使研究结论具有扎实的生活经验基础，推进人们对这一问题由感性认识向理性认识的升华。符号互动是发生在人们日常生活中的最为普遍、真实的人的社会行为，它是人类社会交织成网的一个个纽结，我们只有真实、准确地把握了这些关节点，才能够明确主体是如何通过这个点传输信息，估算出这些关节点所连成的网的大小及网内与网外的分界。符号互动论是微观层面带有浓郁的主观色彩的分析理论，采用本土方法论可以将符号互动论置于现代日常交往互动中，不断在人们生活的实际经验中发现其理论的不足，把握理论的趋向。

2. 解释学方法论

解释学是西方哲学、宗教学、历史学、语言学、心理学、社会学，以及文艺理论中有关意义、理解和解释等问题的哲学体系、方法论或技术性规则的统称。作为一门理论来研究，解释学是由 19 世纪德国哲学家 F.施莱尔马赫（Friedrich Daniel Emst Schleiermacher）和 W.狄尔泰（Wilhelm Dilthey）开创的。狄尔泰以前的解释学研究一般称为古典解释学。现代解释学的开创者是 20 世纪德国哲学家 M.海德格尔（Martin Heidegger），他把传统解释学从方法论和认识论性质的研究转变为本体论性质的研究，从而使解释学由人文科学的方法论转变为一种哲学。到 20 世纪 50 年代末，H.G.加达默尔（Hans-Georg Gadamer）使哲学解释学成为一个专门的学派。60 年代以后，解释学进一步发展，形成了现象解释学和批判解释学等学派。

解释学方法是一种与实证方法、批判方法鼎足而立的社会科学学科研究的重要方法。解释学最初是关于文本理解的理论。狄尔泰将解释学从理解文献扩大到人的精神、历史领域，利科则基于"文本的运作"与人的"行动"的相似性，进一步提出了理解社会行动的观点，认为"行动"也是一种"文本"，故而可以按阅读、理解文本的方式来阅读、理解社会行动。解释学重视人的意义和价值世界，当把人的心理和行为视为"文本"时，意义、价值问题便不可避免地纳入了解释学的研究视野。理解具有历史性，无论是文本还是理解者都内在地置于历史之中，每个理解者的视界都是不一样的，因而对同一文本或社会行动会有不同的解读[11]。

解释学对意义的追求与符号互动论对符号在"刺激-反应"公式中的媒介作用的理解有着某种程度的一致性，因而可以在对符号互动论的研究中借鉴解释学的研究方法，弥补实证主义研究在人的精神生活方面的不足。

3. 结构功能主义方法论

以帕森斯（Talcott Parsons）为代表的结构功能主义方法论认为，行动系统的基本制度化结构是由这一系统必须满足的功能要求决定的，帕森斯提出四个基本范畴来概括这些功能要求，这就是适应（adaptation）、目标获取（goal attainment）、整合（integration）、模式维护（latent pattern maintenance）。这四项要求是任何行动系统都必须满足的。尽管以帕森斯为代表的结构功能主义从某种意义来讲是对资本主义制度及秩序的维护，但这一理论提出的功能体系在结合社会行动的研究中有其理论的合理性，适合于用来分析符号互动。符号互动是以符号为媒介进行的人与人之间的交流沟通，就其存在方式而言，它也同样对应结构功能主义提出的功能体系的四个子系统。互动主体通过读取符号来了解适应环境，选定下一步的行为目标，进而在行动中以制度规范为中心，协调自身与其他主体的关系，最终在表现出本身适当特征的同时维护了整体的社会关系秩序。虽然符号互动在现时代情景的网络互动中表现出与传统互动方式的极大不同，正如本尼迪克特所说，"全球网络化，由计算机支持、由计算机进入、由计算机产生，是多维度的、人造的或'虚拟'的真实。它是真实的，每一台计算机都是一个窗口；它是虚拟的，所看到的或听到的，既不是物质，也不是物质的表现，相反它们都是由纯粹的数据或信息组成的。"网络互动虽然与现实社会中的互动有许多的不同之处，但它也绝不是脱离现实的纯粹的虚在，实际上，它与现实有着许多必然的联系，是现实社会物质文明和精神文明发展的结果。因而，我们完全可以用结构功能主义的功能体系来分析解释包括网络在内的所有符号互动现象，不管虚拟的网络世界有多精彩，网络互动中的主体还是要回归到现实中，网络互动仍是现实生活的一部分[12]。

四、符号互动论的局限性

符号互动论产生于 19 世纪初，是一个时代、一个时期的产物。随着社会的不断向前发展，在人们有了新的社会体验时，经典社会学的理论范式在不同程度上受到了人们的质疑，符号互动论也一样，被新的社会存在所挑战。探析符号互动论的局限性，就是面对经典社会学理论遇到的挑战，尝试在新的现实状况下摆脱符号互动论的被动局面。

（一）符号互动论的理论局限性

经典社会学理论都以建造范畴体系为核心，从而展开理论的宏大叙述。在分析讨论符号互动论局限性时，首先要揭示的也正应该是理论范畴的局限，借以从整体上评价符号互动论。

1. 理论前提中隐含的缺点

米德符号互动论的前提假设及对心智、自我和社会的产生和发展的论述，虽然把心理学研究中的主观性东西转变为客观，而且以此作为客观地、科学地研究内在经验的起点，对主观世界、自我意识、人们的日常生活角色扮演、符号的形成发展、人们行为的主观条件等均进行了深入、细致的探讨，但米德的理论中仍有一些重要的学术问题没有解释清楚或者说存在着缺陷和不足。米德把社会看成是受"概化的他人"支配的有组织的活动，个体在这种活动中调整自己并与他人合作。依赖心智与自我的能力，调整与合作才成为可能。心智与自我是从社会组织的现有模式中产生的，社会的持续与变化反映了心智与自我发展的过程。虽然米德所提出的这些概念涉及了社会与个体的互动关系，心智与自我的概念也揭示出社会与个体相互依赖的关键过程，但这种理论并没有分析社会组织中各种模式的变异，以及个体参与这些模式时所采取的不同方式，而是仅仅指出了社会是一种协调活动，它的持续和发展都是由个体的角色扮演与自我评价过程决定一种具体的研究模式。米德对他人的解释并不十分清楚，米德的理论只是粗略地描绘了社会与个人之间的关系，对于社会组织与心智和自我是怎样相互作用的并没有提及。

社会活动是以符号为中介相互沟通、作用的过程，符号互动论只强调人际间活动的符号形式方面，忽略了符号所标记的客观内容及符号是如何正确反映客观内容的，这就难免给人以一种主观主义或相对主义的倾向性认识。同时，符号互动论的前提性阐述缺乏实证研究，致使符号互动论脱离社会现实生活基础，缺乏操作性。

2. 研究过程对结构分析的忽视

符号互动论是从微观层次出发进行研究的一种社会学理论，符号互动论者意识到以往社会学研究中宏观与微观的二元对立局面，力图从微观出发寻找到沟通二者的有效通道，但这一尝试最终未能找到微观向宏观过渡的纽带，未能解释宏观社会现象的产生、持续和改变，甚至还出现了对自我意识与主观因素的过分强调。符号互动论最终失败之处在于，它忽视了社会结构对人们之间互动过程的影响，忽视了情绪因素甚至潜意识对人们社会生活的影响。布鲁默对符号互动论基本原则的列举也充分证明了这一点。

布鲁默曾列举的符号互动论的基本原则为以下七项。

（1）人类具有思想的能力；

（2）思想的能力是由社会互动所塑造形成的；

（3）在社会互动中，人们习得了意义与象征符号，从而得以运用人类独特的思想能力；

（4）意义与象征符号的运用使人们得以发生人类行动与互动；

（5）在行动和互动中，人们能够以其对情境的诠释为基础来修改或改变意义与象征符号；

（6）人们之所以能够进行上述的修正与改变，部分是因为具有与自我互动的能力，能检验他们可能的行动过程、评估其相对利弊得失，然后加以选择；

（7）交织的行为与互动模式，构成了团体与社会。

以上原则反映出，符号互动论十分重视从人的主观思想和行为意义分析各种社会行为。符号互动论承认社会互动的存在，强调社会互动对个体行动意义重大，认为人们总要在互动中考虑对方正在进行或即将采取的行动，同时根据主观分析的结果进行行为选择，以应对所面临的情境。符号互动论不能容忍对意义的忽略或将意义掩盖在解释行为各种因素的背后，从行动者的观点来理解事物是符号互动论的基本观点，也是布鲁默对"解释"的论述前提。布鲁默对"解释"的论述大体上是与米德的有关论述一致的，但布鲁默的"解释"相对于米德的更加具有条理化、系统化。在布鲁默看来，人的各种行动选择不能仅用"刺激-反应"的公式来解决，而应在二者之间插入"解释"以弥补其不足，"解释"的中间功能是由符号来完成的。对客体的理解包括希望、愿望、目标及为实现目标而使用的手段，自己的行动及对他人行动的参与等[12]。

符号互动论对于理解行动的意义、目的有着重要的作用，它将人与动物进一步加以区分，但它同时也导致符号互动论对主观因素的过分强调，致使理论形成中几乎完全忽略了社会结构和人的潜意识对人的行动的影响，而在主观因素发挥作用的同时，社会的整体结构及人的潜在意识也在不时地影响着人的行动选择。

3. 符号视角对跨文化传播的忽略

符号互动论围绕符号这一人类沟通的媒介展开理论论述，认为符号互动是微观与宏观相交流的中介和有效渠道，社会是由处于符号互动过程中的主体构成的。符号互动论者对符号偏爱至极，但他们却在研究中忽视了对于不同属性文化主体所运用的符号在互动双方及行动过程中其自身发生的变化。

跨文化符号互动不仅仅是指不同语言间的差异，它还指那些价值观、信仰、审美等意识层面的文化差异，而且这些差异在人们理解中占据了重要地位。例如，不同文化传统中对"战争"的理解是有所区别的，中国文化传统中认为战争是灾难，而且战争是解决争端的最差手段，所以孙子有"不战而屈人之兵"的最高境界之说；美国人则以自由为最高生存境界，如果战争能达到此目的，那么战争就是必要的，所以美国的大片中常有这样一句话"为自由而战"，这集中体现了美国人的英雄主义价值观和英雄主义信仰。对战争的不同理解、对待，必然导致双方在处理国内国际事宜时采取完全不同的态度。就是对各国的公民而言，在看待国际国内的重大事件时也会站在截然不同的立场上，各持己见。文化是符号的生命力，传统符号互动论缺漏了这一点，不利于在当代准确分析互动行为。

4. 社会影响在理论建构中的缩略

社会不是个人的简单集合，社会行动不是或者说并不总是个体行为的累加，社会有一种超乎于个人之上的宏观力量，这一点是被符号互动论所忽视的。符号互动论过于强调个人的因素，并没有看到作为个人之上的社会结构或制度等的作用，符号互动论沉浸在自我所营造的微观世界中。

米德从有机体与环境的关系角度来考察人类社会制度的基础问题，认为有机体在某种意义上是用它的感受性来决定他自己的环境，制度体现的是共同体全体成员对一个特定情境的一种共同反应。布鲁默对于社会宏观层面的制度与规则等的理解，与米德的想法是基本一致的。布鲁默认为，人们的共同行动是一些参加者的独立行动相互作用的结果。因此，不应忽视这样的事实，即那些建立得比较完善的、重复发生的行为模式也存在一个需要通过解释、设计而继续建设的问题。他认为，那种使用如文化、社会秩序、规范、价值观、规则等概念进行分析的做法忽视了一个基本事实，即"正是群体生活中的社会过程创造着规则，而不是规则创造与支持着群体生活"[7]。

这一理论观点不能全面地反映现实中的日常生活，符号互动论虽然挖掘出被大多数人所忽视的人的意义解释和行为选择，但这并不意味着符号互动论对规则、制度等的单方面作用，规则与制度的反作用也是存在的，它可以影响、制约、支持个体及群体的存在方式。

总体来说，符号互动论在认识社会的制度基础时，虽然也强调了制度环境对个体行为的影响，但它还是将个体的"理解"和"解释"放在第一位，不断说明个体的定义和解释过程是社会制度与规则等发挥作用的重大前提，忽略了社会宏观因素对个体行为的前提性作用。随着社会的不断进步，当代社会中，人类个体的行为越来越反映出社会大背景中的宏观因素对个体行为选择的重要影响，当我们在认识、评价、处理社会问题时，如果我们仅停滞在片面强调人们的心理反应上，忽视对社会整体的考虑，不能将符号互动置于社会宏观层面研究其发生的根本性原因，而将全部注意力都放在对问题的主观评价上，那么，我们就不能做到全面地认识和分析社会问题，无助于从根本上解决和处理社会问题。

（二）符号互动论研究方法的局限性

符号互动论不仅以微观理论的特点著称于理论界，而且其在学术发展中产生的两大派别——以布鲁默为首的芝加哥学派和以库恩为首的依阿华学派，在研究方法上的差异，是符号互动论在社会学理论中得以引起其他理论学派关注的又一重要原因。

1. 芝加哥学派的人文主义研究方法

芝加哥学派的人文主义研究方法的特点主要就集中于布鲁默的研究方法论上。布鲁默认为符号互动论的研究对象是社会现实，但是他对社会现实的理解既不同于唯心主义，也不同于实在主义，他的理论建构方法是非实证的。布鲁默相信，社会的存在是种实在，但这种实在的内容是变异的，由活动着的人不停地创造、使用各种"符号互动"而表现于世。如此性质的实在才是社会科学，尤其是社会心理学研究的内容[13]。

在发展理论的形态上，虽然布鲁默也强调理论型的概括，但布鲁默的追随者认为，在符号互动主义的指导下，其研究成果并不一定要发展成某种理论，只要强调对发现意义的追求即可。因此，从总体上说，布鲁默的研究方法论重视的并不是社会现实，而是现实背后的意义[8]。

2. 依阿华学派的科学主义研究方法

依阿华符号互动主义的创建人是库恩，其研究阵地是《社会学季刊》。与布鲁默的符号互动主义相比，库恩的符号互动主义更容易被人理解。总体上，库恩在理论上同意米德有关人的社会行为的学说，同意人的行动是由自我与社会间互动的结果。但在实证主义的哲学思想及其方法论的影响下，他坚持经验科学的要旨是研究数据要客观；研究程序要经济而又合乎理性；研究的结果不仅要能接受测试性的检验，而且要能够经受其他研究者的批判，更要易于应用于实践。因此，库恩关于"自我"理论的解释虽受米德思想的影响，但又不是全盘接受，而是取其认为合理的部分内容，给予再解释。

3. 符号互动论的研究方法

芝加哥学派与依阿华学派的符号互动主义，从理论渊源上均承袭了米德的学术思想，而他们在科学研究方法论上表现出的分歧，是他们在接受、理解米德的理论并将其运用于研究时，必然遇到的如何处理科学研究中的客观和主观性问题。美国学者热衷于讨论布鲁默、库恩与米德学术思想及其方法论间的关系，它所再现的正是新形势下社会科学研究方法论间的冲突。

芝加哥学派与依阿华学派的研究方法，分别代表了社会学方法论中定性研究与定量研究的两种倾向，由于他们对米德理论理解的不同，因而各自寻求独特的研究渠道，并在具体的研究实践中加以运用。以布鲁默为首的芝加哥学派，重视意义式的定性分析，认为社会科学研究不同于自然科学研究，意义分析是社会学研究方法的特点所在。以库恩为首的依阿华学派的方法论，实质上是强调数据式的定量研究，以事实归纳来研究实践中的问题，认为社会科学也应像自然科学一样以最为客观的方法进行研究。符号互动论两个学派在方法论上的分歧，在一定程度上也恰好反映出社会学理论的发展与研究实践中出现的问题。

两个学派在方法论上的分歧也从另一方面揭示出，二元对立的思维方式是两个学派各执一端的根本原因，它将主体与客体、主观与客观对立起来，引导学者向其中的一个方向无限接近。尽管他们在理论中多少也都考虑到另一方面的因素，但从他们各自的符号互动主义观点出发，他们在方法论上有了实质的不同。人文主义的研究视角虽然贴近人本身，但却在很大程度上有着不确定性，不便于研究结果的得出。实证主义的研究方法很客观、精确，有利于系统地阐述问题，但它在日常生活的研究中却显得很生硬，缺乏灵活性。两派的优缺点都很突出，引起了社会学研究的广泛关注与思考，人们有必要针对新形势下的符号互动发展，总结出符号互动论行之有效的研究方法和原则。

第三节　本土方法论

本土方法论是由美国社会学家哈罗德·加芬克尔提出的，其思想在《本土方法论研究》一书中得到了系统的阐述。本土方法论（ethnomethodology）又称民族学方法论、民俗学方法论，是在 20 世纪 60 年代发展起来的微观社会学学派之一，是分析人们在日常社会相互作用中所遵循的全部规则的社会学方法。本土方法论认为，一个群体中的成员间所有普遍的社会相互作用均由某些民间的规则所支配，即人们之间的互相理解不仅基于当事人说出来的东西，而且根据大量谈话中未提到的因素。

一、理论起源与发展

19 世纪中叶，现代民族学发端于西方国家，至今相继经历了萌芽期、发展期、成熟期，并进一步向现代化、系统化、边缘化纵深发展，这期间出现了各种流派，相应也就产生了一大批思想家、理论家及其他们的代表性理论与方法论。

文化进化论最早产生，斯宾塞、摩尔根、泰勒、弗雷泽等巨擘都是这一流派的佼佼者，他们深受达尔文生物进化论学说的影响，"都把人类社会文化发展阶段的一致性和在不同的时代和不同的地点出现相同文化现象的原因归诸为人类心理的一致性"[14]。进化论学派在民族学理论上最鲜明的特色是运用进化观点去分析、观察人类社会，在方法论上采用比较研究方法进行民族学研究：泰勒利用民族学资料研究宗教，侧重于心理研究，创了"文化残存研究法"，他是第一个在民族学研究中使用统计方法并且也是第一个开始人类学讲座的人；摩尔根受进化论影响深入研究原始社会，长期在印第安人部落生活考察，获得了第一手资料，从生产技术发明和社会制度发展角度说明人类的进步，并且首创问卷调查法进行民族学研究的先例。

进化论学派在民族学初始发展阶段的许多观点和研究方法还显稚嫩，还远未达到民族学成熟方法论的理论高度。然而，这些不太成熟的方法论却为后来的民族学研究奠定了开拓性的基础，做出了先驱性的贡献。

19 世纪末，文化传播论兴起，他们反对进化论学派的"独立发明"和"单一进化"观点，而是特别强调文化传播和借用的作用。认为世界各地人类文化所表现出的类似性和共通性，是一个民族"借用"另一个民族文化的结果，故而认定民族学应当将文化传播和文化圈扩散作为自己最主要的研究内容。无论是格雷布纳尔提出的鉴别"文化亲缘关系"的方法，还是里弗斯首创的"系谱分析法"，都在很大意义上充实了民族学方法论的内容。

进入 20 世纪，历史特殊论学派在美国骤然兴起，最著名的代表人物是人类学泰斗博厄斯，故而又称"博厄斯学派"。该学派认为，文化中存在的相似现象可能有着不同的起源和功能，不一定是文化传播论学派宣扬的"传播"结果。他们主张研究民族文化必须立足自身特点，认清民族学最主要的研究任务——"构拟"世界各民族的具体历史并探索其特点与发展规律，在方法论研究上，推崇具体、实证的历史方法，博厄斯也赞同拉采尔的地理研究方法并提出文化区理论。博厄斯在人类学研究中非常重视资料收集，但是材料堆砌、缺乏理论分析的民族学研究方法还是招致民族学界的许多批评。与历史特殊论学派同期的法国社会学年刊学派影响也非常大，代表人物是杜尔干。杜尔干认为，民族学是一种叙述性而非理论性的科学，能够直接获取可靠的、第一手资料的田野调查法显得极为重要，同时他还促使功能分析法开始进入民族学的研究领域。

　　英国功能学派的诞生深受杜尔干理论和方法论的影响，布朗和马利诺夫斯基是该学派最具代表性的人物。布朗的"结构功能理论"认为，民族学研究必须先将全部社会文化视为一个统一整体，继而再确定某一文化现象或社会活动在整个体系中的位置与所具有的功能；方法论上，布朗继承杜尔干从整体角度分析人类社会的研究方法，并且主张运用自然科学的归纳方法。马利诺夫斯基在"文化功能理论"中也赞同布朗的观点，认为从整体角度去分析人类形形色色的习俗、制度和思想所具有的功能是民族学研究最主要的任务；同时，他视田野调查法为民族学家首先掌握的最重要的研究方法，而且身体力行做出了开创性探索。

　　美国心理学派在 20 世纪 30 年代初期崛起，深受弗洛伊德精神分析理论方法的影响。美国著名民族学家萨丕尔和塞利格曼等都极力主张将精神分析方法应用于民族学研究中，他们认为通过对一个民族进行深入的心理分析，能够揭示出该民族在民族文化塑造下的基本人格。30 年代中后期，米德将影像技术引入民族学研究范畴，她采用最先进的资料记录方法，运用摄影、摄像器材等记录下了大量活生生的民族志资料，开拓了人类学研究的新视野。

　　第二次世界大战结束后，世界格局突变，之前许多的民族学观点和研究方法已经过时，民族学界亟须探索适应新情况的理论和方法论。在此背景下，相继产生了新进化论、结构主义、新心理人类学、文化相对论、象征人类学及解释人类学等一批有影响力的民族学流派。

　　美国新进化论派的代表人物是怀特，他继承了摩尔根的古典进化理论，提出了普遍进化论的新理论和新方法，其中最具特色的部分是他衡量文化进化阶段高低时所运用的方法。怀特将文化进化的根本原因归结为人类技术和工艺的进步，而工艺进步与能量的利用总量密切相关。

　　列维·斯特劳斯是法国结构主义学派的杰出代表，结构主义的研究方法是尝试将所收集到的材料整理成系统的整体，进而分析各个领域和各种现象之间的关系。

　　作为象征人类学派的代表人物利奇，深受马利诺夫斯基和列维·斯特劳斯的双重影响，在研究中，他试图将研究思维体系的理性主义方法和研究客观现实的经验主义方法相结合，该研究方法可以概括为在结构框架下进行的动态、平衡分析。

　　历经 100 多年发展历程的民族学方法论，阶段性特点相对比较明显，层次比较清晰：19 世纪中叶，比较研究方法开始出现，田野调查法逐渐受到重视，问卷调查法、统计分析法、地理分析法被简单使用。20 世纪初期，田野调查法逐渐在民族学中确立基础性地位，强调具体、实证的历史方法与自然科学的归纳方法被民族学大量使用，传统的比较研究方法内容被进一步丰富，精神分析方法逐步被民族学界重视。

第二次世界大战之后，出现现代化、系统化、边缘化趋势，社会整体系统的重要性越来越被强调。近年来，民族学更多地借鉴和吸收其他相关学科，既有文化圈式的宏观研究，又有社区研究、个案分析的微观分析，对之前的研究方法进行综合运用，兼顾点、面结合效应。

随着对民族学研究的深入，国内一些学者提出"民族学中国化"的主张，发展出适合中国具体国情的民族学理论和研究方法，并提出了四种基本设想：第一种意见主张利用外国的研究理论与方法，择其善者，根据中国实际，综合而成中国化的民族学；第二种观点试图以经过比较选择出的某一学派的国外民族理论为张本，实现民族学中国化；第三种设想主张吸收国外民族学理论合理之处，建立本质上与欧美不同的中国民族学；第四种看法则强调建立有中国特色的民族学[14]。从总体上看，这些观点都是主张建立适合中国国情和实际的中国特色民族学理论，但是由于时代的局限性和客观条件的限制，中国早期的民族学研究者不能像西方的民族学家那样深入到实践和田野中去，无法进行系统的田野调查和研究，所以民族学中国化在中国学术界刚刚提出时就中断了。但是中国化这一议题始终是艺术界讨论的主题，随着时代的变化，民族学这一学科为了更好地适应中国的社会现实、更好地用于实践，更加积极推进民族学中国化。

相较于理论方面的探讨，中国学术界对民族学方法论的研究与其他学科相比则存在非常明显的差距。对新分析方法的介绍、评论并不积极，有意识地运用到自己的研究中就更为少见[15]。中华人民共和国成立之前，主要是各大学和其他研究机构工作的民族学家进行大量的田野调查，开始注意到"自观"和"他观"之间的差别。中华人民共和国成立后，学者运用民族学知识进行了大规模的调查研究工作，主要是民族识别和少数民族社会历史调查。这是民族学中国化理论的一次大规模的实践运用，为我国制定民族政策提出了直接的参考意见，同时增进了少数民族之间、少数民族与汉族之间的感情，为发展少数民族地区政治、经济、文化等事业，促进各民族繁荣发展提出了具体意见[16]。

二、本土方法论发展评述

许多主流社会学家认为，对于社会学的一些主要（宏观）问题——如社会设置的特性及社会中的权利运用等——而言，本土方法论还差得很远。但本土方法论正是把揭示社会交往的各种规则作为其中心目标。

本土方法论克服了结构功能论僵硬的框架结构，使社会结构在流动中得以体现；它的"权宜性行动"使得人的主动性和能动性发挥出来，认为生活世界是被人通过不断解释重新创造出来的，摆脱了决定论所提出的"情景、情景定义、行动"三位一体的理论，使得环境摆脱了先验的决定位置，使环境进入了一个互动的过程，这些有效地克服了传统社会学的缺陷；它的独特"描述"方法取向，也比帕森斯传统理论更加清晰真实地呈现了日常生活的本来面目。以上的这些努力还改变了社会学本身的定位和面貌，引起相关学者对社会学学科的深刻反思，但是同时也会使阅读者产生巨大的质疑，主要体现在以下几个方面。

（一）本土方法论的关键概念是相对主义的

对于某一事物的把握，总是需要在确定的边界之内，遵循较为确定的规则。这在本土方法论提供的理论语境中是无法做到的。本土方法论把社会学研究也看作与日常生活并无二致的"权宜性行动"，那么作为一种科学研究究竟能否认识世界，能在多大的程度上认识世界就成为问题。换言之，即能否做到"真知"。如果在无穷无尽的"索引性"链条中徘徊，如果秩序的产生，乃至生活世界的构造都是在日常生活中根据"权宜性"被或然地不断制造出来，那么它是不是可以理解和预期的。作为个体的行动不可预期，因为它在与环境的不断互动中发生变化，"旋生旋灭"；环境也不可预期，因为它也成了行动的一个部分，"不可说，不可说，一说就错"；那么作为宏观意义上的社会结构的变化就更加无法把握了。本土方法论认为传统社会学未能解释世界的真相，那么本土方法论也不能。这种相对主义的立场是值得怀疑的。

（二）理论与方法上的个人主义取向

本土方法论继承了符号互动论的实用主义的传统，与实用主义一样，强调能动的、自然的，反对形式的和唯意志论的。分析单位的个人主义取向会导致由微观向宏观跨越的巨大障碍，也可能会导致还原论的出现。怎样由行动者个体权宜性的行动，借助无限的索引性来解释和说明自己的行动，推演出整个社会的结构及变迁，推出宏观生活世界的图景，本土方法论并没有给出令人满意的答案，似乎也没有兴趣这样做。虽然李猛提及本土方法论以"独特的方式超越了争议，而不是试图在争议中确定自己的立场"，但即使不使用"微观"和"宏观"这样的二分法，这个问题仍然存在。如果按照本土方法论自己的辩解方式，一个构形被视为宏观还是微观，往往取决于实践中的认知与权力，那么就更像是主观主义和相对主义的论调了。

（三）坚决的"描述"而非"建构"的方法论取向

这种方法论取向固然在针对具体的场景和行动进行分析时有很大的好处，但问题在于是否存在将其在更大范围内普适化的可能。黑格尔说，研究者必须真正放弃对于事实的个别描写，而必须用抽象的观念来缩短它的叙述[17]。一种研究如果仅仅局限于具体的描述，也就只能停留在原地而不能前进一步。而且在这种描写和索引中，究竟哪些因素会是关键的因素，并且起到了决定性甚至转折的作用？如果这一点不能判断准确，那么这种描述便是平庸无奇的。能否用具体的事实完成抽象的、概括的论述是对本土方法论的又一个质疑。

（四）在"索引性"的连贯追溯中将生活世界支离破碎

本土方法论力图使世界以行动呈现出连续不断地流动的图景，而在这一过程中，并无一个统一的体系来统摄，世界日益呈现出碎片化的趋势。人们按照自己的独特经验和感受，按照在当时的瞬间判断从手头的库存知识中寻找解释与说明的工具。在这个意义上，人是自由了，但他陷入了前所未有的孤独和焦虑之中。这也许是近来社会理论界对本土方法论重视的原因之一，因为它虽然不是产生于后现代时期，却恰好契合后现代人的心态。本土方法论特殊的理论取向及话语方式，使得所有的批评都像是用另外一种语言来进行的，这种对话更像是自行其是的自言自语，因此将其称为一种社会学思想或思潮更为合适。它极具启发性，但关键不在于解释这个世界，而在于解决问题，改造世界[18]。

第四节　拟　剧　论

拟剧论的行动者工于心计，个个是舞台表演的行家和印象管理的老手。在戈夫曼的理论里，自我的首要特征是场景或社会过程之产物，自我并非衍生自个体本身[19]。

一、拟剧论的主要观点

美国著名社会学家欧文·戈夫曼的《日常生活中的自我呈现》一书阐述了两个方面的内容，即拟剧论与关于自我的阐释。在拟剧论中，戈夫曼以自我呈现和印象管理来表达莎士比亚的世界观：世界是一个大舞台，人人皆是演员。日常情境中的个体运用各种技巧在他人面前塑造或维持某种印象，并应对在该过程中出现的各种偶然性。舞台行为受个体扮演和想象的自我塑造的影响，同时也受剧本化的角色规范制约。戈夫曼详细论述了个体向他人呈现自身及其活动的方式，引导和控制他人形成关于他的印象的手段，以及他在维持表演时的各种行为选择。在面对面的互动过程中，个体试图通过各种信息源和信息载体，如举手投足、外表过往经历与记忆、言语、文案记载、心理特征等方式获取或调动关于共同在场者的信息以进行情境定义，理解并预期其当下与将来的行为。个体关于自身的观念是其投射出的情境定义的重要组成部分。个体的表意性或沟通行为涉及两种不同类型的符号活动，即"给予式"表达与"流露式"表达。前者是指个体明确使用特定的言语符号及其替代物传达附着于这些符号的信息；后者包含了被他人视为行动者征兆表现的各种行动，并假设行动展演的真实理由不同于以这种方式传达出来的信息。互动过程中的观众附和、配合表演者的印象管理，这也是观众自我印象管理的方式，以显示他们是表演的合格参与者。在面对面的互动情境中，一方面，共同在场者的行为具有"约定性特征"，若要沟通行为转化为道德行为，他人必须不加怀疑地接纳个体并给予适当的回应，这种约定性的承诺表明，面对面的互动参与者之间必须保持"相敬如宾"的仪式性姿态，即个体呈现的印象蕴含着具有道德特征的各种宣称和承诺；另一方面，个体通过操控印象管理和情境定义来实现支配他人行为的意图，有时个体会以缜密算计的方式向在场的他人呈现某种预想的自我，个体甚至未能意识到其审慎的算计行为，因为它可能是社会地位、传统习惯或角色要求使然。因此，行动者既表现得文质彬彬、礼让谦和，又工于心计、老谋深算。共同在场者会抑制其真实的需求和感受，形成互动的"临时协定"，从而达成情境定义的表面一致性，防止面对面互动的社会系统出现崩溃和失范。

　　戈夫曼将这种一致同意以避免对情境定义的公开冲突称作"运作共识"，它通常是基于君子协定。不同互动情境中运作共识的内容千差万别，但其一般形式是相同的。无意姿态、不合时宜的侵入、失态和闹剧等是表演崩溃的主要形式，也是尴尬和情境失调的来源，表演崩溃会对人格（自我）、互动和社会结构三个不同的层面产生影响。尤其是在人格层面，由于个体自我意识会认同于特定的角色、机构或群体及他的自我观念（此时他没有打破社会互动，也没有损害依赖这种互动的社会单元的威信），当产生互动崩溃时，可能会对围绕着他的人格而建立的自我观念产生怀疑[20]。也就是说，行动者投射的"前台"与"真实的自我"之间可能出现矛盾与断裂，这也是实际呈现的自我与理想状态的自我之间的矛盾。这些不一致导致的慌乱和尴尬被行动者感知之后又将进一步破坏和削弱由表演维持的现实，因为这些紧张的迹象是角色扮演者本身而非所扮演角色的表征，它迫使观众接受面具背后的形象。为了防止出现各种意外及由此导致的尴尬，就需要互动的所有参与者具备某些属性，并为维持表演而运用相应的实践，包括防御性实践、保护性实践及表演者对观众和局外人的圆滑给予适当的配合。戈夫曼用印象管理和自我呈现研究社会机构内发生的互动，它包含了前台、后台和剧班等概念，表演者之间相互配合在观众面前呈现出既定的情境定义，礼貌和得体的规则维持着互动伦理的假定，并使印象管理的各种技术得以可能应用。由这些特征和要素构成的框架体现了英美等发达资本主义社会中面对面互动的基本特性。

拟剧论揭示了隐含在社会生活中的戏剧成分，但是，拟剧论仅是一种类比、修辞或策略，戈夫曼真正关心的是社会交往的结构，当社会生活中的人们彼此共同在场时，便呈现出这些实体性结构，该过程的关键性要素是维持一致的情境定义。剧场的角色表演固然不是真的，通常也不会产生真实的效果，但舞台表演中虚构的人物却采用了真实的互动技术，它与日常生活中人们为了维持他们真实的社会情境而采用的技术是一样的。因此，在剧场舞台上进行面对面互动的演员必须符合真实情境中的要求，他们必须表意性地维持共同的情境定义。

二、拟剧论的极端形式

拟剧论将社会世界看作一个剧场，社会行动者扮演着多重角色，他们创造自我形象、表达自我身份，并建构理想的自我。他人（观众）将面对面互动中的表意行为分成两个部分：一部分是行动者容易控制和操纵的；另一部分则是行动者无暇顾及或无法操控的，他人往往利用这种无法管控和约束的表意行为来检视和验证那些可管控行为的真实性和有效性。因此，人际沟通过程中表现出一种基本的非对称性，个体关注行为的可控方面，即给予的信息，而他人则同时关注给予的信息和流露的信息，并且通过后者来矫正前者的偏离度。但是，个体一旦意识到这种信息交换的非对称性，那么他就可能会及时采取适当的举措，从而在一定程度上恢复对称性。在日常生活的面对面互动中，人人都试图利用各种机会捕捉那些尚未被观察对象意识到的、未经修饰的行为。在互动场域里，人人都是精通各种舞台表演技艺的行家，而对方又竭力摆脱这种信息追捕并想方设法进行反控制。这是一场信息狩猎的游戏，一个充斥着隐瞒、发现、虚假显露和重新发现的无止境的循环。

在戈夫曼看来，自我并非衍生自其拥有者，而是来自个体展演行为的整个场景，观众通过特定的舞台设置与场景表演赋予某个展演的角色以自我，但是这种自我是它得以展现的场景之产物，而并不是其原因。因此，作为表演角色的自我，它不是具有特定位置的有机体。而常识性的错误观念是将一个人的自我与他所表现出来的特征相等同，认为自我"寄宿于其所有者的身体之内，尤其是它的上部，在某种程度上成为人格特征的精神生物学之结点"。戈夫曼认为，个体及其身体仅仅提供了挂钩，在它上面协作性的产品能够悬挂一段时间。而生产与维持自我的方式并不存在于挂钩之内。事实上，这些方式通常固定在社会设置之中。也就是说，戈夫曼的自我并非如弗洛伊德的自我那样寄居于个体之内，自我的首要特征是社会或社会过程的产物[19]。

三、理论困境

戈夫曼的拟剧论描述的是传统日常生活中人们面对面的交往模式，若将其延伸到新媒体环境下，"拟剧论"是否仍然对人际传播的描述有适用性呢？随着互联网的普及，新媒体时代的到来，网络社交逐渐代替原来面对面的互动模式，成为人们日常生活中不可分割的一部分。与传统交流模式相比，网络社交呈现出新的互动特点。

首先，网络的"匿名性"使得参与者可以自由地选择是否愿意真实地展示自我身份，不仅如此，网络"匿名性"导致高度的社会"自由化"及热烈的社会参与性，使得参与者对于网络中任何社会话题持有不同意见。所以表演者在传达自我形象时，可以根据互动对方的需求或者大众普遍的声音，传达出令对方和大众满意的状态。所以"理想化"和"神秘化"的印象管理策略在网络社交中依然存在，并在互联网环境下愈演愈烈。在这个过程中，由于大众的喜好众口难调，表演者的角色扮演就会因为各种原因而不断变化，而互动对方对于表演者传递的信息解码也随之多样化，从而突破了"拟剧论"中表演框架的限制。

其次，网络的"匿名性"在一定程度上消除了具有社交恐惧或者不善交流者的心理，所以，个体会产生一种依赖媒介情感的现象，人们越来越依赖于通过网络表达想法、观点、个人情绪等。在一定程度上，网络成为人们生活中得以宣泄的地方。但是，这样的媒介情感也并不能完全依赖。因为网络社交采取的互动符号远不及面对面互动具有的丰富性（如语调、神态等），所以人们在交流极具情绪化或感情化的事件时，依然愿意选择传统的面对面互动，从而达到更好的表达效果。

戈夫曼在《日常生活中的自我呈现》一书中认为，表演区域是"受某种程度的知觉障碍限制的地方，区域随其所受限制的程度与产生知觉障碍的沟通媒介的不同而不同"，其重点强调了沟通媒介对于区域的影响。而在新媒体环境下，区域不仅在边界上变得模糊，同时也不再受时空的限制，网络制造的场景虚拟化使得舞台随着表演者的移动而不断变化。总体来看，新媒体环境下的人际互动在各个方面都呈现出多样化的特点，无论是表演者身份的多重性、表演区域的可移动性，还是剧本（情境）的可变性。若把"拟剧论"放在新的语境下去研究人际关系，需要更多地考察关于媒介（新媒体等）或者媒介形态（媒介融合等）这一环境因素[21]。

　　总体来看，戈夫曼的拟剧论所描述的现象在日常生活中具有很大的普遍性和代表性，为人的微观社会行为研究开辟了新的研究领域，更为社会学的发展做出了贡献。但是随着互联网技术的不断发展，网络社交越发频繁，原来人与人交流的环境和个体自我呈现出现新的特点，再加上理论本身微观视角的局限性，"拟剧论"已经不能完全适应当下的社交环境，需要学者对传统理论进行完善和补充，从而更清晰、更准确地解释当下人际传播的特点。但是不可否认，拟剧论，除了对人际交往具有指导性作用之外，也给现实生活中人际传播以外的领域提供了许多可借鉴之处。

第五节　参照群体理论、社会交换论与自我实现预言论

　　参照群体理论、社会交换论、自我实现预言论是关于人的社会心理态度和行为的社会心理学理论，也是社会互动的理论之一。

一、参照群体理论

（一）参照群体的提出与发展

　　参照群体（reference group）也被称作重要他人（significant others），参照群体的态度和标准往往会成为个人自我评判及社会行动的标准。"参照群体"的概念最早来源于心理学。19 世纪末至 20 世纪初，库利提出"镜中我"理论，他人对自己的评价和态度是形成自我观念的一面"镜子"。杜波依斯（William Edward Burghardt DuBois）在其成名作《黑人的灵魂》中运用了库利的"镜中我"的分析视角，描绘了在南北战争结束后的半个世纪里黑人精神世界中近乎分裂的自我意识：由于白人的社会性歧视，非洲裔美国人在黑人认同与美国公民认同之间徘徊。《黑人的灵魂》进一步突出了他人群体对个人自我认知的影响[22]。1942 年，里科弗（Hyman George Rickover）首次提出了"参照群体"的概念。里科弗将人们的主观地位定义为与他人群体对比之后得出的自我社会地位认知，而这个他人群体就是人们的参照群体。

　　经里科弗的概念化之后，参照群体被运用到各个领域的研究之中，其中斯托弗（Samuel Stover）等的《美国士兵》是经典的代表作之一。斯托弗运用了相对剥夺的概念来解释美国士兵公平感问题，他认为，士兵的剥夺感主要取决于他们相对于参照群体而言所处的境遇状况，而不是一个绝对的客观境遇状况。但是由于斯托弗只是运用参照群体、相对剥夺等概念分别去解释不同的个案，并没有提出一个整体的分析框架，将不同的个案放在整体的分析框架下来讨论参照群体对人们主观意识的影响，因此存在一些问题[23]。

默顿（Robert C.Merton）对此做出系统地评述。首先，参照群体的边界不确定，因为在不同案例中，人们的参照对象的类型是不一致的。有的案例是与具有稳定的社会联系和实际交往的人所进行的比较，如在对宪兵公平感的研究中，宪兵的参照群体是同为宪兵的其他战友；而有的案例是与那些处在不同地位或者社会范畴的人相比，如在对生活满意度的调查中，海外后勤士兵的参照群体就变成了海外前线士兵和国内士兵。

其次，同一群体出现了参照行为不一致的现象，甚至得出了一些相互冲突的结论。例如，斯托弗等分别研究了清一色的老兵队伍、清一色的新兵队伍及老兵与补充兵共存的队伍中士兵的态度。研究发现，三个群体的反应显然呈现多种差异模式。

针对这些问题，默顿系统地分析了参照群体的概念。默顿将士兵的参考框架分为以下三类。

第一类：与自己有实际交往、具有稳定的社会联系的人；

第二类：那些大致处在相同地位或者同一社会范畴的人；

第三类：那些处在不同地位或者社会范畴的人。

在此基础上，默顿通过引入预期社会化与内外群体的概念进一步将人们的参照行为细化为：隶属群体参照行为与非隶属群体参照行为。默顿认为，隶属群体参照行为，即人们在一个由他所处的群体构成的社会参考框架中所进行的思考与行为，是社会学老生常谈的一个现象，是行为的群体决定论的一个新命题。然而，通过引入预期社会化的概念，默顿突出了非隶属群体对人们态度和行为的影响，他也认为这种非隶属群体参照行为是参照群体理论的主要特色。

关于参照群体的选择，默顿认为我们首先必须设想或者想象出那些存在于个体与参照群体之间的地位特征的相似性。一旦找到了最低限度的相似点，那么，与情景相关的其他异同点就会成为评价的参考背景。这个最低限度的相似点一般就是人们的社会结构地位，这并不是说，人们只能选取社会结构地位相近的人群作为比较对象，人们的确也会与社会结构地位不相近的人进行比较，但是这种比较更多地牵涉个人参考框架，不具有一般性，不能成为他所在群体的共同参考框架。因此，这种比较不会形成同一群体内部态度和行为的显著统计差异[24]。

在默顿之后，参照群体理论迅速被应用到经济学、教育学等各个领域。例如，帕克和莱斯格的研究发现参照群体对消费者的消费意愿有显著性的影响，西顿等的研究发现进入一所好中学对学生的学习成绩自评有显著的负向作用，这种现象也被称为"大鱼小池塘效应"。

（二）参照群体的种类、功能与建构方式

亚当斯认为最重要的参照对象是他人，"他人"则可以进一步细分为组织内的他人（如同事）和组织外的他人（如同行）。但是人们有时也会以自己过去的状态作为参照对象；此外，系统也会成为人们的参照对象，即与人们预期的结果进行比较。例如，在中国的传统文化中，受教育程度较高的人群建立了较高的社会地位预期，而在市场转型过程中，市场需要的身份类别与教育制造的身份类别预期之间的错位是这部分人群不公平感的来源之一。

从时间维度上看，参照对象可以分为三类：过去、现在及可预期的将来。

不过，应当注意的是，以他人和系统为参照对象时，时间维度的意义不是很大，人们一般只会考虑他人或组织现在的情况，因为有关他人或组织过去的信息一方面难以获得，另一方面人们觉得与自己无关，而对将来则难以预期。虽然人们的参照群体可能有多个种类，但是凯利认为参照群体一般有两种功能。第一种是规范功能，它为个体建立和保持行为标准；第二种是比较功能，它提供了一个个体用来评价自己和他人的比较框架。前者是被个体接受的价值源泉，后者则是为评价自己与他人的相关位置提供参考。而这两种功能分别与隶属群体参照行为和非隶属群体参照行为相对应。此外，参照群体还有舒缓心理压力的功能，因为无论是向上的社会比较还是向下的社会比较，都更有可能使人产生积极的态度。

人们参照群体的形成主要取决于两个维度：信息的可获得程度与相关性程度。信息的可获得程度主要是指人们的参照对象的信息来源及信息的多寡，并依此形成的对各群体或者个人的基本判断；相关性程度则是指参照对象与自己的可比较程度。这种可比较程度受人们的社会结构位置、人口学特征等因素影响、社会结构、个人社会特征及心理动机，主要就是通过影响这两个方面来影响人们参照对象的选择。之后关于人们参照群体选择的理论模型一般都是在这个基础上进行拓展的，如 1992 年的 Kulik 模型。

（三）影响人们参照群体选择的因素

参照群体的选择过程还缺乏比较系统性的概括，已有的研究发现，以下几种因素都可能会影响到人们参照群体的选择。

第一，社会结构。社会结构主要影响到人们对于相关性的判断，具有相同社会结构位置的人，更容易成为彼此的参照对象，如相同的职业、相同的学历。另外，因为参照群体的主要功能之一是预期社会化，所以社会结构的稳定性会

直接影响到人们参照群体的选择。在一个具有流动性的、相对开放的社会中，人们更可能会进行跨阶层比较，尽管这种流动性可能是现实的，也可能是虚幻的。而在一个等级森严的分层结构中，每一阶层的人就不太会把其他阶层的处境作为评价自己命运的背景。默顿认为社会结构是影响人们参照群体选择的决定因素，其他影响人们参照群体选择的因素都应该放到社会结构中进行分析才有意义。例如，人们的相似性程度会影响人们参照群体的选择，但是社会结构让有些相似性得到了注意，从而成为人们进行比较的基础，而另外一些相似性却被弃置一边。

第二，人口学特征。人口学特征主要影响到人们对于相关性程度的判断，这些人口学特征包括性别、年龄等因素。例如，男性和女性对工作的期望和投入有差别，不同性别之间的可比较性不同，所以人们会更多地选择同性别的参照对象。

第三，主观意愿。个人对群体的参与意愿及心理动机均会影响到人们对于相关程度的判断。首先，个体对群体的参与意愿会影响到他们参照群体的选择。默顿在"参考群体和社会结构理论中的连续性"一文中引入齐美尔的群体完整性概念，他认为一个群体里存在明显的、结构上相异的不同类型的非成员。把群体认定的非成员合格地位与非成员资格的自我认定态度（预期社会化）结合起来，就可以建立一个系统的非成员与既定群体的社会心理关系类型表，如表 3-1 所示。每一类型的非成员会针对他所不属于的特定群体产生出不同模式的参考群体行为。可以预见，对立的非成员与成员候选人对群体的态度是截然相反的。

表 3-1 基于群体完整性与人们主观意愿对人群的划分

态度	有资格	无资格
渴望属于	成员候选人	边际人
漠不关心	潜在成员	疏离的非成员
主动保持距离	独立的非成员	对立的非成员

其次，人们的心理动机也会影响人们参照群体的选择。心理学与经济学（包括消费社会学）对这方面的讨论比较多，但是两者的侧重点不一样，心理学主要关注于个体本身。研究发现，人们选择参照对象可能出于三种不同的动机：公平、自我强化、自我贬损。有强烈自我强化动机的人会不断向下比较，直到找到一个使自己处于有利地位的参照对象，具有自我贬损动机的人则恰恰相反。经济学与消费社会学的讨论则将个人的心理动机放到了社会群体的背景下进行考虑，提出参照群体对人们消费行为影响的三个维度：规避风险、遵从社会和提升自我。

第四，认知因素。传统的研究认为，人们身处的客观社会环境会直接影响到人们参照群体的选择。但是后来有研究者发现环境变量对参照对象选择的解释力有限，外在的客观因素需要通过主观认知才能对人们的参照群体选择过程产生影响，包括自我效能、知觉到的组织气氛及公平敏感性在内的主观因素都会影响到人们参照群体的选择。例如，自我效能感较高的人更可能采用自我参照，即以自己过去的状态为参照对象；而自我效能感较低的人则相对更有可能以周围人群为参照对象。

第五，社会距离（社会环境）。社会距离主要影响到人们对信息的可获得程度。社会距离与人们的互动紧密相关：与谁互动、互动的频繁程度与深度、倾向于与哪些人群互动等。罗森伯格于1972年以美国中学生为对象的研究发现：在纯黑人学生的学校中，黑人学生将其他黑人学生作为参照群体。但是在黑白人种学生混合编班的学校中，黑人学生倾向于将白人学生作为比照对象。有时候虽然两个群体之间的相似性程度比较低，但是由于他们之间的社会互动更为频繁，也有可能成为彼此的参照群体。相关研究发现，在内部参照中，环卫工人最常用的参照对象是建筑工人，原因是环卫工人在城市的各个角落工作，有更多的接触建筑工人的机会。因此，发生在一般情境中的选择性行为服从"舍远就近"的原则。

第六，可观察性。可观察性也主要影响人们对信息的可获得程度。参照群体假定，那些把自己命运与他人命运做比较的人对于他人处境有所知晓。因此，从社会学意义上讲，参照群体的研究必须包括对于获取参照对象各方面信息的各种传播渠道的探讨。对组织的研究发现，组织的环境越开放，人们就越有可能选取组织中的人作为自己的参照对象。对我国农民工的研究发现，新闻媒体的使用可能会影响到他们参照对象的选择，从而会强化他们的相对剥夺感。在分析人们参照群体选择的影响因素的基础之上，古德曼首次系统性地提出参照群体的理论模型，他认为人们参照群体的选择主要受到两个因素的影响，即信息的可获得程度与参照对象的相关性。信息的可获得程度主要受到个体因素与环境因素的影响。参照对象的相关性则受到个人工具性需求的影响。工具性需求是指人们需要通过社会比较来取得信息反馈，从而获得关于自身的认知与自信。工具性的需求与人们社会比较的心理动机有关，动机不同人们选择的参照群体也不同。而人们的工具性需求又受到两个因素的影响：计算的便利性及适合性。计算的便利性是指社会比较标准可计算程度，如研究人们的收入公平感时，人们的收入水平是一个投入与产出的函数，因此更容易被当作比较的标准。而适合性是指社会化的影响，即社会结构的影响，通过社会化人们会知道哪些群体与自己更相关，且更适合作为参照对象。

（四）个体间互动理论

在社会生活中，个体间的交往和互动并不都是按照社会规范进行的。社会生活中有大量互动是在与陌生个体相遇时发生的；个体在同他人互动时常常带有情感等个人特点。因为个体间互动涉及态度、动机等影响互动的心理特征，所以对个体间互动的心理机制有大量的深入研究。

（1）个体间吸引。个体间吸引是社会互动的重要推动因素，个体性格等心理因素是影响个体间吸引的主要因素。

（2）非语言沟通。65%的互动意义都是通过非语言沟通方式表达的，对行为语言的理解，是跨文化个体间互动顺利进行的重要条件。

（3）刻板印象。刻板印象是我们对于事物是什么样子的假设及观念。我们获取事物的某一特征时，将其转化为刻板印象，并希望这个个体有特定行动。

（4）个体间空间。在交往过程中，个体会在自己周围建立一种保护自己的"个体外泡"空间，选择性开放。这种空间距离有重要社会学意义，用以反映互动者之间的关系。

二、社会交换论

（一）主要观点

社会交换是某物或某项活动从甲方自愿地转移到乙方，以换取他物或他项活动。人们通常总是自愿地进行社会交换。社会交换可以分为有限交换和广泛交换两种。有限交换是指甲乙双方直接彼此受益，而不接受或给予第三方利益。有限交换可能发生在与他人隔绝的没有潜在选择可能的甲乙双方之间，因此也称为"排他性有限交换"。有限交换关系也可以指甲乙双方只是偶尔彼此交换利益，但也可能与其他关系伙伴进行交换，因此又可称为"包容性有限交换"。广泛交换涉及两个以上的人，其中各方都不从他为之提供利益的那一方取得利益。有限交换的指导原则是双方均力求交换的等值。而在进行广泛交换的社会体系中，人们倾向于互相信任，存在着一种信赖感，即人们相信应该照顾他人，而自己也会受到他人——虽然不一定是自己照顾过的人的照顾。

社会交换论是一组解释人际间社交活动规律的人际传播学和社会心理学理论。实际上，社会交换理论有不同的理论体系，包括霍曼斯（George Casper Homans）的操作心理学观点，布劳（Peter Michael Blau）的交换理论，蒂博特（Charles

M.Tiebout）与凯利（Harold Harding Kelley）的相互依赖论，E.福阿与 U.福阿的资源说，以及 E.沃尔斯特、贝尔谢德和 G.沃尔斯特的公平说。

1. 霍曼斯的操作心理学观点

霍曼斯的社会交换理论主要是一种操作心理学观点，以行为主义心理学为基础。他提出了以下五个命题。

（1）成功命题，即一个人的某一行动越是经常得到回报，他就越是可能采取该行动。也就是说，人们倾向于重复能获回报的行动。

（2）刺激命题，即如果一个人在过去对某一种或一组刺激做出的某一行动获得了报酬，那么目前的刺激和过去的刺激越是相似，这个人就越有可能做出与过去相同或类似的行动。

（3）价值命题，即如果某种行动带来的结果对一个人越有价值，则这个人就越有可能做出该种行动。所谓价值，是指某一资源使人得益的大小。霍曼斯认为，各种资源具有大小不同的价值。

（4）贬值-饱和命题，即一个人在近期越是经常地接受了某一回报，该回报在未来对他的价值就越小。这一命题对成功命题进行了限制。人们到了一定程度就不再需要某一回报了；这一回报对他来说效用大大降低了。

（5）寻衅-赞同命题。这由两个部分组成：第一，若一个人的行动没有得到预期酬赏或甚至受到没有预期的惩罚时，此人就会愤怒，他更可能采取寻衅行为；第二，若一个人的行动获得了预期的酬赏或得到的酬赏比预期的还多，或此人的行动没得到预期的惩罚，那他就会产生喜悦的心情，从而可能采取受赞同的行为。

霍曼斯对人类行为的分析是基于操作条件原理的，即人们倾向于重复那些收到回报的行为，而不重复那些受到惩罚的行为[25, 26]。

2. 布劳的交换理论

布劳的交换理论是从社会结构的原则出发考察人与人之间的社会交换过程。他与霍曼斯的观点不同的地方在于，他虽然也认为人们的行为是基于对获利的期望，但同时也承认，由人际关系和社会环境所规定的发生特性同样影响交换。布劳提出了交换行为存在的两个条件，即：①该行为的最终目标只有通过与他人的互动才能达到；②该行为必须采取有助于实现这些目的的手段[27]。他的主要观点是：①社会交换关系存在于关系密切的群体或社区中，是建立在相互信任的基础之上的。社会交换是一种有限的活动，它是个人为了获取回报而又真正得到回报的自愿性活动。②它区分了经济交换与社会交换、内在性报酬和外在性报酬的差别，引入了权力、权威、规范和不平等的概念，使交换理论得以在更大的范围内解释社会现象。

布劳认为，内在性报酬的社会交换主要是指社会交换活动的参与者把交换活动本身作为目的。而外在性报酬的社会交换，是指社会交换活动的参与者把交换看作实现更远目标的手段，它对人们合理选择交往伙伴提供了客观的独立标准。混合型的社会交换中既有内在性报酬，也有外在性报酬。

3. 蒂博特与凯利的相互依赖论

蒂博特和凯利的理论起源于社会心理学。他们和霍曼斯、布劳一样都认为人们总是寻求强化事例。在他们看来，社会交换的过程就是双方彼此提供能降低内驱力或满足彼此需要的资源的过程。而针对两个人之间的社会交换，他们提出了博弈原理。

蒂博特和凯利的理论中最有意思的部分是对人们如何评估人际关系的分析。他们认为，对人际关系的评估需要通过与两项标准进行比较而确定：一是比较水准，即某人觉得从某一关系中应该获取的回报大小及要付出的代价的高低。将眼下的关系产生的后果与比较水准进行比较，就决定了眼下的关系是否有吸引力，或是否令人满意。二是替代比较水准，即某人愿意从某一关系中获取的最低水平的回报大小，这又涉及此人能从其他替代关系中获取的回报大小，或涉及如不发生任何关系后果如何。将眼下的关系产生的后果与替代比较水准相比，则可知道这一关系的稳定性有多大[28]。

4. E.福阿与U.福阿的资源说

E.福阿与U.福阿的资源说把资源分为了六类：爱、服务、地位、信息、货物和金钱。他们认为，行为是受动机状态支配的；一旦资源量低于或超出最佳度，人们就有了采取某种行为的动机。资源量的最佳限度有上限和下限，上限是指人们对某一资源感到饱和从而激发将该资源与其他资源进行交换的动机，下限则是指人们对某一资源感到需要或不足因而激发了获取该资源的动机。当某人的资源高出最佳限度，他就有可能进入交换，从而获取其他资源。因为他拥有剩余的资源，所以具有潜在的权势。但是潜在的权势转变为真实的权势，其前提是他人需要这一资源。

E.福阿与U.福阿着眼于指导资源交换的规则，提出了两个命题：①每一人际行为都含有一项或多项资源的给予及（或者）拿取；②类似的资源之间的交换行为比不太相似的资源之间的交换行为更经常地发生。

5. E.沃尔斯特、贝尔谢德和G.沃尔斯特的公平说

沃尔斯特等的理论核心是：人是自私的，都按私利行事，即"人们总是试图最大限度地取得后果（即回报减去代价）"。因此，人们寻求最大限度的利益。

关于交换模式，公平说认为最佳利益的获取具有一定的灵活性，同时获取最佳利益的途径也经常受他人影响。社会群体可以在其成员之间逐渐建立一些公认的公平分配资源的体系，从而为自己获取最大限度的回报，因此，社会群体将逐渐形成这样的公平体系，并会促使其成员接受和遵守这样的体系。人们既有谋取利益的动机，又由于社会准则及在意对方的关注而注意关系中利益的公平分配[29]。

可以看到，尽管以上五种关于社会交换理论的观点出于不同的学科体系，研究视角上也存在差异，但是基本的思想是相通的，它们对人类行为所进行的假设也有很多相似之处，理论之间存在着相互补充和借鉴的地方，后来者往往是在前者的基础上进行更进一步的研究。

（二）交换理论的基本出发点

（1）人并不追求最大利润，但在与他人发生人际交往时总是试图得到一定利润；

（2）人并非是完全理性的，但他们在人际交往中的确进行成本和利润间的核算；

（3）人并不具备可供选择的完备信息，但他们认识到至少有些选择是评价成本和利润的基础；

（4）人经常在约束下行动，但他们在交易中寻求获利时仍然相互竞争；

（5）人们经常在交易中寻求获利，但当他们进入交换联系中时，受到其所拥有的资源的限制；

（6）在所有社会中，人们在明确规定的市场中的确进行着市场交易，但他仅仅是发生于所有实际社会环境中个体之间更为普遍的交换关系的特例；

（7）人们的确在交换中追求物质目标，但他们同时也流通和交换非物质的资源，如感情、服务和符号。

三、自我实现预言论

"自我实现预言"在人类社会中存在已久。它最初起源于"皮格马利翁效应"。1957年，罗伯特·默顿（Robert C.Merton）第一次提出了"自我实现预言"的概念，自此，人们逐渐开始认识到它在人类各个研究领域的价值和影响。

"自我实现预言"也被称为"皮格马利翁效应"，但二者又不完全一致，换言之，皮格马利翁的故事只有经过人们的加工、改造，才更符合自我实现预言的本义。皮格马利翁是古代神话中的一个雕刻家，他塑造了一个自己理想中的女子的象牙雕塑。这个雕塑如此美好，竟使皮格马利翁爱上了她，他向雅典娜祈求赋予雕塑生命，雕塑果真活了，与皮格马利翁幸福地生活在一起。人们讲述这个故事的时候，通常隐去了女神雅典娜的帮助，而只强调皮格马利翁的心向，他的强烈愿望使雕塑感动，结果使不可能的事情变成了可能。人们借用这个故事以说明人的期待效应[30, 31]。

默顿在 1957 年出版的《社会理论和社会结构》一书中，提出了"自我实现预言"的概念。他认为，"自我实现预言"是指"一个'错误的'情境定义，它引起了一种新的行为，这种新的行为使最初的'错误的'情境定义变成了'对的'"。于是，预言家将引用事件的实际过程作为证据说它一开始就是对的。

"自我实现预言"的概念一方面得到广泛认可，因为借它可以解释许多"自我实现预言"现象，但另一方面，它也受到了严重挑战。对"自我实现预言"最根本的质疑是，对它无法进行科学的验证及合乎逻辑的解释。例如，上面提到的一些研究，只能就个案展开，同时，对人类各个领域的"自我实现预言"的实验，也存在失败的情况。例如，在皮特（Frank J.Peter）1956 年的实验和弗劳尔斯（Charles Flowers）1966 年的实验中，教师的"自我实现预言"并未发生。因此，对于"自我实现预言"的验证问题，可以这样理解："自我实现预言"现象，其中包含的许多因素并不能够人为控制，所以"有意"、"制造"和"自我实现预言"并不能够完全成功，除了实验设计者无法控制外在的综合影响因素以外，人类对人类自身行为原因的研究，并没有发展到为这类实验提供理论依据的程度。

同时，"自我实现预言"也是逻辑无法解释的一个问题。因"自我实现预言"陷入了"自我参照"的怪圈之中。"自我参照"一般是指在语言环境中的一种陈述，这种陈述涉及（陈述）自身或包含着对（陈述）自身的解释。"自我参照"一般有两种情况：一种情况是这种陈述是多余的。例如，"这是一个汉语句子"。在这个句子中，"这是一个汉语句子"的意义已经包含在句子的形式里了，不言自明。另一种情况是陈述明显是矛盾的或错误的。例如，"这是一个英语句子"。从这个句子本身来判断，它的形式证明了这是一个汉语句子，但它的意义却说明这是个英语句子。这就产生了错误和矛盾，发生了自身无法证明自身的奇怪现象。在更一般的意义上，"自我参照"被包含在一种描述中，这种描述涉及某事物，这种事物影响、控制或者具有更改描述的形式或描述的有效性的力量。"自我参照"具有自我验证性，即使验证的结果是多余的或自相矛盾的。在非语言的情境中，"自我实现预言"正符合"自我参照"的这种一般意义。根据默顿的定义可知，一开始的情境定义就是起到影响、控制或者具有更改描述的形式或描述的有效性的力量。这种"错误的"情境定义引起"对的"结果，那么整个事件发展的过程就被用来验证这个结论。所以，"自我实现预言"具有"自我参照"的特点，很难用逻辑的方法进行解释和验证。

趣味阅读：

　　1911 年，一项关于一匹名叫"聪明的汉斯"的马的研究，揭开了 20 世纪自我实现预言研究的序幕。这匹马能进行加、减、乘、除的运算，并能拼写和解决一些问题（包括音乐的节拍）。与其他经过训练的动物相比，"聪明的汉斯"的奇特之处在于它能够在主人不在场的情况下，单独回答任何人的问题。研究者发现，"聪明的汉斯"回答问题时很有趣：当提问者提出问题后，把头向前倾的时候，"聪明的汉斯"就开始用蹄轻叩，当提问者站直了，或眼眉上挑，甚至鼻孔轻微扩张时，它就会停止叩击。在某些情况下，"聪明的汉斯"回答不出来问题，如，它看不到提问者或者提问者自己不知道问题的答案时。研究者的解释如下：人们通过身体的信号向"聪明的汉斯"传递他们的期望，"聪明的汉斯"接收到了这些信号（即使信号很微弱）。它的聪明之处仅仅在于使自己的行为符合人们的期望。这项研究说明了人们的期待对这匹马的影响力。

　　至 1971 年，美国哈佛大学的社会心理学家罗伯特·罗森塔尔（Robert Rosenthal）的一项实验再次证明了"自我实现预言"的存在及其影响力。实验前，罗森塔尔告诉学生，他培育了一种高智商老鼠，这种老鼠在迷宫中跑得很快。实验过程：从普通老鼠中随机抽取一部分老鼠分给小组中的学生。告诉其中一半学生，他们分得的是聪明的老鼠；告诉另一半学生，他们分得的是笨老鼠。实验结果是，所谓的"聪明老鼠"在跑迷宫的实验中每日进步很快，并且越跑越快，越跑越准确；所谓的"笨老鼠"，在起点所耗的时间占实验时间的 29%，而"聪明老鼠"在起点所耗的时间仅占实验时间的 11%。实验结果显示，"聪明老鼠"的成绩好于"笨老鼠"。研究结论是，学生在无意识的情况下把自己的预期传递给了老鼠。这种心理预期同时导致了学生的不同心理感受和外显行为。例如，与"聪明老鼠"一组的学生报告说他们感觉非常放松，他们对待老鼠很温柔，而且对实验很有热情；另一组学生的感受则与前一组相反。在这个实验中，"自我实现预言"主要体现在老鼠的行动与学生对它们的预期相一致。

参 考 文 献

[1]　胡矢雯，吴伟民. 新课程教学中的师生互动[M]. 上海：百家出版社，2007：1.

[2]　罗刚，林思杳，何文涛，等. 基于 iFIAS 分析的信息化课堂师生互动研究——以广西区域高中英语信息化课堂为例[J]. 现代教育技术，2017，27（12）：75-81.

[3]　赵汝成，鲍勇. 基于社会学理论的医患互动[J]. 中国社会医学杂志，2009，26（6）：326-328.

[4]　赵光红. 医患互动中的典型类型及特征——对我院 72 名医患人员的访谈调查[J]. 医学与社会，2001，14（3）：45-47.

[5]　毛晓. 20 世纪符号互动论的新视野探析[J]. 国外社会科学，2001，（3）：13-17.

[6]　侯钧生. 西方社会学理论教程[M]. 天津：南开大学出版社，2001.

[7]　贾春增. 外国社会学史[M]. 北京：中国人民大学出版社，2000.

[8]   Magill F N. International Encyclopedia of Sociology—Symbolic Interaction [M]. Pasadena：Salem Press Inc，1997.

[9]   李伯聪. 符号世界与符号异化[J]. 哲学研究，1998，（7）：10-15.

[10]   刘少杰. 后现代西方社会学理论[M]. 北京：社会科学文献出版社，2002.

[11]   丁道群. 解释学与西方心理学的发展[J]. 湖南师范大学教育科学学报，2002，（2）：108-112，119.

[12]   黎民，张小山. 西方社会学理论[M]. 武汉：华中科技大学出版社，2005.

[13]   沃野. 评两种符号互动主义的方法论[J]. 学术研究，2000，（2）：50-51.

[14]   宋蜀华，白振声. 民族学理论与方法[M]. 北京：中央民族大学出版社，2003.

[15]   钟年. 我国民族学发展中的缺憾 [J]. 社会科学战线，1994，（4）：251-255.

[16]   公维军，孙凤娟. 论民族学方法论体系与"民族学中国化" [J]. 牡丹江大学学报，2013，22（12）：122-124.

[17]   黑格尔. 历史哲学[M]. 王造时，译. 上海：上海书店出版社，2001.

[18]   刘岳，张玉忠. 常人方法学理论探析[J]. 哈尔滨市委党校学报，2002，（22）：28-32.

[19]   土晴锋. 重返戈夫曼的拟剧论与自我分析——一种社会批判的路径[J]. 山西师大学报（社会科学版），2017，44（5）：33-38.

[20]   Goffman E. The Presentation of Self in Everyday Life[M]. Garden City，New York：Doubleday，1959.

[21]   田雅楠. 戈夫曼"拟剧论"的再思考——从《日常生活中的自我呈现》谈起[J]. 中国报业，2017，（8）：83-84.

[22]   杜波伊斯 W P. 黑人的灵魂. 维群，译. 北京：人民文学出版社，1959.

[23]   庄家炽. 参照群体理论评述[J]. 社会发展研究，2016，3（3）：184-197，245-246.

[24]   默顿 R. 社会理论和社会结构. 唐少杰，齐心，译. 南京：译林出版社，2006.

[25]   Homans G C. Social behavior as exchange[J]. American Journal of Sociology，1958：597-606.

[26]   Homans G C. Social Behavior：Its Elementary Forms[M]. New York：Harcourt Brace and World，1961.

[27]   Blau P M. Exchange and Power in Social Life[M]. New York：John Wiley and Sons，1964.

[28]   Thibaut J W，Kelly H. The Social Psychology of Groups[M]. New York：Wiley，1959.

[29]   王依玲. 社会交换论视角下的网络社区交往[D]. 南京：南京大学，2012.

[30]   侯瑞华. "自我实现预言"对学生发展之影响[J]. 齐齐哈尔大学学报（哲学社会科学版），2006，57（3）：148-150.

[31]   刘轶. 自我实现预言在大学教育的运用研究[J]. 才智，2015，（26）：170.

第四章　互动机制研究方法及理论模型

本章在连续性理论和社会互动理论的基础上，对基于服务连续性的农村卫生服务网络互动机制模型的研究方法进行论述，主要包括结构方程模型、利益相关者分析、社会网络分析及 IDEF 方法，以便读者更好地理解。

第一节　结构方程模型

结构方程模型最初是应用于社会学、教育学、经济学、生物学等学科的一种基于统计分析技术的研究方法学，但是随着医学模式的不断发展及向社会-心理-生理模式的转变，其在研究过程中出现了常规模型方法无能为力的现象，因此引入了结构方程模型的方法并显示出其在医学领域分析的巨大优势，该方法又逐渐被引入到卫生管理领域，为卫生政策等研究提供了新的方向与思路。

一、结构方程模型的产生及概述

结构方程模型（structural equation model，SEM）也称协方程结构模型（covariance structure model，CSM）或线性结构模型（linear stuctural relations model，LSRM），是一门基于统计分析技术的研究方法学，可用于复杂的多变量研究数据分析，自 20 世纪 70 年代初瑞典统计学家 Karl G. Joreskog 提出后，近年来发展迅速，被称作统计学三大进展之一[1]。目前结构方程被广泛应用于社会学、教育学、经济学、生物学、医学及传统的分析非实验性或准实验性数据领域。结构方程模型是一种建立、估计和检验因果关系模型的方法。模型中既包含有可观测的显在变量，也可能包含无法直接观测的潜变量。结构方程模型可以替代多重回归、通径分析、因子分析、协方差分析等方法，清晰分析单项指标对总体的作用和单项指标间的相互关系。

随着医学模式向社会-心理-生理模式的转变，在医学研究领域也出现了许多社会学和心理学的指标，这些指标常常是不可直接观测的潜变量，或者其测量结果是存在误差的，传统的线性回归等统计分析方法对其显得无能为力。结构方程模型弥补了传统统计方法的不足，它既可研究可观测变量，又可研究不能直接观测的变量（隐变量）；它不仅能研究变量间的直接作用，还可研究变量间的间接作用，通过路径图直观地显示变量间的关系；通过结构方程模型研究者可构建出隐变量间的关系，并验证这种结构关系是否合理[2]。正因为结构方程的巨大优势，所以该方法被逐步引入卫生管理领域，用以研究和探讨卫生服务、医疗费用、卫生投入绩效、健康行为及心理等方面的影响因素，为卫生政策及体系研究提供了新的思路与方法。

二、结构方程模型的基本原理

结构方程模型包括测量模型（measurement model）与结构模型（structural model）。测量模型部分求出观察指标与潜变量之间的关系；结构模型部分求出潜变量与潜变量之间的关系。在结构方程模型中，对于所研究的问题，无法直接测量的现象记为潜变量（latent variable）或称隐变量；可直接测量的变量记为观测变量（manifest variable）或显变量[3]。

（一）测量模型

一般由两个方程式组成，分别规定了内生潜变量 Z 和内生显变量 Y 之间，以及外生潜变量 a 和外生显变量 X 间的关系，分别用方程表示为

$$Y = \Lambda_Y Z + k \tag{4-1}$$

$$X = \Lambda_X a + W \tag{4-2}$$

式中，Y 为 $q \times 1$ 阶内生观测变量；X 为 $p \times 1$ 阶外生观测变量；Z 为 $n \times 1$ 阶内生潜变量（即潜在的因变量）；a 为 $m \times 1$ 阶外生潜变量（即潜在的自变量）；Λ_Y 为 $q \times n$ 阶矩阵，是内生观测变量 Y 在内生潜变量 Z 上的因子载荷矩阵；Λ_X 为 $p \times m$ 阶矩阵，是外生观测变量 X 在外生潜变量 a 上的因子载何矩阵；W 为 $p \times 1$ 阶测量误差变量，k 为 $q \times 1$ 阶测量误差变量，W、k 表示不能由潜变量解释的部分[4]。

（二）结构模型

结构模型主要表示潜变量之间的关系。它规定了所研究的系统中假设的外生潜变量和内生潜变量之间的因果关系，用方程表示为

$$Z = UZ + \Gamma_a + b \tag{4-3}$$

式中，Z 为内生潜变量；a 为外生潜变量；U 为内生潜变量 Z 的系数矩阵，也是

内生潜变量间的通径系数矩阵；Γ 为外生潜变量 a 的系数矩阵，也是外生潜变量对相应内生潜变量的通径系数矩阵；b 为残差变量，是模式内未能解释的部分[5]。

结构方程模型假设：①测量方程误差项 k、W 的均值为零；②结构方程残差项 a 的均值为零；③误差项 k、W 与因子 Z、b 之间不相关，k 与 W 不相关；④残差项 b 与 a、k、W 之间不相关。

三、结构方程模型的建模及分析步骤

结构方程模型的建立过程有四个主要步骤，即模型构建（model specification）、模型拟合（model fitting）、模型评价（model assessment）及模型修正（model modification）[6]。

（一）模型构建

首先利用结构方程模型分析变量的关系，根据专业知识和研究目的，构建出理论模型，然后用测得的数据去验证这个理论模型的合理性。模型建构包括指定：①观测变量与潜变量的关系；②各潜变量间的相互关系；③在复杂的模型中，可以限制因子负荷或因子相关系数等参数的数值或关系。

（二）模型拟合

结构方程模型分析中的模型拟合目标是，使模型隐含的协方差矩阵即模型的"再生矩阵"与样本协方差矩阵尽可能地接近。模型拟合中的参数估计方法有许多种，每种方法有自己的优点和适用情况。常用的参数估计方法包括：不加权的最小二乘法、广义最小二乘法、极大似然法、一般加权最小二乘法、对角一般加权最小二乘法等。目前极大似然法是应用最广的参数估计方法。

（三）模型评价

评价一个刚建构成或修正的模型时，主要检查：①结构方程的解是否适当，包括迭代估计是否收敛、各参数估计值是否在合理范围内；②参数与预设模型的关系是否合理；③检视多个不同类型的整体拟合指数，如绝对拟合指数有 x^2、RMSEA（root mean square error of approximation，近似误差均方根）、SRMR（standardized root mean square residual，标准化残差均方根）、GFI（goodness of fit index，拟合优度指数）、AGFI（adjusted goodness of fit index，调整拟合优度指数），以及 NNFI（non-normed fit index 非范拟合指数）、NFI（normed fit index，赋范拟合指数）、CFI（comparative fit index，比较拟合指数）等，以衡量模型拟合程度[7]。

（四）模型修正

模型的修正主要包括：①依据理论或有关假设，提出一个或数个合理的先验模型；②检查潜变量与指标间的关系，建立测量方程模型；③若模型含多个因子，可以循序渐进，每次只检验含两个因子的模型，确立测量模型部分合理后，最后再将所有因子合并成预设的先验模型，作总体检验；④对每一模型，检查标准误、标准化残差、修正指数、参数期望改变值及各种拟合指数，据此修改模型[8]。

四、结构方程模型的优点与不足

结构方程模型的重要性就在于结构方程模型具有传统统计分析模型所不具有的许多优点，概括起来，结构方程模型有以下优点。

（一）结构方程模型可以同时处理多个多组因变量

结构方程模型可以同时考虑并处理多个因变量，在传统的回归分析或路径分析中，就算统计结果的图标中展示了多个因变量，但实际在计算回归系数或路径系数时，还是对每一个因变量逐一进行计算。所以，图表显示虽好像是同时考虑了多个因变量，但实际计算对某一个因变量的影响或关系时，都忽略了其他因变量的存在及其他因变量对该变量的影响。

（二）结构方程模型允许自变量和因变量含有测量误差

像顾客满意度、态度、行为等不可直接准确测量的潜变量，往往含有误差，这种误差也是很难避免的。研究人员不能简单地用某个单个指标去测量它。就像前面所说到的那样，用结构方程模型去进行这类问题的分析，容许自变量和因变量都含有测量误差。潜变量也可以用多个指标去测量。用传统的统计分析方法计算的潜变量（如用指标的均值作为潜变量的观测值，含有误差）间的相关系数与用结构方程模型分析所计算得出的潜变量（通过测量方程排除了误差部分）间的相关系数其差别可能很大。显然，这种差距的大小取决于潜变量与其指标间的关系强弱。

（三）结构方程模型能同时估计因子间的结构和因子间的关系

假设需要了解潜变量之间的相关性，每个潜变量都用多个指标去测量，那传统上所使用的一个常用的分析方法就是对每个潜变量先用因子分析法计算潜变量与指标间的关系（即因子负荷），进而得到因子得分，作为潜变量的观测值。在得到这个观测值后，可以用这个观测值去计算因子得分的相关系数，计算得到的这个相关系数可以把它作为潜变量之间的相关系数[9]。这两个步骤是相互独立的。上述的两个步骤是同时进行的，即潜变量与测量指标之间的关系和潜变量与潜变量之间的关系同时考虑。

（四）结构方程模型允许更大弹性的测量

用传统的统计建模方法，研究人员在进行统计确立以后。也就是说，传统的统计建模分析是在我们确定统计模型的基础上进行的，如果要调整模型，那么研究人员就只有进行重新设计，重新计算分析，前面所做的工作就没有什么作用了。并且传统上的统计分析方法，只允许一个指标从属一个单一的因子。相比较来说，结构方程模型就不是这样了。结构方程模型的建模分析过程本身就是一个动态的过程。研究中所作的每一次的计算分析，都是在为基于原始模型的模型调整来做的[10]。每一次计算分析的结果都是下一次进行模型调整的依据。研究人员要根据每一次的计算，以及自身的经验或对问题的具体认识去改变指标与因子间的关系。并且，在结构方程模型中，一个指标可以从属于多个因子。举个例子来说，让学生去做用英语写的数学试卷，去测量学生的数学能力。那显然学生的这个数学得分既反映了学生的数学能力，同时也反映了学生的英语能力。如果用传统的因子分析法，是很难处理这样的一个指标同时从属于多个因子（两个以上）的复杂模型的。

（五）结构方程模型能估计整个模型的拟合程度

结构方程模型，是路径分析和因子分析的综合。在传统的路径分析中，只估计每一个路径（变量间关系）间的关系情况。而在结构方程模型中，除了上述参数的估计外，还可以先通过设计不同的模型来对同一个样本数据进行拟合，然后通过比较这些拟合结果去判断哪一个模型更能反映样本数据所呈现的关系，从而得到最优的拟合模型，也得到了最符合事实的模型解释。

尽管结构方程模型在处理多变量数据上存在巨大的优势，但其仍然有其局限性，具体体现在以下几个方面。

（1）在 SEM 的应用早期由于其自身的相对复杂性和不完善性，研究者未能准确把握其内涵，因而出现了误用并把统计结果作为确定因果关系方向的证据，这显然是本末倒置。又因为 SEM 对模型的接受没有统一标准，所以在有等价模型的情况下研究者很难拒绝某些模型，这也给模型选择带来了困难。

（2）影响 SEM 解释能力的主要问题是指定误差，但 SEM 程序目前还不能对指定误差加以检验。如果模式未能正确指定概念间的路径或者没有指定所有的关键概念，就可能会引起指定误差。当模型含有指定误差时该模型可能与样本数据拟合很好，但与样本所在的总体可能拟合得并不好。这时，如果用样本特征推论总体就会犯以偏概全的错误。

（3）SEM 对样本容量的要求较高，也要求模型必须满足识别条件并且它不能处理真正的分类变量。

总之，尽管 SEM 的优点是主要的，但其局限也不容忽视，它也还有待于进一步的发展和完善。

本书以居民对医疗服务利用的多个维度数据为因变量，包括连续性医疗服务预期、多机构服务利用情况、服务利用满意度，以居民的个人基本情况、家庭情况，医疗资源利用基础情况、个人就医理念、健康状况，以及其他社会影响因素为自变量构建结构方程模型，探讨居民对当前医疗服务的基本利用情况及对连续性医疗服务的认知，为连续性医疗服务机制的建立提供切合点与依据。

第二节　利益相关者分析

利益相关者理论是 20 世纪 60 年代开始逐步在西方国家中发展起来的，"利益相关者"一词最早见于《战略管理——利益相关者方法》一书，作者弗里曼还提出了利益相关者管理理论，同时也提出了利益相关者的概念。该理论产生之初主要是针对营利性组织所创造的一种管理理论，后被广泛应用于各个领域。从利益相关者的角度对不同的主体及其定位、诉求进行鉴别分析，为卫生管理领域开创了一个全新的方向与角度。

一、利益相关者概念的界定

虽然利益相关者理论发展至今已有多年，但关于概念的界定问题，至今没有一个得到普遍的认同。1695 年，美国学者安索夫（Ansoff）最早将该词引入管理学界和经济学界，认为要制定一个理想的企业目标，必须平衡考虑企业的诸多利益相关者之间相互冲突的索取权，他们可能包括管理者、工人、股东、供应商及分销商。米切尔（Mitchell）、格尔（Agle）和伍德（Wood）对 30 种利益相关者的定义进行了归纳和分析，总的来看有广义和狭义之分，广义的概念能够为企业管理者提供一个全面的利益相关者分析框架；而狭义的概念则指出哪些利益相关者对企业具有直接影响从而必须加以考虑。其中，比较有代表性的是弗里曼与克拉克森的表述，弗里曼认为"利益相关者是能够影响一个组织目标的实现，或者受到一个组织实现其目标过程影响的人"，这个概念强调利益相关者与企业的关系，当然这个概念对利益相关者的界定十分广泛，股东、债权人、雇员、供应商、顾客、甚至社区、环境、媒体等对企业活动有直接或间接的影响的都可以看作利益相关者。克拉克森认为"利益相关者在企业中投入了一些实物资本、人力资本、财务资本或一些有价值的东西，并由此而承担了某些形式的风险；或者说，他们因企业活动而承受风险"。这个表述不仅强调利益相关者与企业的关系，也强调了专用性投资。国内学者贾生华、陈宏辉结合了上述二者的观点，认为"利益相关者是指那些在企业中进行了一定的专用性投资，并承担了一定风险的个体和群体，其活动能够影响该企业目标的实现，或者受到企业实现其目标过程的影响"。这一概念既强调专用性投资，又强调利益相关者与企业的关联性，有一定的代表性[11]。

综合以往学者对于利益相关者的界定，我们对于利益相关者的定义是：企业的利益相关者是指影响企业的生存和发展（直接的或者间接的），同时又能被企业经营活动所能影响的企业内部或者外部的个人或群体。虽然利益相关者界定的定义诸多，但是在理论的实际应用过程中，具体的利益相关者还要参考实际情况进行划分。

二、利益相关者理论的发展历程

利益相关者理论的萌芽始于多德，但利益相关者作为一个明确的理论概念是在 1963 年由斯坦福研究所提出的。利益相关者观点经安索夫为代表学者的开创性研究，弗里曼、布莱尔、米切尔等学者的共同发展后已经形成了比较完善的理论框架，并在实际应用中取得了较好的效果[12]。纵观利益相关者理论的发展历程，将利益相关者理论划分为以下三个阶段。

（一）利益相关者理论的"影响企业生存"阶段

自 1963 年斯坦福研究所提出利益相关者定义，至 1984 年弗里曼的《战略管理——利益相关者方法》出版之前，归结为利益相关者的"影响企业生存"阶段。在这个阶段，学者研究的重点集中于谁是企业的利益相关者、利益相关者参与企业治理的基础和合理性等问题，"企业依存"观点对利益相关者的内涵和利益相关者参与治理基础的研究是具有重要意义的。这种观点与当时的公司社会责任的观点不谋而合，认为社会责任是公司实现目标的限制条件。在该阶段，学者并没有将社会责任上升为公司战略要素的高度，对其研究也没有涉及利益相关者的重要性问题。

（二）利益相关者理论的"实施战略管理"阶段

把利益相关者方法应用于战略管理研究始于弗里曼。他在其经典著作《战略管理——利益相关者方法》中提出，利益相关者的"战略管理"观点应强调利益相关者对企业战略分析、规划和实施的影响，从对企业影响的角度定义利益相关者，肯定企业战略管理中的利益相关者参与的重要性。弗里曼及其后继研究者将利益相关者理论推到了前所未有的高度，利益相关者的观点已经融合到了现代企业战略管理中，并在公司事务中扮演着越来越积极的作用。

（三）利益相关者理论的"参与所有权分配"阶段

针对利益相关者定义过于宽泛和"刚性"的指责，近来的研究侧重从更为全面、广阔的视角定义利益相关者。从公司治理和组织理论角度的利益相关者研究是近年来极为活跃的领域，其源头是利益相关者是否可以分享企业的所有权。对于利益相关者分享企业的剩余控制权和剩余索取权的争论较大，但后继者如威廉姆森、布莱尔等学者的研究认为，企业的本质是市场不能完全复制的专用性资产的联结，这就为利益相关者参与企业治理奠定了基础。

三、利益相关者的划分

企业的利益相关者包括股东、企业员工、债权人、供应商、零售商、消费者、竞争者、中央政府、地方政府及社会活动团体、媒体等。"简单地将所有的利益相关者看成一个整体来进行实证研究与应用推广，几乎无法得出令人信服的结论"。那么，如何对这些利益相关者进行分类呢？目前，国际比较通用的是多锥细分法和米切尔评分法[13]。

（一）多锥细分法

"企业的生存和繁荣离不开利益相关者的支持，但利益相关者可以从多个角度进行细分，不同类型的利益相关者对于企业管理决策的影响以及被企业活动影响的程度是不一样的。"20世纪90年代中期，国内外很多专家和学者采用多锥细分法从不同角度对利益相关者进行了划分。弗里曼认为，利益相关者由于所拥有的资源不同，对企业产生不同影响。他从三个方面对利益相关者进行了细分。

（1）持有公司股票的一类人，如董事会成员、经理人员等，称为所有权利益相关者；

（2）与公司有经济往来的相关群体，如员工、债权人、内部服务机构、雇员、消费者、供应商、竞争者、地方社区、管理结构等，称为经济依赖性利益相关者；

（3）与公司在社会利益上有关系的利益相关者，如政府机关、媒体及特殊群体，称为社会利益相关者。

弗雷德里克从利益相关者对企业产生影响的方式来划分，将其分为直接的和间接的利益相关者。直接的利益相关者就是直接与企业发生市场交易关系的利益相关者，主要包括股东、企业员工、债权人、供应商、零售商、消费商、竞争者等；间接的利益相关者是与企业发生非市场关系的利益相关者，如中央政府、地方政府、外国政府、社会活动团体、媒体、一般公众等。查卡姆（Charkham）按照相关群体是否与企业存在合同关系，将利益相关者分为契约型和公众型利益相关者两种。

Wheeler从相关群体是否具备社会性，以及与企业的关系是否直接由真实的人来建立两个角度，比较全面地将利益相关者分为以下四类。

（1）主要的社会利益相关者，他们具备社会性和直接参与性两个特征。

（2）次要的社会利益相关者，他们通过社会性的活动与企业形成间接关系，如政府、社会团体、竞争对手等。

（3）主要的非社会利益相关者，他们对企业有直接的影响，但却不作用于具体的人，如自然环境等。

（4）次要的非社会利益相关者，他们不与企业有直接的联系，也不作用于具体的人，如环境压力集团、动物利益集团等。

（二）米切尔评分法

米切尔评分法是由美国学者米切尔和伍德于1997年提出来的，它将利益相关者的界定与分类结合起来。此方法认为，企业所有的利益相关者必须至少具备合法性、权利性及紧迫性三个属性中的一种。依据他们从这三个方面对利益相关者进行评分，根据分值来将企业的利益相关者分为三种类型：

（1）确定型利益相关者，同时拥有合法性、权力性和紧迫性[14]。他是企业首要关注和密切联系的对象，包括股东、雇员和顾客。

（2）预期型利益相关者，拥有三种属性中任意两种。同时拥有合法性和权利性，如投资者、雇员和政府部门等；同时拥有合法性和紧急性的群体，如媒体、社会组织等；同时拥有紧急性和权利性的，却没有合法性的群体，如一些政治和宗教的极端主义者、激进的社会分子，他们往往会通过一些比较暴力的手段来达到目的。

（3）潜在型利益相关者，他们只具备三种属性中的其中一种。

米切尔评分法，能够用于判断和界定企业的利益相关者，操作起来比较简单，是利益相关者理论的一大进步。国内一些学者也从利益相关者的其他属性对其进行了界定和划分。万建华、李心合从利益相关者的合作性与威胁性两个方面入手，将利益相关者分为支持型利益相关者、混合型利益相关者、不支持型利益相关者及边缘的利益相关者[15-17]。陈宏辉则从利益相关者的主动性、重要性和紧急性三个方面，将利用相关者分为核心利益相关者、蛰伏利益相关者和边缘利益相关者三种类型[18]。

四、利益相关者理论存在的缺陷与不足

（一）传统的企业理论认为，企业的唯一目标就是"实现经济利润最大化"

利益相关者理论的出现，分散了企业的经营目标，除了经济上的目标以外，企业也必须承担社会、政治上的责任。这很可能会导致企业陷入"企业办社会"的僵局。一旦利益相关者理论被大众所接受，企业的行为势必受到框架限制，企业无形中被套上公益色彩，结果很可能会导致企业经济利润上的损失[19]，更有可能让企业陷入一种顾此失彼的境地，如企业实现了经济利润的最大化，却又照顾不到社会责任；若过多地考虑到社会责任，又会让对手有可乘之机，丧失了经济上的优势。

（二）利益相关者的界定过于宽泛，利益相关者的边界不明确

虽然国内外很多专家和学者都对利益相关者的界定和划分阐述了自己的看法，但大部分都只是停留在探讨和假设阶段。从涉及的十几种利益相关者来看，

孰轻孰重，也不得而知。到目前为止，还找不到一种理论和方法能够定量的衡量众多利益相关者的权重。

（三）如何将利益相关者理论运用于实践

国内很多学者从多方面对利益相关者可行性进行了分析和探讨，从理论上证明利益相关性理论可行。不过，由于利益相关性理论本身的不完善，实在是难以进行实践。例如，理论中所涉及的利益相关者太多太杂，仅顾客这一项，要想将他们进行集中起来采取行动是不可能的。

很多学者提出的利益相关者参与公司的治理这一提法，目前为止也不具备可操作性。虽然弗里曼提出了支持利益相关者如何参与公司治理的"利益相关者授权法则"，理论的实施过程需要操作人对利益相关者理论及参与基础有比较深的认识。再则，这些参与机制的实现可能本身就存在缺陷。

本书，将医疗服务的组织者（政府）、支付者（新农合）、提供者（县、乡、村三级医疗机构）和利用者（患者）定义为不同的利益相关者，确立权力/利益矩阵，探索其行为特征的相互作用，研究其利益冲突点和相应的约束关系，从而理清建立连续性医疗服务机制所面对的主要问题及各方利益诉求。

第三节　社会网络分析

社会网络分析方法是将如中心性分析、凝聚子群分析等方法应用到卫生管理领域的研究中，在一定程度上能更加清晰地把握卫生服务网络活动中不同主体之间的互动关系及网络结构等，对于研究农村卫生服务网络中的互动要素、条件、机制等具有巨大的优势。

一、社会网络分析概述

社会网络分析方法是由社会学家根据数学方法、图论等发展起来的定量分析方法，近年来，该方法在职业流动、城市化对个体幸福的影响、世界政治和经济体系、国际贸易等领域广泛应用，并发挥了重要作用。社会网络分析是社会学领域比较成熟的分析方法，社会学家利用它可以比较得心应手地来解释一些社会学问题[20]。许多学科的专家如经济学、管理学等领域的学者们在新经济时代——知识经济时代，面临许多挑战时，开始考虑借鉴其他学科的研究方法，社会网络分析就是其中的一种。

网络指的是各种关联，而社会网络（social network）即可简单地称为社会关系所构成的结构。社会网络分析（social network analysis，SNA）问题起源于物理学中的适应性网络，通过研究网络关系，有助于把个体间关系、"微观"网络与大规模的社会系统的"宏观"结构结合起来，是 20 世纪 70 年代以来在社会学、心理学、人类学、数学、通信科学等领域逐步发展起来的一个研究分支。

从社会网络的角度出发，人在社会环境中的相互作用可以表达为基于关系的一种模式或规则，而基于这种关系的有规律模式反映了社会结构，这种结构的量化分析是社会网络分析的出发点。社会网络分析不仅仅是一种工具，更是一种关系论的思维方式，可以利用来解释一些社会学、经济学、管理学等领域问题。近年来，该方法在职业流动、城市化对个体幸福的影响、世界政治和经济体系、国际贸易等领域广泛应用，并发挥了重要作用。

构成社会网络的主要要素有以下几方面。

行动者（actor）：这里的行动者不但指具体的个人，还可指一个群体、公司或其他集体性的社会单位。每个行动者在网络中的位置被称为"结点"（node）。

关系纽带（relational tie）：行动者之间相互的关联即关系纽带。人们之间的关系形式是多种多样的，如亲属关系、合作关系、交换关系、对抗关系等，这些都构成了不同的关系纽带。

二人组（dyad）：由两个行动者所构成的关系。这是社会网络的最简单或最基本的形式，是我们分析各种关系纽带的基础。

三人组（triad）：由三个行动者所构成的关系。

子群（subgroup）：指行动者之间的任何形式关系的子集。

群体（group）：其关系得到测量的所有行动者的集合。

社会网络分析是对社会网络的关系结构及其属性加以分析的一套规范和方法。它又被称为结构分析法（structural analysis），因为它主要分析的是不同社会单位（个体、群体或社会）所构成的社会关系的结构及其属性。

从这个意义上说，社会网络分析不仅是对关系或结构加以分析的一套技术，还是一种理论方法——结构分析思想。因为在社会网络分析学者看来，社会学所研究的对象就是社会结构，而这种结构即表现为行动者之间的关系模式。社会网络分析家巴里·韦尔曼（Barry Wellman）指出："网络分析探究的是深层结构——隐藏在复杂的社会系统表面之下的一定的网络模式。"[21]例如，网络分析者特别关注特定网络中的关联模式，如何通过提供不同的机会或限制，从而影响到人们的行动。

二、社会网络分析的发展历程

（一）社会网络分析的起源

斯科特（Scott）认为社会网络分析理论起源于两组不同的研究学者。第一组由一批在 20 世纪 30 年代逃离德国的顶尖学者构成：雅各布·莫雷诺（Jacob Moreno）、弗里茨·海德（Fritz Heider）和库尔特·勒温（Kurt Lewin）。他们最初关注组织思维模式的结构，进而开始研究非正式关系的结构模式。莫雷诺利用他的"社会测量图示"，用线条、点、箭头展现社会结构图示的方法绘制了这一结构。随后这一研究被称为社会计量学，至今依然是许多社会网络方法的基础。第二组是同样工作在 20 世纪 30 年代的 Hawthorne 研究小组，认识到非正式组织对于理解其所做实验结果的重要性后，研究人员运用社会测量图示来表示银行接线室的非正式关系，但并没有直接的证据表明 Hawthorne 有借鉴到莫雷诺的研究工作[22]。

尽管 Hawthorne 实验对理解非正式小组做出了贡献，但研究人员还是停留在对社会网络的描述层面，因为他们并不清楚这样的网络如何影响具体行为。但是他们对于切斯特·巴纳德（Chester Barnard）、梅奥（Mayo）等，以及对于非正式组织的概念的影响是显而易见的。例如，在功能上，巴纳德定义了非正式组织为"个人联系与相互作用的聚集和相关联的人"[23]。对巴纳德而言，非正式组织是"无形的多种密度的集合，而密度的区别则是外部因素对人们地理上亲疏程度的影响或者正式目的的不同"。他意识到非正式组织产生于人与人之间重复的习惯性的交往，非计划性的成长和发展。然而，尽管有莫雷诺的社会测量图示、巴纳德的关于非正式组织的理论，以及勒特利斯贝格尔（Roethlisberger）的关于他们在 Hawthorne 实验中的重要性的报告，非正式关系的结构仍然处于严密分析的领域之外，没有相关工具可以用来进行超越抽象和概念的讨论。

（二）社会网络分析的发展

20 世纪 40 年代初期，社会网络分析仍然既不被认同为一种理论视角，也不被认同为一种收集和分析数据的技术。1945 年，勒温赴麻省理工学院组建了群体动力学研究中心，在麻省理工学院的 4 年时间内，他带领他的学生们进行设计并研究了如领导权、群体凝聚力、群体生产能力、群体资格对其成员的影响效果、合作和竞争、群体内关系、群体内部的交往和传递及社会知觉等。其后的发展中，密歇根大学的研究中引入了数学的图论。1949 年邓肯·卢斯（Duncan Luce）和佩罗（Perry）在论文中给出了"派系"的正式定义。在 Bavelas 的领导下，他们发展出一种正式模型，画出社会结构的图论图形，设计实验，收集关于效率、士气和对领导认知度的实验材料。

此后社会网络学科进入了另一段重要的发展时期。在人口学方面，哈格斯塔兰（Hagerstarand）的研究工作提供了一种人口模型，该模型探讨了一些理论问题并试图解释对象在物理空间中的传递，虽然哈格斯塔兰的机构性研究具有突破性，但其影响在很大程度上仅限于人口学领域。兰道（Landau）致力于提出正式的支配层次模型，他于 1953 年发表的论文至今仍然被"分值序列"领域的数学家经常引用。哥伦比亚大学的拉扎斯菲尔德（Lazarsfeld）和默顿于 1948 合作发表了一篇关于交往方面的文章。6 年之后，他们合作写了一篇关于友谊形成的重要文章，其学生科尔曼（Coleman）、卡茨（Katz）和曼泽尔（Menzel）对药物信息在医生之间的传播中的人际关系因素进行了经典的研究[24]，布劳提出了"同质性"；卡杜辛（Kadushin）对"社会圈"这个概念进行了推广和限定，他们的研究建立在网络数据基础上，尤其是基于矩阵重置的图来展示数据，他们的大多数研究工作设计的目的是为了构建数学模型。

拉德克里夫·布朗也是为社会网络研究做出贡献的重要人物，他是剑桥大学首位社会人类学教授，弗思（Firth）曾这样评价布朗在该领域的研究工作："他提出了社会结构这个概念，把它看成是分析中的一个核心命题……他的贡献必然成为人类学研究永久的一部分"。在布朗的思想中，社会关系居于核心地位，他认为"在一个社会系统中，个体之间的关系是社会关系"。他对此观念进行了推广，谈论了把个体联结成社会结构的社会关系，他看到的是普遍意义上的社会结构观点。

此后图论经历了又一次的发展。克劳德·弗拉芒（Claude Flament）于 1963 年发表的著作《图论在群体结构中的应用》，无论从传播研究还是结构均衡的角度讲，都是一种综合性的研究，展示了图论在工作组中传播的及在政治派系、亲属结构中的应用等。劳曼（Laumann）继续进行社会网络研究，关注的问题有分层、政治学和性行为[25]。无论是哈佛小组，还是活跃于 20 世纪二三十年代的莫雷诺群体，都没能成功地把一般意义上的社会网络视角，推广到更广的社会科学共同体中。

（三）社会网络分析的复兴

20 世纪 70 年代以后"新哈佛学派"的研究方法逐渐成熟，标志着社会网络分析在哈佛的复兴。White Harrison 于 1963 年开始到哈佛大学任教，主要讲授社会分层、数学模型、复杂组织、社会关系导论等课程。他和他的学生 Scott A.

Boorman、Ronald L. Breiger 和 Gregory H. Heil 一起发表了一系列关于分块模型的著名论文。他与另一名研究生 Francois Lorrain 关于结构等同性的论文成为这一领域的一个里程碑。他最突出的成就就是和学生爱德华·劳曼等一起发表了一些用数学方法研究社会结构与社会关系的成果，从而使网络分析方法在技术上成熟起来。随后，Granovetter 在 1973 年关于"弱关系"的开创性文章，以及以计算机为基础的分析工具的发展，加快了社会网络分析作为一个正统科学专业出现于人类学、社会学、生物学及组织学的研究工作中。专门性的杂志《联络》1977 年创刊，是 INSNA（International Network for social Network Analysis）的通信性刊物；1978年由 Linton C.Freeman 创办的《社会网络》，是社会网络分析的主要学术刊物；2000年又有《社会结构学刊》创刊，此为电子期刊。与此同时一系列重要的社会网络研究机构或研究中心在美国、加拿大、英国等地纷纷建立起来了。自此公认的社会网络分析理论作为理论基础抑或是研究方法都成熟了。

三、社会网络分析法的分析角度

社会网络分析法可以从多个不同角度对社会网络进行分析，包括中心性分析、凝聚子群分析、核心-边缘结构分析及结构对等性分析等，这里仅介绍前三种。

（一）中心性分析

中心性分析"中心性"是社会网络分析的重点之一。个人或组织在其社会网络中具有怎样的权力，或者说居于怎样的中心地位，这一思想是社会网络分析者最早探讨的内容之一。个体的中心性（centrality）即测量个体处于网络中心的程度，反映了该点在网络中的重要性程度。因此，一个网络中有多少个行动者/节点，就有多少个个体的中心性。除了计算网络中个体的中心性外，还可以计算整个网络的集中趋势（centralization，可简称为中心势）。与个体中心性刻画的个体特性不同，网络中心势刻画的是整个网络中各个点的差异性程度，因此一个网络只有一个中心势。根据计算方法的不同，中心性和中心势都可以分为三种：点度中心性/点度中心势、中间中心性/中间中心势、接近中心性/接近中心势。

点度中心性。在一个社会网络中，如果一个行动者与其他行动者之间存在直接联系，那么该行动者就居于中心地位，在该网络中拥有较大的"权力"。在这种思路的指导下，网络中一个点的点度中心性，就可以网络中与该点之间有联系的点的数目来衡量，这就是点度中心性。网络中心势指的是网络中点的集中趋势，它是根据以下思想进行计算的：首先找到图中的最大中心性数值；其次计算该值与任何其他点的中心性的差，从而得出多个"差值"；然后计算这些"差值"的总和；最后用这个总和除以各个"差值"总和的最大可能值。

中间中心性。在网络中，如果一个行动者处于许多其他两点之间的路径上，可以认为该行动者居于重要地位，因为他具有控制其他两个行动者之间交往的能力。根据这种思想来刻画行动者个体中心性的指标就是中间中心性，它测量的是行动者对资源控制的程度。一个行动者在网络中占据这样的位置越多，就越代表它具有很高的中间中心性，就有越多的行动者需要通过它才能发生联系。中间中心势也是分析网络整体结构的一个指数，其含义是网络中中间中心性最高的节点的中间中心性与其他节点的中间中心性的差距。该节点与别的节点的差距越大，则网络的中间中心势越高，表示该网络中的节点可能分为多个小团体而且过于依赖某一个节点的传递关系，该节点在网络中处于极其重要的地位。

接近中心性。点度中心性刻画的是局部的中心指数，衡量的是网络中行动者与他人联系的多少，没有考虑到行动者能否控制他人。而中间中心性测量的是一个行动者"控制"他人行动的能力。有时还要研究网络中的行动者不受他人"控制"的能力，这种能力就用接近中心性来描述。在计算接近中心性的时候，我们关注的是捷径，而不是直接关系。如果一个点通过比较短的路径与许多其他点相连，就说该点具有较高的接近中心性。对一个社会网络来说，越接近中心则势越高，表明网络中节点的差异性越大，反之，则表明网络中节点间的差异越小。

（二）凝聚子群分析

当网络中某些行动者之间的关系特别紧密，以至于结合成一个次级团体时，这样的团体在社会网络分析中被称为凝聚子群。分析网络中存在多少个这样的子群，子群内部成员之间关系的特点，子群之间关系的特点，一个子群的成员与另一个子群成员之间的关系特点等就是凝聚子群分析。凝聚子群成员之间的关系十分紧密，因此有的学者也将凝聚子群分析形象地称为"小团体分析"。

凝聚子群根据理论思想和计算方法的不同，存在不同类型的定义及分析方法。

（1）派系（cliques）。在一个无向网络图中，派系指的是至少包含三个点的最大完备子图。这个概念包含三层含义：①一个派系至少包含三个点；②派系是完备的，根据完备图的定义，派系中任何两点之间都存在直接联系；③派系是"最大"的，即向这个子图中增加任何一点，将改变其"完备"的性质。

（2）*n*-派系（*n*-cliques）。对于一个总图来说，如果其中的一个子图满足如下条件，就称之为 *n*-派系：在该子图中，任何两点之间在总图中的距离（即捷径的长度）最大不超过 *n*。从形式化角度说，令 $d(i, j) \leqslant n$ 代表两点和 *n* 在总图中的距离，那么一个 *n*-派系的形式化定义就是一个满足如下条件的拥有点集的子图，即 $d(i, j) \leqslant n$，对于所有的 $n_i, n_j \in N$ 来说，在总图中不存在与子图中的任何点的距离不超过 *n* 的点。

（3）*n*-宗派（*n*-clan）。*n*-宗派是指满足以下条件的 *n*-派系，即其中任何两点之间的捷径的距离都不超过 *n*。可见，所有的 *n*-宗派都是 *n*-派系。

（4）*k*-丛（*k*-plex）。一个 *k*-丛就是满足下列条件的一个凝聚子群，即在这样一个子群中，每个点都至少与除了 *k* 个点之外的其他点直接相连。也就是说，当这个凝聚子群的规模为 *n* 时，其中每个点至少都与该凝聚子群中 *n–k* 个点有直接联系，即每个点的度数都至少为 *n–k*。

凝聚子群密度。凝聚子群密度（external-internal index，E-I Index）主要用来衡量一个大的网络中小团体现象是否十分严重。这在分析组织管理等问题时十分有用。最糟糕的情形是大团体很散漫，核心小团体却有高度内聚力。另外一种情况就是大团体中有许多内聚力很高的小团体，很可能就会出现小团体间相互斗争的现象。凝聚子群密度的取值范围为[–1, 1]。该值越向 1 靠近，意味着派系林立的程度越大；该值越接近–1，意味着派系林立的程度越小；该值越接近 0，表明关系越趋向于随机分布，看不出派系林立的情形。

E-I Index 可以说是企业管理者的一个重要的危机指数。当一个企业的 E-I Index 过高时，就表示该企业中的小团体有可能结合紧密而开始图谋小团体私利，从而伤害到整个企业的利益。其实，E-I Index 不仅仅可以应用到企业管理领域，也可以应用到其他领域，如用来研究某一学科领域学者之间的关系。如果该网络存在凝聚子群，并且凝聚子群的密度较高，说明处于这个凝聚子群内部的这部分学者之间联系紧密，在信息分享和科研合作方面交往频繁，而处于子群外部的成员则不能得到足够的信息和科研合作机会。从一定程度上来说，这种情况也是不利于该学科领域发展的。

（三）核心–边缘结构分析

核心–边缘（core-periphery）结构分析的目的是研究社会网络中哪些节点处于核心地位，哪些节点处于边缘地位。核心–边缘结构分析具有较广的应用性，可用于分析精英网络、科学引文关系网络及组织关系网络等多种社会现象中的核心–边缘结构。

根据关系数据的类型（定类数据和定比数据），核心–边缘结构有不同的形式。定类数据和定比数据是统计学中的基本概念，一般来说，定类数据是用类别来表示的，通常用数字表示这些类别，但是这些数值不能用来进行数学计算；而定比数据是用数值来表示的，可以用来进行数学计算。如果数据是定类数据，可以构建离散的核心-边缘模型；如果数据是定比数据，可以构建连续的核心-边缘模型。而离散的核心-边缘模型根据核心成员和边缘成员之间关系的有无及关系的紧密程度，又可分为四种：①核心-边缘全关联模型；②核心-边缘无关模型；③核心-边缘局部关联模型；④核心-边缘关系缺失模型。

　　如果把核心和边缘之间的关系看成是缺失值，就构成了核心-边缘关系缺失模型。这里介绍适用于定类数据的四种离散的核心-边缘模型。

　　（1）核心-边缘全关联模型。网络中的所有节点分为两组，其中一组的成员之间联系紧密，可以看成是一个凝聚子群（核心）；另外一组的成员之间没有联系，但是，该组成员与核心组的所有成员之间都存在关系。

　　（2）核心-边缘无关模型。网络中的所有节点分为两组，其中一组的成员之间联系紧密，可以看成是一个凝聚子群（核心）；而另外一组成员之间则没有任何联系，并且同核心组成员之间也没有联系。

　　（3）核心-边缘局部关联模型。网络中的所有节点分为两组，其中一组的成员之间联系紧密，可以看成是一个凝聚子群（核心）；而另外一组成员之间则没有任何联系，但是它们同核心组的部分成员之间存在联系。

　　（4）核心-边缘关系缺失模型。网络中的所有节点分为两组，其中一组的成员之间的密度达到最大值，可以看成是一个凝聚子群（核心）；另外一组成员之间的密度达到最小值，但是并不考虑这两组成员之间关系密度，而是把它看作缺失值。

　　总体来看，社会网络分析是直接针对社会结构的模式化的研究社会网络关系的本质的分析方法。具体到本书的研究领域，即以农村卫生服务网络为研究的目标网络，进而利用社会网络分析法研究网络内不同层级、不同类别的卫生服务提供者之间（如防保医生、乡卫生院的临床医生、村医，甚至是县级医疗机构医生之间）在农村卫生服务网络中的互动状态，同时，分析研究卫生服务利用者在网络中"流动"时（如转诊或自发的多机构寻诊）与网络中各层级、各类别卫生服务提供者所建立的动态网络，使用社会网络分析法中的图论工具、代数模型技术建立具体关系的结构模式，探究这种结构模式对群体关系或个体在群体内部的影响。调查问卷中涉及患者就诊的流向图及其选择不同就诊地点的原因，针对卫生服务提供者提供的连续性服务中断的原因进行分类分析，寻找导致影响患者连续性服务质量的各种元素及其影响程度，以居民患病—就诊—转诊—治愈为居民就医的连续性指征，考量就医机构、费用水平、疾病状况、家庭、个人等因素对居民医疗服务连续性的影响，从医疗服务网络的角度，将上述影响因子纳入模型体系中，可参考 Logistic 回归模型的测算方法，依据影响程度绘制相应的表格和图形。

第四节　IDEF 方法

IDEF（integration definition method）方法实质上是一套系统方法的总称，用于创建各种系统的图像表达、分析系统模块，创建系统的最佳版本和帮助不同系统之间的转换。在本书中引入 IDEF0 方法，主要是为了描述连续性卫生服务提供过程中农村卫生系统的功能及其相互关系的结构图，对于明确农村卫生服务网络互动机制、创建机制模型具有重要实用价值。

一、IDEF 方法概述

IDEF 方法是一套对复杂系统进行建模分析和设计的系统方法，是在结构化分析方法的基础上发展起来的。其含义是集成计算机辅助制造（integrated computer aided manufacturing，ICAM），IDEF 是 ICAM definition method 的缩写，后来称为 Integration DEFinition Method。创建之初，开发了三种 DEF 方法，分别是：功能建模（IDEF0）、信息建模（IDEF1）、动态建模（IDEF2）。后来，又在此基础上开发了一系列的 IDEF 方法。

IDEF0 是 IDEF 方法之一，用于描述系统的功能及其相互关系的结构分析，它能清楚地表达系统的活动、数据流及它们之间的关系，建立系统的功能模型。该模型的主要元素是一些简单的盒子及箭头，这些元素组合在一起称为 IDEF0 图。IDEF0 由如图 4-1 所示的五个基本要素组成，即功能单元、输入（input）、输出（output）、控制（control）和机制（mechanism），这种结构称为 ICOM 结构。IDEF0 方法采用既有一定抽象性又能反映活动功能的短语来描述系统，其输入是指该活动所需要的信息，输出是指该活动产生的信息，控制是指该活动执行的条件或约束，机制是指执行活动的人或设备。IDEF0 方法用严格的自顶向下逐层分解的方式来构造系统的功能模型。所有结点都用字母 A（activity）开头，最顶层图形称为 A0 图，在 A0 图以上只用 1 个盒子代表系统的内外关系，编号为 A–0（读作：A 减 0）。必要时也可以有 A–1 等、A–2 图等，但模型的顶层仍是 A0 图。子图的编号为父图的编号加上相应被分解盒子在父图中的编号。IDEF0 的层次结构，如图 4-2 所示。

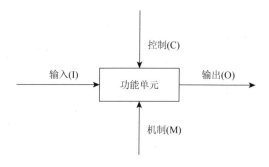

图 4-1　ICOM 结构图

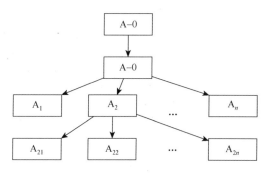

图 4-2　IDEF0 图层次结构图

二、IDEF 方法的内容

从 IDEF0 到 IDEF14（包括 IDEF1X 在内）共有 16 套方法，每套方法都是通过建模程序来获取某个特定类型的信息。IDEF 有时与差异分析并用。

最常使用的是 IDEF0～IDEF4。本书对 IDEF 模型的方法介绍如下。

IDEF0：功能建模（function modeling）。

IDEF0 是以结构化分析和设计技术（structured analysis and design technique，SADT）为基础所发展出来的一种系统菜单的工具。借由图形化及结构化的方式，清楚严谨地将一个系统当中的功能及功能彼此之间的限制、关系、相关信息与对象表达出来。借由如此的表达方式，让使用者得以借由图形便可清楚知道系统的运作方式及功能所需的各项资源，并且提供建构者与使用者在进行相互沟通与讨论时，一种标准化与一致性的语言。

IDEF1：信息建模（information modeling）。

在需求分析时对所建系统的信息资源进行分析和交流。IDEF1 通常用来：

（1）确定组织中当前管理的是什么信息；

（2）对需求分析过程中发现的问题确定哪些是由于缺乏合适的信息引起的；

（3）指定在目标系统（TO-BE 模型）实施中，哪些信息需要管理。

IDEF1X：数据建模（data modeling）。

实际上 IDEF1X 是 IDEF1 的延伸版本，其间的差异主要在于 IDEF1 是用来描述系统中资料的储存及资料之间的关系，而 IDEF1X 着重于实体属性和实体关系之间的数据模型。

IDEF2：仿真建模设计（simulation model design）。

IDEF3：过程描述获取（process description capture）。

过程描述获取为收集和记录过程提供了一种机制。IDEF3 以自然的方式记录状态和事件之间的优先和因果关系，是为表达一个系统、过程或组织如何工作的知识提供一种结构化的方法。

IDEF4：面向对象设计（object-oriented design）。

可以应用于使用面向对象技术的应用中。IDEF4 是由专业的面向对象的设计人员和编程人员开发的，选择 IDEF4 方法的最重要的原因是它把面向对象的设计看作大系统开发框架的一部分，而不是把面向对象的设计和分析相隔离。IDEF4 强调在面向对象的设计过程中的图形化语法，使用图形化语法和图示有助于对重要的设计事件进行集中和交流。

IDEF5：本体论描述获取（ontology description capture）。

本体论描述获取是一种具有扎实的理论和实践基础的方法，用于实现实体的建立、修改和维护。该方法所提供的标准化的过程、直观自然的表现能力、高质量的结果，有助于降低开发的成本。

IDEF6：设计原理获取（design rationale capture）。

IDEF7：信息系统审定（information system auditing）。

IDEF8：用户界面建模（user interface modeling）。

IDEF9：场景驱动信息系统设计（scenario-driven IS design）。

IDEF10：实施体系结构建模（implementation architecture modeling）。

IDEF11：信息制品建模（information artifact modeling）。

IDEF12：组织建模（organization modeling）。

IDEF13：三模式映射设计（three schema mapping design）。

IDEF14：网络规划（network design）。

例如，IDEF0 用于分析企业内部的各项功能流程，通过图像模型说明这些功能是由什么掌控的，谁在执行这些功能，通过哪些资源来实行这些功能，这些功能流程的效果是什么，以及它与其他功能之间的关系。

三、IDEF0 建模过程

本书采用 IDEF0 方法，主要目的在于系统分析农村连续性卫生服务系统的功能（function）及其关联性的信息（information）及对象（object），以期实现功能优化和管理升级。

本书拟建立理论模型的思路与主要内容如下：首先，定义农村连续性卫生服务所涉及的所有内外关系和来龙去脉，形成农村连续性卫生服务网络的"要素—结构—关系"图，即模型中的顶层图，如图 4-3 所示。其次，根据农村卫生服务网络中的实际情况，将图 4-3（顶层图）进一步分解，得到子图，如图 4-4 所示。图 4-4 将农村卫生服务系统按功能划分为三个模块，即农村卫生服务连续性管理模块（卫生资源的配置、卫生服务系统结构、机构间的协作制度等）、农村卫生机构间连续性过程模块（卫生机构间的转诊等涉及协作的过程等）、农村卫生机构连续性信息模块（区域卫生服务系统在运作过程中产生的供需双方的信息的传递与共享）。每层机构所在的方格都可以视为顶层图中的大方格，相应地，每层机构上来自四个方向的箭头，也分别代表输入、输出、控制环境和作用机制。

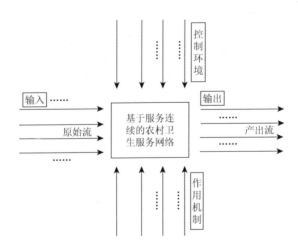

图 4-3　顶层图里的农村基本医疗服务网络中的质量链管理模型

中间的方格代表系统中的功能或活动，在本书中代表基于连续性的农村基本医疗服务网络相关功能活动；箭头则代表方格中的活动与外界联系的四种接口。其中，左端为原始流，包含着疾病信息与利用者自身的社会经济状况、卫生系统的原始相关制度信息等，右端仍为产出流，包括健康产出等其他结果；方格上方为各种控制条件，包括各种约束、激励和监督政策；方格下方为支持其运作的各种机制，包括机构群之间的协同机制、信息共享与传递机制等。

以此类推，将各功能模块逐一分解，层层细化，直至功能的最底端。采用 IDEF0 建模方法，根本目的是使对各层系统的分析都规范统一于每一层的分析框架下，因为在所有情况下，子模块忠实地代表了父模块，如图 4-4 就忠实于图 4-3。这种"忠实"就意味着分析的规范性与解释的统一性，这在对一个复杂的系统进行全面分析时显得尤为重要。

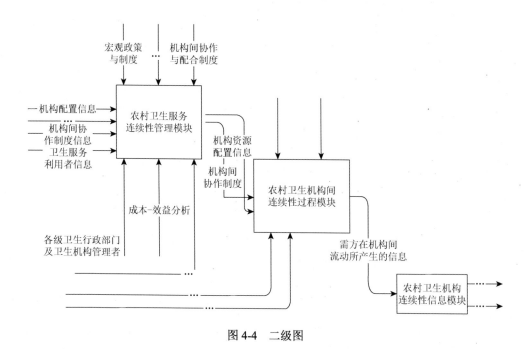

图 4-4 二级图

本章主要介绍了互动机制研究过程中经常用到的一些方法和理论。当然，除了这四个理论方法之外，研究互动机制的理论方法还有很多，如文献研究法、专家咨询法、德尔菲法等，因为这些方法都比较常见而且也比较简单，所以本章不再赘述。总之，要科学地描述，离不开各种科学方法的指导，我们应该熟悉并掌握这些方法，才能得出比较客观可靠的结论。因此，想要在我国农村卫生服务网络互动机制研究上有所突破创新，掌握前人的方法是必备的基础。

参 考 文 献

[1] 张岩波，刘桂芬，徐秀娟. 多水平结构方程模型及其应用[J]. 中国卫生统计，2008，25（2）：120-123.

[2] 付会斌，孔丹莉，潘海燕，等. 非线性结构方程模型的研究进展[J]. 中国卫生统计，2010，27（1）：101-103.

[3] 杨廷忠，阮哈建，李甫中. 结构方程模型方法在流行病学研究中的应用[J]. 中华流行病学杂志，2005，26（4）：297-300.

[4]　陈琦，梁万年，孟群. 结构方程模型及其应用[J]. 中国卫生统计，2004，21（2）：70-74.

[5]　曲波，郭海强，任继萍，等. 结构方程模型及其在医学中的应用[J]. 数理医药学杂志，2006，19（4）：349-351.

[6]　吴兵福. 结构方程模型初步研究[D]. 天津：天津大学，2006.

[7]　Hooper D，Coughlan J，Mullen M R. Structural equation modeling：Guidelines for determining model fit[J]. Electronic Journal on Business Research Methods，2008，6（1）：141-146.

[8]　李鹏忠，周鑫，张邢炜. 新医改背景下利益相关者分析方法的应用现况[J]. 中国农村卫生事业管理，2012，32（7）：666-670.

[9]　王唤明，江若尘. 利益相关者理论综述研究[J]. 经济问题探索，2007，（4）：11-14.

[10]　付俊文，赵红. 利益相关者理论综述[J]. 首都经济贸易大学学报，2006，8（2）：16-21.

[11]　孙晓. 利益相关者理论综述[J]. 经济研究导刊，2009，（2）：10-11.

[12]　王永莲，杨善发，黄正林. 利益相关者分析方法在卫生政策改革中的应用[J]. 医学与哲学，2006，27（7）：23-25.

[13]　Varvasovszky Z，Brugha R. A stakeholder analysis[J]. Health Policy&Planning，2000，15（3）：338.

[14]　Brugha R，Varvasovszky Z. Stakeholder analysis：A review[J]. Health Policy&Planning，2000，15（3）：239.

[15]　石建华. 利益相关者管理[M]. 深圳：每天出版社，1998.

[16]　李心合. 利益相关者财务控制论（上）[J]. 财会通讯，2001，（6）：3-7.

[17]　李心合. 利益相关者财务控制论（下）[J]. 财会通讯，2001，（7）：7-11.

[18]　陈宏辉，贾生华. 企业利益相关者三维分类的实证分析[J]. 经济研究，2004，（4）：80-90.

[19]　Prell C，Hubacek K，Reed M. Stakeholder analysis and social network analysis in natural resource management[J]. Society&Natural Resources，2009，22（6）：501-518.

[20]　Sambamurthy V，Desanctis G. An experimental evaluation of GDSS effects on group performance during stakeholder analysis[C]. Hawaii International Conference on System Sciences. IEEE，1990，3：79-88.

[21]　Varvasovszky Z，Brugha R. Stakeholder analysis[J]. Health Policy&Planning，2000，15（3）：338-345.

[22]　刘春梅. 功能建模方法及应用研究[D]. 长沙：国防科学技术大学，2002.

[23]　杨泽腾，李继豪. IDEFO功能建模及其在计算机辅助夹具设计中的应用[J]. 农机化研究，2006，（3）：162-164.

[24]　Kim S H，Jang K J. Designing performance analysis and IDEF0 for enterprise modelling in BPR[J]. International Journal of Production Economics，2002，76（2）：121-133.

[25]　Dentlen RBR. Prestige and association in an urban community[J]. American Journal of Sociology，1969，74（5）：542.

第五章　实证研究方法

　　从本书的主要目标来看，研究内容聚焦在服务连续性的测量和卫生服务网络互动机制模型的构建上。因此，本书针对我国农村卫生服务网络的现状和特点，构建适用于我国农村卫生服务连续性的测量指标和卫生服务网络互动机制模型。本章介绍了调研工具的形成过程、资料来源与方法。

第一节　调研工具的构建

　　"工欲善其事，必先利其器"，一项优秀的研究离不开调研工具的构建。调研工具的构建要先明确研究本身的框架和假设，在此基础上充分把握调研工具构建过程中所依赖的基础，从而形成精准的、科学的、具有针对性的调研工具。本节即是从上述角度出发，梳理农村卫生服务等领域的理论基础，从而为调研工具的构建提供有力的支持。

一、研究框架和研究假设

　　研究框架如图 5-1 所示。

二、调研工具的构建基础

　　调研内容如表 5-1 所示。

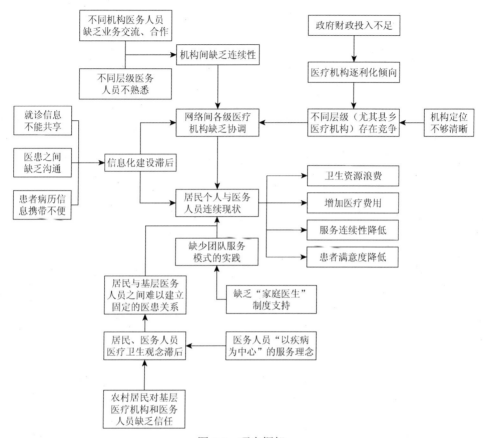

图 5-1　研究框架

表 5-1　调研内容

研究假设	支撑事件	具体片段	描述	资料来源	调查工具
当前居民就医的连续性不高	居民就诊连续性的测量不高，得分不高	COC、UPC、SECON得分不高		居民入户调查	居民调查问卷
患者缺少常去就诊的医生或机构	缺少全科医生制度支持	乡村医生无法起到健康"守门人"的作用	乡村医生提供服务情况	乡村医生调查	乡村医生问卷
			与服务对象熟悉程度		
	患者对基层机构不信任	直接去乡镇卫生院或县医院就诊	首诊机构的选择	居民入户调查	居民调查问卷
			是否先去看乡村医生		
	医务人员卫生理念滞后	"以疾病为中心的传统服务理念"	医务人员被动提供服务	医务人员调查	县乡村医务人员问卷
患者就诊习惯及流程	就诊顺序	就诊无序	一般性疾病是否在同一机构就诊	居民入户调查	居民调查问卷
			同一疾病是否在同一家机构就诊		
		趋向高级别机构就诊	患者就诊流向	新农合数据	数据库

续表

研究假设	支撑事件	具体片段	描述	资料来源	调查工具
患者就诊习惯及流程	就诊信息	患者对就诊信息的利用	是否有携带就诊资料的习惯	居民入户调查	居民调查问卷
	病情描述	患者向医务人员描述自己病情的能力和习惯	描述自己病情的能力如何	居民入户调查	
			是否会因为某些原因有所隐瞒		
	多机构就诊经历	多机构就诊决策	转诊的决策由谁做出		
		多机构就诊感知	多机构就诊满意度		
		多机构就诊流程	同一种疾病先后就诊的机构	新农合数据	数据库
		重复治疗和检查	是否存在重复检查、用药等		
医务人员提供的服务缺乏连续性和协调性	服务是否承前启后	患者先前的就诊经历	是否会主动询问患者过去一定时期内就诊经历	县、乡、村医务人员调查	乡村医生调查问卷 乡镇卫生院医务人员调查问卷 县级医院医务人员调查问卷
		区域信息系统利用	能否通过信息系统查看患者的信息,作为诊疗的参考		
			能否通过信息系统,查看到患者在其他机构的就诊信息		
		后续治疗及随访	对出院患者详细交代医嘱		
			患者出院后是否进行随访		
	服务的协调性	针对性服务	主动了解患者个人相关信息		
		人际关系建立	注重建立良好的医患关系		
不同层级医生之间连续性	对上下级机构的了解程度	乡村医生	对乡镇卫生院或县医院的了解	乡村医生调查	乡村医生调查问卷 乡镇卫生院医务人员调查问卷 县级医院医务人员调查问卷
			能否据此做出转诊决策		
		乡镇卫生院医务人员	对县级医院的了解	乡镇卫生院医务人员调查	
			对村卫生室的熟悉程度		
		县医院医务人员	是否有熟悉的乡镇卫生院、村卫生室	县医院医务人员调查	
	交流与业务学习	对其他机构人员是否熟悉	是否与上(下)级至少一名医务人员为熟悉并存在一定业务联系	县乡村医务人员调查	
		是否有专业上的交流沟通			
		是否参加上级提供的培训	参加培训的次数、效果如何	村医、乡镇医务人员调查	

续表

研究假设	支撑事件	具体片段	描述	资料来源	调查工具
不同层级医生之间连续性	就诊信息传递与利用	对于转诊到本机构的患者	是否要求患者出示先前就诊信息	县乡村医务人员调查	乡村医生调查问卷 乡镇卫生院医务人员调查问卷 县级医院医务人员调查问卷
			对之前检查、诊断结果信任和参考程度		
			是否会与前一机构主治医师取得联系		
		对于需要转诊到其他机构的患者	提醒携带并帮助整理就诊资料		
			是否会陪同转诊		
			是否会与下一机构医生取得联系		
	转诊或协作机制建立情况	专人或专职机构负责	是否有专人或专门机构负责双向转诊	县医院访谈 乡镇卫生院访谈 农村合作医疗管理办公室访谈 卫生和计划生育委员会访谈	县卫生和计划生育委员会访谈提纲 县农村合作医疗管理办公室访谈提纲 县级医院访谈提纲 乡镇卫生院访谈提纲
		政策和制度依据	现有那些政府政策和制度支持		
		考核和监督机制	是否建立了专门的考核、激励监督机制		
		转诊标准和执行情况	是否建立了基于病种的上转、下转标准		
			医生是否能按照转诊标准及时转诊		
		支付方式改革	是否采取针对转诊患者的综合支付方式		
		领导重视程度	医院领导是否重视转诊或协作工作		
不同学科医务人员协作不足	团队服务模式	疾病治疗模式	是否针对慢性病、老年病采取多学科整合式治疗管理模式	县级医院访谈 乡镇卫生院访谈	县级医院访谈提纲 乡镇卫生院访谈提纲
		工作团队建立	是否成立了工作团队		
			包含哪些专业人员		
	以患者为中心	健康评估	出院时的健康评估和家庭治疗计划		
		出院后随访	患者出院后,是否有固定人员定期的指导治疗并评估效果		
		患者心理支持	是否有专人负责对患者的心理辅导,并与患者及家属进行沟通		
	医疗预防融合	乡镇卫生院公共卫生开展情况			
		县级医院与疾控、妇幼的协作			

续表

研究假设	支撑事件	具体片段	描述	资料来源	调查工具
政府、保险机构政策、行为对供需方的影响	对居民服务利用的影响	引导居民合理就医	采取了哪些政策、措施引导合理就医	卫生和计划生育委员会访谈农村合作医疗管理办公室访谈	县卫生和计划生育委员会访谈提纲县农村合作医疗管理办公室访谈提纲
		提高居民卫生服务利用能力	如提高报销比例		
政府、保险机构政策、行为对供需方的影响	对供方服务提供的影响	财政补偿机制	对县乡的补偿机制、办法、水平	卫生和计划生育委员会访谈农村合作医疗管理办公室访谈	县卫生和计划生育委员会访谈提纲县农村合作医疗管理办公室访谈提纲
		促进县乡协作	如何消除两级不合理竞争		
		区域卫生规划	增强基层机构服务能力		
		信息化建设	破除"信息孤岛",建设区域信息平台		

三、调研工具内容

调研工具内容如表 5-2～表 5-9 所示,包括调查问卷和访谈提纲。

地　区:＿＿＿＿＿县＿＿＿＿＿乡＿＿＿＿＿村　　问卷编号:＿＿＿＿＿

调查员:＿＿＿＿＿＿＿　　　　　　　　　　质控员:＿＿＿＿＿

表 5-2　卫生服务利用者调查问卷

填表日期:＿＿＿＿＿＿＿　　　　　　　　姓　　名:＿＿＿＿

A 居民一般情况

序号	问题及选项	答案
A1	性别:①男　　②女	
A2	出生年月:＿＿＿岁	
A3	文化程度:①没上过学　②小学　③初中　④高中/中专　⑤本科/大专　⑥本科以上	
A4	您目前的婚姻状况是:①未婚　②在婚　③离异　④丧偶	
A5	主要收入来源:①务农　②外出打工　③子女赡养　④其他	
A6	您每年用于药品、医疗的花费为多少元?＿＿＿＿＿	
A7	您是否参加了新型农村合作医疗制度?①是　②否	
A8	您觉得您的健康状况怎么样?①很好　②好　③一般　④差　⑤很差	
A9	您是否患有经医生诊断的慢性疾病:①是　②否	
A10	确诊的慢性疾病是什么?＿＿＿＿	

续表

	B 一般就诊经历	
B1	您是否有比较信任、一生病就去看的医生？①是 ②否（跳答 C1）	
B2	该医生的执业机构是：①村卫生室 ②乡镇卫生院 ③县级医院 ④私人诊所 ⑤其他医疗机构：_____	
B3	您选择该医生的原因主要是：①看病便宜 ②距离近，方便就诊 ③和这位医生是熟人关系 ④其他_____	
B4	您因某种疾病需要其他医疗机构就诊时，是否会首先咨询该医生的意见和建议？①总是这样 ②经常这样 ③偶尔这样 ④从未这样	
B5	您第一次去这位医生处看病到此次（或最近一次到该医生处）就诊的时间？①少于 1 年 ②1～3 年 ③3～5 年 ④5～10 年 ⑤10 年以上	
	C 就诊流程及习惯	
C1	你最常去的医院是什么？①村卫生室 ②乡镇卫生院 ③县级医院 ④地市级及以上的医院 ⑤其他：_____	
C2	哪些因素对于您选择首次就诊的医疗机构影响最大？（可多选）①自费医疗费用 ②交通方便程度 ③疾病严重程度 ④医疗机构诊疗水平 ⑤医务人员服务态度 ⑥报销比例 ⑦有无家人陪护 ⑧是否有熟悉、信任的医生 ⑨其他原因：	
C3	您每次就诊时，是否会携带以前的就诊资料？①总是会这样 ②有时这样 ③从未这样	
C4	每次就诊时，您是否会告知医生之前的就诊经历？①会主动告知 ②医生询问时告知	
C5	因同一种疾病先后到同一家医疗机构就诊时，你是否会找相同的医生治疗？①总是会这样 ②有时这样 ③从未这样	
C6	（慢性病患者作答）每次治疗结束后，医生是否会对您进行后期随访？①是 ②否	
C7	（慢性病患者作答）医生随访的形式是？①电话随访 ②医生到您家里随访 ③其他方式：_____ ④没有随访	
C8	（患有高血压、糖尿病等慢性病的患者回答）随访医生多久来看您一次？①从来没有 ②每周一次 ③半个月一次 ④一个月一次 ⑤更久时间一次：_____	
	D 多机构就诊经历和预期 （因同一种疾病先后在不同机构就诊，且两次就诊间隔不超过 30 天的患者作答）	
D1	您是因哪种疾病（是指经由医生明确诊断的主要疾病）而在两个或两个以上的医疗机构就诊？疾病名称：_____	
D2	您因这种疾病先后就诊的机构分别是：①第一次：_____ ②第二次：_____	
D3	中间（大约）间隔了多久？_____天	
D4	您转诊的决策是由谁做出的？①主治医生 ②自己 ③家人及亲属 ④其他：_____	
D5	转诊时是否开具了转诊证明？①是 ②否	

续表

D 多机构就诊经历和预期
（因同一种疾病先后在不同机构就诊，且两次就诊间隔不超过 30 天的患者作答）

D6	转诊入院时，转入医院是否要求出示转诊证明？①是　②否	
D7	转诊入院时，转入医院是否要求办理挂号？①是　②否	
D8	因同一种疾病在多家机构就诊过程中，您是否有过这种经历，在两家医疗机构（如乡镇卫生院和县医院）都做了 B 超、CT 或 X 线等检查？ ①是　②否	
D9	对于两家机构做同样的检查，您的态度是？ ①有必要　②两次就诊时间间隔较长时有必要　③没必要　④取决于医生的意见	
D10	您是否会因为经济原因而拒绝在前后就诊的两家机构做同样的检查？ ①是　②否	
D11	跨机构就诊时，您认为各个医疗机构的医生关于您的疾病信息的沟通是否充分？①很充分 ②不够充分　③完全没有沟通　④不清楚	
D12	对于首诊机构医务人员为您提出的转诊建议或安排，您： ①很满意　②比较满意　③不满意　④医务人员未对自己的转诊提出任何建议或安排	
D13	相较于直接就诊的患者，您觉得在转诊后的医疗机构接受的服务： ①更好　②更差　③没有差别	
D14	相较于在同一家医疗机构就诊，多机构就诊对于您的康复： ①有很大帮助　②有一些帮助　③无影响　④有负面影响	
D15	相较于在同一家医疗机构就诊，多机构就诊会对您花费的医疗费用产生怎样的影响？ ①增加医疗费用　②减少医疗费用　③无影响	
D16	在多机构就诊的过程中时，您认为有哪些因素会阻碍您及时的转诊？（可多选）①交通不便 ②缺乏医务人员的联系与陪同　③缺乏家属陪同　④缺钱　⑤缺乏政策或制度支持，如医保 政策壁垒　⑥其他：＿＿＿＿＿＿＿　⑦无任何阻碍	

表 5-3　乡村医生调查问卷

＿＿＿＿＿县＿＿＿＿＿镇＿＿＿＿＿村卫生室　　　　　姓名：＿＿＿＿＿＿

A 一般情况

序号	问题及选项	答案
A1	性别：＿＿＿＿＿①男　②女	
A2	年龄：＿＿＿＿＿	
A3	您从事乡村医生工作已＿＿＿＿＿年	
A4	您的行医方式：①西医为主　②中医为主　③中西医结合　④其他	
A5	您的最高学历：①初中及以下　②高中　③中专　④大专　⑤大学及以上	
A6	您目前执业资质属于（可多选）：①乡村医生上岗证　②执业助理医师资格　③执业医师资格 ④注册护士　⑤其他（请说明）：＿＿＿＿＿＿＿	
A7	您服务的人口数：＿＿＿＿＿人	

续表

A 一般情况		
A8	您每天工作_____小时	
A9	除了行医，您是否还从事农业劳动？ ①是　②否	

B 执业及人际情况		
B1	您每天接诊的患者的数量：①0~10 人　②10~20 人　③20~30 人　④30~40 人 ⑤40 人以上	
B2	对于您接诊的患者，有多少是您比较熟悉的居民？①100%　②75%　③50%　④25%　⑤0	
B3	您认为在您服务的患者中，有多少倾向于一生病就到您这里就诊呢？①100%　②75% ③50%　④25%　⑤0	
B4	每次接诊时，您是否主动了解了服务居民的健康状况、药物过敏情况不良生活习惯甚至性格等因素？①是　②否	
B5	每次接诊时，您是否了解患者之前就诊的情况？ ①是　②否	
B6	您一般通过哪些方式获得患者之前诊疗信息？（可多选）①病人口述　②病人携带纸质病历资料 ③转诊单　④电子信息系统　⑤直接联系医院医生进行沟通和交流　⑥其他：_____	
B7	对于需要转诊的患者，您是否会提醒其携带对后续治疗有帮助的就诊信息，如处方、化验单等？①是　②否	
B8	对于转诊的患者，您是否与转入机构的医务人员就患者的病情作了详细的交流沟通？ ①是　②否	
B9	在过去一个月内，慢性病患者结束治疗后，您是否对其进行了随访？①是　②否	
B10	在为每一位患者的服务过程中，是否有必要建立与患者之间的良好的人际关系？ ①是　②否	

C 与上级医疗卫生机构医务人员交流沟通情况		
C1	您对上级乡镇卫生院的科室特色、卫生技术人力及设备情况等的了解程度如何？①了解 ②有些了解　③完全不清楚	
C2	您在平时是否与上级医疗卫生机构的卫生服务人员有一定的业务上的交流、沟通和相互学习？ ①是　②否	
C3	你是否与上级医疗卫生机构至少某一科室的人员保持长期的业务联系（如转诊）？①是　②否	
C4	对于需要转诊的患者，您是否能够根据对上级医疗卫生机构和科室的了解及时、准确地判断患者应当转诊到哪一家医疗机构和科室？①是　②否	
C5	您是否参加了上级医疗卫生机构提供的提升医疗技术水平的培训？①是　②否	
C6	您认为上级医疗机构举办的培训对于提升您的医疗技术水平和服务质量作用如何？①有很大帮助　②有一些帮助　③没有什么效果	
C7	现有的政策条件能否保证您为居民提供良好的服务？尚存在哪些困难？ 答：	

续表

	C 与上级医疗卫生机构医务人员交流沟通情况
C8	为使居民得到更好的服务，您希望从上级医疗机构得到哪些帮助？ 答：

编码：_____   审核员：_____

表 5-4　乡镇卫生院医务人员问卷

为研究我国农村地区县、乡、村三级卫生服务机构之间提供连续性服务的相关情况，我院（华中科技大学医药卫生管理学院）需要对贵院医务人员进行问卷调查，十分感谢您能抽出宝贵时间填写这份调查问卷，请您根据实际情况进行填写，本次调查结果将用于学术研究，不会泄露您的个人资料。

所在乡镇：_____　　姓　　名：_____　　填表日期：_____

序号	A 一般情况　　　问题及选项	答案
A1	性别：①男　②女	
A2	出生年月：_____年___月	
A3	婚姻状况：①未婚　②在婚　③离婚　④丧偶　⑤其他	
A4	所在科室：_____	
A5	最高学历：①硕士及以上　②本科　③大专　④大专以下	
A6	专业技术职称：_____①正高　②副高　③中级　④初级　⑤无职称	
A7	所在岗位：①基本医疗服务岗　②基本公共卫生服务岗　③混合岗　④其他	
A8	职业资格：①执业医师　②执业助理医师　③护士　④药剂师　⑤其他：_____	
A9	您的从业年限：_____	
A10	您个人年总收入： ①3 万元以下　②3 万~5 万元　③5 万~7 万元　④7 万~9 万元　⑤9 万元及以上	
	B 服务行为与理念	
B1	在您服务的人群中，有多少是您较为熟悉、倾向于多次到您这里就诊的居民？ ①100%　②75%　③50%　④25%　⑤0	
B2	对于接诊的患者，有多少您了解其不良生活习惯、药物过敏情况？ ①100%　②75%　③50%　④25%　⑤0	

续表

	B 服务行为与理念	
B3	您接诊时会不会了解患者先前的就诊信息，并参考之前的化验单、处方或诊断结果？ ①会　②不会	
B4	您一般通过哪些方式获得患者之前诊疗信息？（可多选） ①患者口述　②患者携带纸质病历资料　③转诊单　④电子信息系统　⑤直接联系医院医生进行沟通和交流　⑥其他：_____	
B5	对于接诊的患者，有多少您了解了其家庭条件、工作、健康状况等背景信息？ ①100%　②75%　③50%　④25%　⑤0	
B6	在为每一位患者（尤其住院患者）的服务过程中，您是否注重并尝试建立与患者之间的良好的人际关系？ ①是　②否	
B7	对于接诊的患者，有多少您主动就其病情与护士、化验医生及其他医务人员进行了及时充分的沟通？ ①100%　②75%　③50%　④25%　⑤0	
B8	在过去一个月内，慢性病患者出院后，您是否对其进行了随访？ ①是　②否	
	C 交流与合作	
C1	您对县级不同医疗机构的科室特色、卫生技术人力和设备情况等的了解程度如何？ ①非常了解　②有一些了解　③完全不清楚	
C2	你是否与上级医疗卫生机构至少某一科室的负责人较为熟悉，并保持长期的业务联系？ ①是　②否	
C3	对于疾病严重需要上转的患者，您是否能够及时、准确地判断患者应当转诊到哪家机构、科室和医生处？ ①是　②否	
C4	您在平时是否与上级医疗卫生机构的卫生服务人员有一定的业务上的交流、沟通和相互学习？ ①是　②否	
C5	你是否到县级医院或更高级别医疗机构参加过进修和培训？ ①是_____次/年　②否	
C6	您认为培训和进修的效果如何？ ①对自己有较大帮助　②有一些帮助　③几乎没有帮助	
C7	您与各个村的乡村医生是否有业务上的联系？ ①是　②否	
C8	在过去一个月内，对于结束治疗但仍需后续观察的患者，你是否联系乡村医生对其进行了随访？ ①是　②否	
	D 协同服务	
D1	您对下级医疗机构所做检查、诊断结果的信任程度如何？ ①信任　②不完全信任　③不信任	
D2	影响您对下级医疗机构检查结果和诊断结果信任度的最主要原因是什么？ ①医务人员水平　②医疗机构设备　③检查结果距今有一段时间　④其他：_____	
D3	对于转诊过来的患者，您是否会要求其出示前一机构就诊的资料？ ①是　②否	

续表

	D 协同服务	
D4	对于转诊过来的患者,您是否与患者之前就诊机构的主治医生取得了联系,沟通患者的病情? ①是　②否	
D5	患者需要转诊时,你是否为其整理并提供了方便其后续治疗的就诊信息资料,如处方、化验单? ①是　②否	
D6	对于需要转诊到其他医疗机构的患者,您是否会与其他医疗机构接诊的医生就患者病情做详细沟通? ①是　②否	
D7	患者需要转诊到其他医疗机构时,您是否会陪同其转诊? ①是　②否	

E 问答题

序号	问题与答案
E1	您觉得乡镇卫生院的医生在与上下级机构服务合作中还应该承担哪些工作? 与村卫生室的合作:
E2	与县级医疗卫生机构的合作:
E3	您觉得县乡两级医疗机构的医生在针对患者的合作服务中存在哪些问题或障碍?（如彼此不熟识,检查、诊断结果不互认,自身责任认识不足）
E4	您觉得造成上述问题的原因在于?（如缺乏沟通机制、没有建立沟通渠道、彼此能力不了解、技术设施水平差距过大、没有明确的分工）
E5	针对上述问题您有哪些解决建议?（如建立有效的信息沟通平台、定期组织技术交流、定期组织下乡指导或上县医院进修、设备援助）

续表

问答题	
序号	问题与答案
E6	您将患者转诊的最重要原因是什么？（符合患者利益、遵循相关合作制度、提高县级医院病床周转率）
E7	您觉得目前开展的机构间合作业务对您自身利益造成了哪些影响？请分别从有利和不利两个方面阐述（如自身收入减少、工作压力减轻、结交更多行业内的朋友、提升自身专业素质、增加自身工作负担）。 有利影响： 不利影响：

编码：_____　　　　　　审核员：_____

_____省_____县　　　医院名称：_____

表5-5　县级医院医务人员问卷

为研究我国农村地区县、乡、村三级卫生服务机构之间提供连续性服务的相关情况，我院（华中科技大学医药卫生管理学院）需要对贵院医务人员进行问卷调查，十分感谢您能抽出宝贵时间填写这份调查问卷，请您根据实际情况进行填写，本次调查结果将用于学术研究，不会泄露您的个人资料。

序号	问题及选项	答案
	A 一般情况	
A1	性别：①男　②女	
A2	年龄：_____	
A3	婚姻状况：①未婚　②在婚　③离婚　④丧偶　⑤其他	
A4	所在科室：_____	
A5	最高学历：①硕士及以上　②本科　③大专　④大专以下	
A6	专业技术职称：①正高　②副高　③中级　④初级　⑤无职称	
A7	执业资格：①执业医师　②执业助理医师　③护士　④药剂师　⑤其他：_____	
A8	从业年限：_____	
A9	您个人年总收入： ①3万元以下　②3万~5万元　③5万~7万元　④7万~9万元　⑤9万元及以上	

续表

	B 服务提供	
B1	对于接诊的患者，有多少您了解了其不良生活习惯、药物过敏情况？ ①100%　②75%　③50%　④25%　⑤0	
B2	对于接诊的患者，有多少您了解了其先前的就诊信息？ ①100%　②75%　③50%　④25%　⑤0	
B3	您一般通过哪些方式获得患者之前诊疗信息？（可多选） ①患者口述　②患者携带纸质病历资料　③转诊单　④电子信息系统　⑤直接联系医院医生进行沟通和交流　⑥其他：_____	
B4	对于接诊的患者，有多少您了解了其家庭条件、工作、健康状况等背景信息？ ①100%　②75%　③50%　④25%　⑤0	
B5	在为每一位患者（尤其住院患者）提供服务的过程中，您认为是否有必要建立与患者之间的良好的人际关系？ ①是　②否	
B6	对于接诊的患者，有多少您主动就其病情与护士、化验医生及其他医务人员进行了及时充分的沟通？ ①100%　②75%　③50%　④25%　⑤0	
B7	在过去一个月内慢性病患者出院后，您是否对其进行了随访？ ①是　②否	
	C 交流与合作	
C1	您是否有熟悉的乡镇卫生院医生？ ①是　②否	
C2	您是否有熟悉的乡村医生？ ①是　②否	
C3	您是否对某一乡镇卫生院的科室特色、卫生技术人力和设备情况等非常熟悉？ ①是　②否	
C4	你是否与乡镇卫生院至少某一科室的负责人保持长期的业务联系？ ①是　②否	
C5	在过去一个月内，对于结束治疗但仍需后续观察的患者，您有没有联系乡村医生或乡镇卫生院医生对其进行后续观察、监督？ ①有　②没有	
	D 协同服务	
D1	您对下级医疗机构所做检查、诊断结果的信任程度如何？ ①信任　②不完全信任　③不信任	
D2	影响您对下级医疗机构检查结果和诊断结果信任度的最主要原因是什么？ ①医务人员水平　②医疗机构设备　③检查结果距今有一段时间　④其他：_____	
D3	对于转诊过来的患者，有多少您会要求其出示前一机构就诊的资料？ ①100%　②75%　③50%　④25%　⑤0	
D4	对于转诊过来的患者，有多少您会与患者之前就诊机构的主治医生取得了联系并沟通患者的病情？ ①100%　②75%　③50%　④25%　⑤0	
D5	对于从下级机构转诊过来的患者，有多少您会要求他/她重新做之前做过的检查？ ①100%　②75%　③50%　④25%　⑤0	
D6	患者需要转诊时，你是否会为其整理并提供对其后续治疗有用的就诊信息资料，如处方、化验单？ ①是　②否	

D 协同服务	
D7	对于需要转诊到其他医疗机构的患者，您是否会与其他医疗机构接诊的医生就患者病情做详细沟通？ ①是　②否	
D8	患者需要下转到乡镇卫生院或村卫生室时，您是否会联系乡镇卫生院医生或村医并做一些病情和注意事项的交代？ ①是　②否	

E 问答题	
序号	问题与答案
E1	您觉得县级医院的医生在县乡两级医疗服务合作中应当承担哪些工作？
E2	您觉得县乡两级医疗机构的医生在针对患者的合作服务中存在哪些问题或障碍？
E3	您觉得造成上述问题的原因在于？
E4	针对上述问题您有哪些解决建议？
E5	您将患者下转的最主要原因或者根据是什么？
E6	您觉得开展县乡两级医疗服务整合后对您自身利益造成了哪些影响？请分别从有利和不利两个方面阐述（如自身收入减少、工作压力减轻、结交更多行业内的朋友、提升自身专业素质、增加自身工作负担） 有利影响： 不利影响：

表 5-6　县/区卫计委（卫生局）访谈提纲

访谈时间：_____年____月__日　　　　　　访谈对象：_____

1. 贵县县域内医疗卫生资源的分布情况，以及区域卫生规划方案（县乡村三级医疗机构、人员分布情况，床位数及对各级医疗机构的卫生投入情况）？县乡村三级机构的分工合作是怎样规划的？县乡医疗服务机构之间业务指导、技术合作、人员培训、设备共享等方面的合作现状（互动）如何？对上述机构间的合作机制，是否制定了相应指导政策？作用如何？

2. 是否成立了县域医疗集团/医疗联合体或者其他组织？如果成立了，具体的产权管理、人员变革、服务协作和支付方式改革方面的措施？取得了哪些效果？在运行中还存在哪些阻碍因素？如果未成立相关组织，您认为是否有必要成立这样的组织机构？哪些因素阻碍这些机构的成立？

3. 目前，县域内农村居民就医流向有何特点（各级比例）？采取了哪些政策或措施来引导居民合理就医？在提高村、乡诊疗服务水平、强化社区首诊方面采取了哪些措施？

4. 目前，县域内信息化建设现状如何（如是否建立了电子病历、信息化设备配置情况、人员信息化培训等）？在构建县域内卫生信息平台，破解卫生信息"孤岛"瓶颈方面，采取了哪些措施？现在能否实现县、乡、村三级医疗机构卫生信息的互联互通和系统化的卫生数据管理？能否对县外就诊的患者提供必要的信息？

5. 新型农村合作医疗制度有关政策中方便患者转诊、减轻多层级机构就诊经济负担相关的主要措施有哪些？实施情况如何？本县实施的新农合制度，对各级医疗机构的支付方式和补偿水平是怎样的？您认为这种支付方式对各级医疗机构的发展、业务量、收入等有怎样的影响？（补偿水平）对于患者首诊机构选择、就医流向和跨机构就诊等产生怎样的影响？

表 5-7　县级医院访谈提纲

访谈时间：_____年____月__日

被访谈人员姓名：_____　　　　　　职务：_____

1. 近年来贵医院综合能力的发展状况如何（如医院规模、职工人数、医院床位数、医院年收入的变化等）？是否能够满足区域内居民的医疗卫生服务需求？在今后 3～5 年内在医院规模、人才引进方面、设备购置方面有什么计划？现行的新型农村合作医疗制度对本医院采取何种支付方式？在这种方式下，本院的业务收入、服务范围、医院的整体综合发展等方面受到了哪些影响？

2. 目前，本院双向转诊现状如何（如一个月内上转患者、下转患者的人数）？您认为影响患者上转和下转的主要原因是什么？医院在双向转诊方面主要依据哪些政策和制度？是否针对双向转诊对医生服务有特殊的考核、激励、监督规定？对于转诊到县医院的患者，采取了哪些措施减少或避免这些患者接受缺失或者重复的服务？是否对转诊患者有免挂号、优先候诊、优先办理住院等"特殊待遇"？效果怎样？本院是否对于机构间转诊服务有其他的措施或规划设想？

3. 贵医院与本县乡镇卫生院之间在人员互动、信息互动、设备互动及其他要素的互动方面现状如何？开展了哪些合作项目，效果如何？或者即将开展哪些项目？（患者就诊流向、患者跨机构时就诊接受的服务）？对于与乡镇卫生院今后的协作，贵医院是否还有其他长期安排和规划？

4. 您认为贵医院与本县乡镇卫生院间在开展双向转诊和互动方面存在哪些阻碍因素? 两级医疗机构应当如何处理? 政策层面上, 政府应当出台何种政策来解决这些问题?

5. 针对慢性病患者和老年患者, 目前进行了哪些疾病治疗管理模式的变革? 是否采取了多学科整合式治疗管理模式? 请概述一下这种模式的方案、执行情况和实施效果? 慢性病患者出院时, 是否有专业的健康评估和家庭治疗计划 (其他措施), 利于其后期康复?

表 5-8 乡镇卫生院访谈提纲

访谈时间: _____年___月__日 　　　　机构: _____乡/镇卫生院

被访谈人员姓名: _____ 　　　　职务: _____

1. 近年来贵院综合能力的发展状况如何? 是否能够满足区域内居民的医疗卫生服务需求? 在今后 3~5 年内有何发展计划? 现行的新型农村合作医疗制度对本院采取何种支付方式? 在这种支付方式下, 本院的业务收入、服务范围、医院的整体综合发展等方面受到了哪些影响?

2. 目前, 本医院的双向转诊现状如何? 是否制定了严格规范的上转和下转标准和程序? 采取了哪些规范或措施来避免跨机构就诊的患者接受重复, 或者断裂的治疗、检查和用药? 是否针对双向转诊的患者对本医生的服务有特殊的考核、激励和监督规定?

3. 贵医院与本县县级医院之间的业务技术指导、人员培训、设备共享等方面的合作现状如何? 协作效果如何? 对于与县级医院今后的协作, 贵院是否还有其他长期安排和规划?

4. 针对慢性病患者和老年患者, 目前采取的治疗管理模式? 请概述一下这种模式的方案、执行情况和实施效果? 在基本医疗服务和公共卫生服务的合作和协调方面, 贵院采取了哪些举措? 产生了怎样的效果? 慢性病随访方面的现状如何? 随访方案、流程等? 乡村医生在其中发挥着怎样的作用? 全科医学服务中, 乡、村的分工、合作模式?

5. 您觉得贵医院与本县县级医院间是否存在一定的竞争关系, 存在竞争的主要原因是什么? 您认为这对乡镇卫生院、县医院和患者会产生怎样的影响? 乡镇卫生院如何处理与县医院合作和竞争的双重关系? 从政策层面上讲, 政府应当出台何种政策来解决上述问题?

表 5-9 乡村医生访谈提纲

县: _____ 乡镇: _____ 村: _____ 姓名: _____

1. 您目前主要提供哪些方面的服务 (基本医疗、公共卫生)? 您觉得您的技术能力相对于您提供的服务是力不能及还是大材小用? 您服务的人口大概有多少? 您能够提供的服务是否能满足服务人群的健康需求?

2. 在您服务的人群中, 有多少是您比较熟悉的? 您是否重视与居民建立长久、持续的医患人际联系? 您认为这种彼此熟悉、信任的关系是否有助于患者的治疗与健康维护? 您认为为了促进固定医患关系的建立, 各方应从哪些方面努力?

3. 您每天工作几小时 (是否务农)? 您是否保持手机 24 小时开机以便有需要的患者能够随时联系到你? 您与乡镇卫生院的医务人员是否熟悉, 对于需要转诊的患者, 您是否帮忙联系上级医务人员, 有必要时陪同转诊?

4. 公共卫生服务, 您跟乡镇卫生院的医务人员是如何分工协作的? 在有需要的时候, 您是否能够及时得到乡镇卫生院的帮助? 您是否参加了乡镇卫生院或者上级机构提供的培训? 次数、频率、效果？你认为自己跟理想中的全科医生相比还缺少哪些方面的能力？

5. 您现在的薪酬水平是否体现了您的劳动价值，其中基本工资与奖金的比例（一般诊疗费）？与基本药物制度实施之前相比，您的收入是增加了还是减少了？您是否愿意奖金与居民满意度、乡村协作、转诊服务等挂钩？在社保、养老等方面，还存在哪些后顾之忧？

6. 为了向居民提供更加优质的服务，您希望从上级卫生机构、政府部门得到哪些帮助？您认为自己与乡镇卫生院甚至县级医院之间是否存在竞争关系？

第二节　资料来源与方法

本书涉及影响农村卫生服务连续性与协调性的诸多因素，因其研究内容的系统性、复杂性等特征，本书拟以"系统研究方法"为核心思想，以全面统筹县域内卫生资源为目的，综合运用文献萃取法、典型案例法、问卷调查法、深入访谈法和理论研究法，从而确定农村卫生服务网络连续性服务链的构成要素、结构关系和系统功能。

一、资料来源

1. 文献资料

通过万方、中国知网、维普等数据库查询中文文献；通过 PubMed、Elsevier Science Direct、Google Scholar 等数据库资源查询英文文献；从而对卫生服务人际连续性及相关主题的概念、指标、研究方法、研究现状进行梳理。以"服务连续性（continuity of care）"、"人际连续性（interpersonal/relational continuity）"、"基层卫生服务（primary care）"和"全科医学（general practice/practitioner）"等为主题词，共检索期刊文献 1864 篇，其中来源为核心期刊的文献共 579 篇。经人工筛选，最终纳入研究的文献 64 篇，其中英文文献 25 篇，中文文献 39 篇。

2. 现场收集资料

本书共调研了 6 省 6 县（市），合计收集了 12 个乡镇（每个县随机调查 2 个乡镇）的居民就诊数据；合计发放居民调查问卷 1220 份，有效回收 1118 份；并对做居民入户调查的各个村的村医进行了访谈或问卷调查，同时对 12 个调研乡镇的乡镇卫生院医务人员、6 个调研县市的县级医疗机构的卫医务人员进行了问卷调查。从样本地区新农合、县级医院收集居民就诊流向数据，关键机构提取相关政策文件。

二、研究方法

1. 文献研究法

在进行实证研究之前，系统全面地复习系统论、双向转诊、卫生信息管理等方面的理论框架，在世界卫生组织、世界银行和国家卫生健康委员会等相关网站，系统收集国内外基层卫生服务网络的考察报告、政策动态信息。在广泛收集文献的基础上，采用内容分析和二次分析的方法，对国内外农村基本医疗网络的现状、医疗服务连续性与协调性存在的问题，以及相关政策措施进行回顾性情报分析。

2. 现场资料收集方法

1）调查地点

调查设计采用分层随机抽样的方法，以东、中、西部地区分布为第一层次，在每个地区按照经济水平选取两个具有代表性的省市，拟选择浙江省、福建省、河南省、湖北省及青海省和重庆市 6 个省市为样本地区。在各样本地区中，根据全省市各县农村居民人均 GDP 的排名，分别抽取排名分别在 1/3 位、2/3 位的县作为样本县，共抽取 12 个样本县。

2）调查对象

卫生服务利用者：界定为在近一年内（近一年的截止时间为调查开始时间，由调查开始时间上溯一年）在县域内无论以何种形式获得过医疗服务的农村家庭。抽取方法是按照随机化的原则，在 6 个样本县各抽取 2 个乡作为调查样本乡，采用机械抽样方法，在每个样本乡随机抽取近一年内患病就诊的 100 户居民进行入户调查，每个样本县共计 200 户，作为卫生服务利用者的入户调查对象。主要调查内容包括居民家庭基本信息、居民家庭成员的健康状况、居民就诊经历、多机构就诊经历、多机构就诊满意度，以及对于疾病治疗的多机构合作预期。

样本计算依据：样本量的确定应用以下公式：

$$n = \frac{(z_\beta + z_{0.5\alpha})^2}{2 \times (\arcsin\sqrt{p_1 \times p_2})^2}$$

式中，α 为统计学检验的I类错误，一般取 0.05，双侧检验 $z_{0.5\alpha} = 1.96$；β 为统计学II类错误，一般取 0.2，$z_\beta = 1.65$；p_1 为农村居民两周患病率；p_2 为农村居民两周就诊率。根据第五次国家卫生服务调查分析报告，农村家庭平均人口为 3.3 人/户，两周患病率为 12.8%，两周患病者中，39.1%的人在两周内就诊。预计每个县调查居民总户数应为 $n = 184.1$ 户，考虑到访问数据的有效性及可代表性，设定每个样本县调查 200 户，6 县区 12 个样本乡镇共计调查 1200 户。

卫生服务提供者：公共卫生服务提供机构业务人员；医疗服务提供机构；综合医院的医生、护士，以及乡镇卫生院的医生、护士，乡村医生。每家县级卫生机构 10～20 名医生，每个乡级卫生机构 3～5 名医生，每个村卫生室 1 名医生。

3）资料收集

针对卫生服务利用者——问卷调查：对按照上述标准抽取出的卫生服务利用家庭，通过设计问卷对家庭中获得过卫生服务提供的利用者进行调查，了解卫生服务利用者在接受连续性卫生服务过程中的感知和评价。

针对卫生服务提供方专业技术人员——问卷调查：通过问卷获取专业技术人员对基本医疗和公共卫生服务的态度、服务行为（诊断、治疗、费用），了解上下级卫生服务技术质量、连续性服务管理信息及相关影响因素。

3. 信息质量控制与数据管理

1）现场调查的质量控制

卫生管理专业的教师和研究生深入调查现场，以师生及部分当地卫生技术人员作为调查员。项目负责人对调查员进行培训和分组，并给每组委派一名负责人，其职责是负责调查当日问卷的收集，并对收集的数据进行一致性、完整性、正确性检验，一旦发现问题及时纠正，以保证数据来源的准确性。

2）数据的输入与管理

安排参与调查的研究生作为数据录入人员，经过培训后对所收集的数据资料进行统一的整理、编码、输入、核对。利用 Epidata 3.0 建立数据库，数据输入后进行对比纠正，以保证数据的逻辑性、完整性，以便及时纠正错误。分析软件采用 SPSS 12.0。

第六章 我国农村地区医疗卫生服务利用现状

医疗卫生服务利用情况能反映卫生服务网络服务提供效率和居民就医行为,因此本章以农村居民卫生服务利用现状、偏好、服务连续性等分析农村卫生服务网络的互动程度。利用第五章已制定的调研工具深入我国东、中、西部6省12县的农村地区,开展实地调研,了解我国农村地区医疗卫生服务利用现状和存在的问题。

第一节 研究对象基本情况

本书的研究对象主要是农村卫生服务网络及其网络中的各利益相关者,以农村居民为主,作为分析卫生服务连续性的切入点。

一、调研地区基本情况

1. 调研地区的地理特征

调研县/市分别为东部地区的福建省闽侯县和石狮市、浙江省的文成县和仙居县,中部地区河南省的息县和宜阳县、湖北省的麻城市和嘉鱼县,以及西部青海省的湟中县和互助土族自治县(简称互助县)、重庆市的黔江区和巫山县。样本地区的基本情况如表6-1所示。

表 6-1 样本地区自然及经济社会状况

省市	调研地区	位置	面积/平方公里	2014年常住人口/万人	2014年农民人均纯收入/元
福建省	闽侯县	25°47′N～26°37′N 118°51′E～119°25′E	2136	69.5	13 393
	石狮市	24°39′N～24°48′N 118°33′E～118°47′E	157.15	66.3	17 856
浙江省	文成县	27°34′N～57°59′N 119°46′E～120°15′E	1 293.24	36.33	11 300
	仙居县	28°51′N～29°N 120°E～121°E	2 000.0	50.6	14 398
河南省	息县	32°26′N～33°05′N 114°57′E～115°49′E	1 835.38	101.3	7 982

续表

省市	调研地区	位置	面积/平方公里	2014年常住人口/万人	2014年农民人均纯收入/元
河南省	宜阳县	34°16′N～34°42′N 111°45′E～112°26′E	1 616.80	60.6	9 741
湖北省	麻城市	30°52′N～31°36′N 114°40′E～115°28′E	3 606.48	87.54	9 038
	嘉鱼县	29°48′N～30°19′N 113°39′E～114°22′E	1 019.53	31.62	10 506
青海省	湟中县	36°13′N～37°03′N 101°09′E～101°54′E	2 700.69	45.4	9 096
	互助县	36°30′N～37°9′N 101°46′E～102°45′E	3 423.90	38.7	7 547
重庆市	黔江区	29°04′N～29°52′N 108°28′E～108°56′E	2 402	46.2	8 855
	巫山县	30°45′N～23°28′N 109°33′E～110°11′E	2 958	46.6	6 935

　　闽侯县是福建省福州市下辖县，是中国县域经济百强县（市）、"中国橄榄之乡"、千年大县，素称"八闽首邑"，是第一批沿海开放县，位于福建省福州市西南侧，总面积为2136平方公里。

　　石狮市是福建省下辖县级市，由泉州地级市代管，是亚洲最大服装城、福建综合改革试验区、著名侨乡。其位于环泉州湾核心区南端，市域三面环海，北临泉州湾，南临深沪湾，东与宝岛台湾隔海相望，西与晋江市接壤，是一座美丽富饶的城市。石狮市是全国百强县、中国十大活力县级城市、中国最佳商业城市、中国休闲服装名城、中国休闲面料商贸名城。

　　文成县位于浙江省南部山区，温州市西南部，飞云江中上游，全县东接瑞安市，南临平阳县、苍南县，西南倚泰顺县、景宁畲族自治县，北界为青田县。县城距省会杭州市274公里，距温州市区62公里。文成县境内山地面积占全县总面积的82.5%，地势自西北向东南倾斜，为典型山地地貌。全境以山地、丘陵为主，素有"八山一水一分田"之称。

　　仙居县地处浙江东南、台州市西部，是中国"国家公园"试点县。县域面积2000平方公里，其中丘陵山地占全县80.6%，有"八山一水一分田"之说。

　　息县位于中原腹地南侧，千里淮河上游，信阳市东北部，有"不息之壤"之称，是河南省的农业大县，属于河南省省级贫困县。息县总面积1835平方公里，全县辖1个管理区、4个办事处、18个乡镇。

宜阳县位于河南省西部，东连洛阳，西接洛宁，南与嵩县、伊川交界，北与新安、渑池为邻。东西长 57.5 公里，南北宽 50 公里，面积为 1616.80 平方公里，洛河自西向东流经全县。地形地貌特征为"西高东低西南山，三山六丘一分川"。所辖区域常年降雨偏少，"十年九旱"，农业生态脆弱。

麻城市隶属湖北省，是由黄冈市下辖的县级市，位于湖北省东北部，黄冈市北部，长江中游北岸的大别山中段南麓，鄂豫皖三省交界处，北与河南省商城县、新县以山脊为界，东北同安徽省金寨县依界岭分水，东邻罗田县，南接团风县、武汉市新洲区，西与红安县毗连，西南距省会武汉市 113 公里，距黄冈市 110 公里。

嘉鱼县是湖北省咸宁市下辖县，地处长江中游南岸，北与武汉市接壤，南同赤壁市毗邻，东距咸宁市区 40 公里，西与洪湖市隔江相望。嘉鱼县总面积为 1019.53 平方公里，是国家首批对外开放地区和长江经济带重要开发区，是湖北省有名的蔬菜之乡、螃蟹之乡、鲫鱼之乡、黄金之乡，获"湖北省绿化模范县"称号。

黔江区位于重庆市的东南边缘，地处武陵山腹地，东临湖北省的咸丰县，西界为彭水县，南连酉阳县，北接湖北省利川市，是渝、鄂、湘、黔四省市的接合部，素有"渝鄂咽喉"之称，是重庆市主要的少数民族聚居地之一。

巫山县位于重庆市东部，处三峡库区腹心，素有"渝东北门户"之称。地跨长江巫峡两岸，东邻湖北巴东，南连湖北建始，西抵奉节，北依巫溪。

湟中县是青海省西宁市下辖县，位于青海省东部，县城鲁沙尔镇距西宁市 25 公里，县境西、南、北三面环围西宁市。以汉族为主，少数民族有藏族、回族、土族、撒拉族、蒙古族等。

互助县是青海省海东市下辖县，位于青海省东部、海东市北部，北倚祁连山脉达坂山，与海北州门源回族自治县相接，东北与甘肃省天祝藏族自治县和永登县毗邻，东南与市政府所在地乐都区接壤，南以湟水为界、与平安区相望，西靠西宁市大通回族土族自治县，西南与省会西宁市城东区、城北区相接。互助县是全国唯一的土族自治县，是土族最多、最为集中的地方，以汉族为主，土族约占总人口的 17%，还有藏族、回族、蒙古族、撒拉族等。

比较各地经济社会状况可以看出，东、中、西部地区差异明显，东部地区农民人均纯收入远超中部和西部地区；中、西部地区农村居民人均纯收入水平差距不明显；中部、东部样本地区人口较多，人口分布较为稠密，而西部则呈现"地广人稀"的特点；同时，东部地区常住人口数远多于户籍人口（表中显示均为常住人口），中部地区两个县则为劳务输出地区，常住人口数少于户籍人口，西部地区人口流动情况则不明显。各地经济社会发展情况反映了我国典型的地区差异，也说明样本地区具有较强的代表性。

2. 调研地区的机构数量

截至 2014 年，息县总人口 106 万人，其中农业人口 85 万人，全县现有各级各类医疗卫生机构 371 所，其中县级 6 所、乡镇卫生院 20 所、村卫生室 343 所、社区服务中心 2 所。

宜阳县全县有医疗卫生机构 402 所，其中县级二级医院 2 所，一级医院和门诊部 11 所，疾病预防控制中心、卫生监督中心、妇幼保健院各 1 所；乡镇中心卫生院 6 所，一般卫生院（所）13 所；村卫生所 367 所。

麻城市全市共有卫生机构 36 所，其中医院 9 所；全市共有卫生工作人员 4573 人，卫生机构床位数 3610 张；医院病床使用率 91.5%，传染病发病率为 3.3508‰；5 岁以下儿童死亡率为 8.92‰；已建成村级卫生室 551 所。

嘉鱼县位于湖北省咸宁市，截至 2014 年底，嘉鱼县共有各级各类医疗机构 116 所，其中县级医疗机构 8 所，乡镇卫生院 8 所，村卫生室共计 100 所。

石狮市是中国福建省下辖县级市，由泉州地级市代管，有县级医院 7 所，乡镇卫生院及社区卫生服务中心 7 所，村卫生室及卫生服务站 152 所。

文成县位于浙江省南部山区、温州市西南部，拥有县级医院 2 所，乡镇卫生院 10 所，村卫生室、门诊部及计划生育服务中心 68 所。

仙居县共有各级各类医疗卫生机构 163 所，其中县级医疗机构 5 所，社区卫生服务中心、中心卫生院、乡镇卫生院、综合门诊部共 21 所，社区卫生服务站、村卫生室、医务室共 137 所。

湟中县级医疗机构 5 所，社区卫生服务中心、中心卫生院、乡镇卫生院共 16 所，村卫生室共 396 所。

互助县是青海省海东市下辖县，位于青海省东部、海东市北部，县级医疗机构 5 所，乡镇卫生院 16 所，村卫生室 452 所。

黔江区位于重庆市东南部，处武陵山区腹地，共有医疗机构 255 所，其中各级各类医院 33 所。

巫山县的县人民医院自纳入重庆市三级甲等医院创建单位后，完成官阳、龙溪、曲尺 3 所乡镇卫生院改扩建，建成标准化村卫生室 117 所、总建筑面积 7350 平方米。引进卫生专业人才 85 名，其中引进博士 1 名、正高 1 名、硕士 3 名；培训医疗卫生技术骨干、乡村医生 2000 人次。2013 年末拥有医疗卫生技术人员 1309 人，有执业（助理）医师 681 人，有注册护士 376 人。全县有病床床位 1354 张。

二、人口学特征

居民入户调查计划发放问卷 2700 份，实际发放问卷 2331 份，去除重要变量缺失、回答不合逻辑等无效问卷后，剩余有效问卷 2286 份，有效率为 98.07%。
调查对象中，男性 1048 人，女性 1238 人；年龄分布，15～45 岁 544 人，45～59
岁 741 人，60 岁及以上 1001 人；文化程度方面，没上过学 719 人，小学 741 人，
初中 588 人，高中及以上 238 人；婚姻状况方面，未婚 71 人，在婚 1875 人，离
异 21 人，丧偶 319 人；收入来源方面，务农 999 人，外出打工 493 人，子女赡养
382 人，经商或其他 412 人；2210 人参加了新农合（或者城乡居民医疗保险），76
人未参加或参加其他医疗保险，新农合参合率达到 96.68%；自评健康状况方面，
自我感觉总体健康状况很好的 400 人，较好 631 人，一般 621 人，较差 558 人，
很差 76 人。调查人群中，1112 人表示自己患有经医生诊断的慢性病，慢性病类
型顺位前九位分别是：高血压、糖尿病、心脏病、冠心病、颈椎病、高血脂、腰
椎间盘突出、气管炎、胃病。可以看出，农村地区慢性病以高血压、冠心病等心
脑血管疾病，以及颈椎病、腰椎间盘突出等劳动损伤性疾病为主；一定程度上说
明慢性非传染性疾病成为危害农村居民健康的主要疾病因素，同时，由于调查对
象中多数仍需要承担繁重的农业生产或务工任务，劳动损伤性疾病较为多发。

　　调查农村居民中，青海省的湟中县 208 人，互助县 231 人；重庆市黔江区 191
人，巫山县 190 人；湖北省嘉鱼县 200 人，麻城市 175 人；河南省息县 220 人，
宜阳县 220 人；浙江省文成县 186 人，仙居县 172 人；福建省闽侯县 214 人，石
狮市 79 人。比较不同地区调查对象的人口经济学特征，发现东、中、西部地区农
村居民性别、文化程度、收入来源等分布差异明显（$\bar{P}$＜0.05），不同地区农村居
民年龄、健康程度、是否患有慢性病等情况存在统计学差异（P＜0.05），婚姻状
况因在婚状态占绝大多数未做地区间比较。其中，东部地区调查对象中女性占比、
自我报告慢性病患病率最低、健康状况最好，收入来源中依靠经商或其他方式的
最多；中部省份平均年龄最大，女性占比最高，患有慢性病情况最为严重，自我
报告健康状况最差；西部地区调查人群平均年龄最小，文化程度最低（小学及以
下学历者占比最高）。东中西部地区调查人群不同的人口学特征和健康状况源于我
国东中西部地区不同的经济发展水平和社会文化背景，其基本情况如表 6-2 所示。

表 6-2　不同地区调查对象人口学特征比较

特征		地区											
		闽侯县	石狮市	文成县	仙居县	息县	宜阳县	麻城市	嘉鱼县	黔江区	巫山县	湟中县	互助县
性别	男	121	37	81	79	97	92	66	82	93	82	101	117
	女	93	42	105	93	123	128	109	118	98	108	107	114
年龄分组	15～45 岁	42	33	42	20	43	36	45	31	55	64	53	80
	45～59 岁	64	16	52	53	70	75	69	77	54	59	79	73

续表

特征		地区											
		闽侯县	石狮市	文成县	仙居县	息县	宜阳县	麻城市	嘉鱼县	黔江区	巫山县	湟中县	互助县
年龄分组	60岁及以上	108	30	92	99	107	109	61	92	82	67	76	78
文化程度	没上过学	60	12	74	37	109	43	40	64	38	53	69	120
	小学	66	25	54	55	60	80	66	47	60	78	78	72
	初中	63	22	37	56	39	74	46	62	71	37	48	33
	高中/中专	21	10	18	16	11	22	22	23	17	18	10	5
	本科/大专	4	10	3	8	1	1	1	4	5	4	3	1
婚姻状况	未婚	6	5	3	5	10	1	8	3	3	7	7	13
	在婚	153	66	147	139	187	188	141	169	168	163	180	174
	离异	3	0	1	0	3	4	1	1	1	1	1	5
	丧偶	52	8	35	28	20	27	25	27	19	19	20	39
收入方式	务农	38	2	63	72	145	148	69	90	54	88	93	137
	外出打工	47	16	38	32	45	33	43	36	35	45	70	53
	子女赡养	61	13	42	27	27	29	35	35	28	25	31	29
	经商或其他	68	48	43	41	3	10	28	39	74	32	14	12
参加新农合	是	189	71	186	167	218	218	168	197	186	178	202	230
	否	25	8	0	5	2	2	7	3	5	12	6	1
健康状况	很好	39	23	47	42	43	25	17	31	38	42	31	22
	好	45	24	42	60	44	49	68	74	42	65	48	70
	一般	72	21	64	45	44	65	52	44	54	49	60	51
	差	53	11	30	22	74	72	37	38	49	31	58	83
	很差	5	0	3	3	15	9	1	13	8	3	11	5
是否慢性病	是	94	38	89	69	123	131	75	83	93	72	120	125
	否	120	41	97	103	97	89	100	117	98	118	88	106

第二节 农村卫生服务利用现状分析

国外的家庭医生制度明确了居民就诊的首诊机构和转诊程序，我国居民在就诊机构的选择上存在很大的随意性，且具有趋高就诊的特征，因此有必要了解居民首诊机构、常去机构的分布和影响因素。

一、首诊医疗机构

在就诊时（指患常见病、多发病时）首先选择的医疗机构方面，我国各地区农村居民在卫生服务利用连续性上显示出不同的差异：选择由多到少的医疗卫生机构依次是村卫生室、乡镇卫生院、县级医院、市级及以上医院和其他医疗机构，其中选择村卫生室的居民占 42.87%，其次为乡镇卫生院，占比 25.94%，而选择首诊机构为县级医院的居民的占比为 21.00%（图 6-1）。

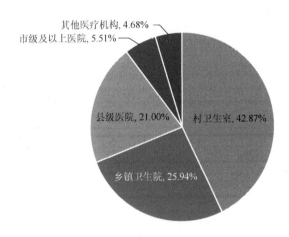

图 6-1　居民首诊医疗机构分布

居民对就诊机构选择的原因方面，按照由最重要到最不重要排序依次是"交通便利程度"、"疾病严重程度"、"医疗机构诊疗水平"、"是否有熟悉的医生"、"自费医疗费用"、"报销比例"、"医务人员服务态度"、"有无家人陪护"和"其他原因"。其中在其他原因中占比较高的因素为"药品"，可见，农村居民在因寻求卫生服务而选择医疗机构时，首先考虑的是疾病能否得到及时、有效、方便、优质治疗的因素（图 6-2）。

比较不同地区首选医疗机构在县级及以下机构的分布情况（表 6-3），浙江省农村居民首选医疗机构分布差异不明显；福建省居民及河南省居民则呈现按机构级别由低到高选择比例逐步减少趋势，即首选基层卫生服务机构的居民较多；湖北省居民选择村卫生室作为首选医疗机构的比例最大；而黔江则是选择乡镇卫生院作为首选医疗机构的比例最大；青海省选择乡镇卫生院的调查对象比例则明显低于县级医院。各地区居民首选医疗机构的级别构成情况存在显著性差异（$\chi^2 = 669.84$，$P = 0.000$）。

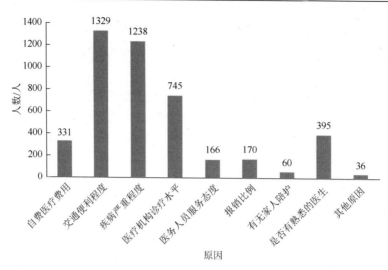

图 6-2 首诊医疗机构选择原因

表 6-3 不同地区及人口学特征居民首诊医疗机构分布

项目		村卫生室		乡镇卫生院		县级医院		市级及以上		其他		χ^2	Sig
		N	%	N	%	N	%	N	%	N	%		
地区	闽侯县	88	9	54	9.1	27	5.6	32	25.4	13	12.1	669.84	0.000*
	石狮市	30	3.1	23	3.9	17	3.5	3	2.4	6	5.6		
	文成县	52	5.3	50	8.4	48	10	30	23.8	6	5.6		
	仙居县	7	0.7	133	22.4	19	4	4	3.2	9	8.4		
	息县	119	12.1	71	12	24	5	1	0.8	5	4.7		
	宜阳县	150	15.3	18	3	41	8.5	7	5.6	4	3.7		
	嘉鱼县	97	9.9	44	7.4	48	10	7	5.6	4	3.7		
	麻城市	99	10.1	27	4.6	41	8.5	2	1.6	6	5.6		
	黔江区	46	4.7	94	15.9	32	6.7	7	5.6	12	11.2		
	巫山县	62	6.3	47	7.9	57	11.9	3	2.4	21	19.6		
	湟中县	110	11.2	18	3	59	12.3	20	15.9	1	0.9		
	互助县	120	12.2	14	2.4	67	14	10	7.9	20	18.7		
性别	男	457	46.6	257	43.3	229	47.7	57	45.2	48	44.9	2.477	0.649
	女	523	53.4	336	56.7	251	52.3	69	54.8	59	55.1		
年龄分组	15~45 岁	234	23.9	133	22.4	119	24.8	24	19.0	34	31.8	18.688	0.017*
	45~59 岁	331	33.8	166	28.0	167	34.8	41	32.5	36	33.6		
	60 岁及以上	415	42.3	294	49.6	194	40.4	61	48.4	37	34.6		

续表

项目		村卫生室		乡镇卫生院		县级医院		市级及以上		其他		χ^2	Sig
		N	%	N	%	N	%	N	%	N	%		
文化程度	没上过学	305	31.1	178	30.0	156	32.5	44	34.9	36	33.6	41.377	0.000*
	小学	335	34.2	166	28.0	165	34.4	45	35.7	30	28.0		
	初中	266	27.1	176	29.7	99	20.6	21	16.7	26	24.3		
	高中/中专	67	6.8	58	9.8	46	9.6	11	8.7	11	10.3		
	本科/大专	7	0.7	15	2.5	14	2.9	5	4.0	4	3.7		
婚姻状况	未婚	28	2.9	16	2.7	19	4.0	6	4.8	2	1.9	9.075	0.696
	在婚	808	82.4	490	82.6	393	81.9	97	77.0	87	81.3		
	离异	11	1.1	3	0.5	6	1.2	1	0.8	0	0.0		
	丧偶	133	13.6	84	14.2	62	12.9	22	17.5	18	16.8		
收入方式	务农	498	50.8	233	39.3	203	42.3	34	27.0	31	29.0	131.806	0.000*
	外出打工	226	23.1	108	18.2	105	21.9	28	22.2	26	24.3		
	子女赡养	141	14.4	94	15.9	93	19.4	32	25.4	22	20.6		
	经商	94	9.6	149	25.1	74	15.4	22	17.5	27	25.2		
	其他	21	2.1	9	1.5	5	1.0	10	7.9	1	0.9		
参加新农合	是	958	97.8	582	98.1	453	94.4	117	92.9	100	93.5	24.604	0.000*
	否	22	2.2	11	1.9	27	5.6	9	7.1	7	6.5		
健康状况	很好	196	20.0	115	19.4	57	11.9	12	9.5	20	18.7	114.196	0.000*
	好	306	31.2	161	27.2	115	24.0	16	12.7	33	30.8		
	一般	266	27.1	171	28.8	129	26.9	31	24.6	24	22.4		
	差	193	19.7	132	22.3	154	32.1	52	41.3	27	25.2		
	很差	19	1.9	14	2.4	25	5.2	15	11.9	3	2.8		
是否慢性病	是	413	42.1	288	48.6	281	58.5	85	67.5	45	42.1	55.121	0.000*
	否	567	57.9	305	51.4	199	41.5	41	32.5	62	57.9		

*有统计学意义

"婚姻状况"及"参加新农合"中超过20%单元格的期望单元格计数小于5,采用 Fisher 精确性检验

　　不同性别居民首选医疗机构分布的差异不具有显著性,男性和女性调查居民首选机构分布由多到少的排序顺序相同。不同年龄分组的居民首选医疗机构分布差异无显著性,60 岁及以上人群选择村卫生室的比例更高而选择较高级别机构就诊的比例依次降低。不同文化程度居民首选医疗机构分布不同,差异具有显著性($P = 0.000$),具有高中或以上文化程度的居民选择村卫生室的比例低于其他组。婚姻状况对居民首选医疗机构的影响不具有统计学意义。健康状况不同的居民对

首选医疗机构的选择偏好不同，且差异具有统计学意义（$P = 0.000$），健康状况较好的居民对医疗机构的利用明显地偏好村卫生室，随着健康状况的变差，居民将较高级别机构作为首选机构的比例就越大。是否患有慢性病对居民就诊首选医疗机构选择有影响（$P = 0.000$），患有慢性病的居民选择村卫生室为最常去机构的比例较低。

二、usual doctor 选择和分布

usual doctor 是指针对特定被调查者，与之建立最为密切的持续性医患联系的卫生服务提供者（可称为首诊医生）。usual doctor 通常指专门的健康守门人——全科医生，或者在特定时间内为研究对象提供最多卫生服务的人。而在问卷调查中，usual doctor 则由被调查的对象指定。我们将 usual doctor 定义为"您比较熟悉、信任，一生病就去看的医生"。

在调查的 2288 人中，1296 人表示自己有一位熟悉、信任的医生（usual doctor），占被调查者的 56.89%。居民报告 usual doctor 的执业机构分布如图 6-3 所示，超过60%的居民（67.21%）认为自己最为熟悉、信任，经常去看的医生是乡村医生；其次为乡镇卫生院医生，占 19.06%；而居民熟悉、信任医生执业机构为"其他"的情况多是调查居民有"熟人"（亲戚或朋友）为当地或其他地方的私人诊所的医生。总体而言，农村居民对基层卫生服务提供者较为熟悉，与之建立了一定的人际联系。

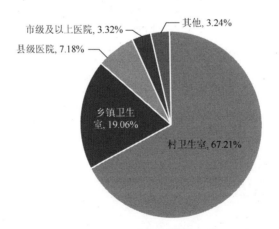

图 6-3　居民报告 usual doctor 的执业机构分布

比较各地区调查居民报告 usual doctor 情况，福建省农村居民表示自己有一位熟悉、信任的医生的比例最高，青海省最低。比较不同人口学特征居民报告（为方便比较，对文化程度、收入来源和婚姻状况 3 个分组变量中样本含量较少的组进行合并）usual doctor 情况（表 6-4），发现地区、性别、收入来源、健康状况、

是否慢性病是居民是否有一位 usual doctor 的影响因素。不同地区间的农村居民报告 usual doctor 的分布有较大差别，福建省、河南省居民与 usual doctor 的关系更密切，而文成县则相对较低，这与当地地区医疗机构的分布、地理位置的分布、医疗政策的影响有较大关系。不同性别、收入来源、健康状况和慢性病发病情况与居民 usual doctor 情况差异具有显著性差异（$P<0.05$）。女性、务农、健康状况较差、患有慢性病的居民与 usual doctor 的关系则更为密切。

表 6-4　不同地区及人口学特征居民报告 usual doctor 情况

项目		有熟悉 usual doctor		无熟悉 usual doctor		χ^2	Sig
		N	%	N	%		
地区	闽侯县	135	10.4	79	8	414.071	0.000*
	石狮市	65	5	14	1.4		
	文成县	37	2.9	149	15.1		
	仙居县	33	2.5	139	14		
	息县	180	13.9	40	4		
	宜阳县	188	14.5	32	3.2		
	嘉鱼县	104	8	96	9.7		
	麻城市	118	9.1	57	5.8		
	黔江区	111	8.6	80	8.1		
	巫山县	62	4.8	128	12.9		
	湟中县	120	9.3	88	8.9		
	互助县	143	11	88	8.9		
性别	男	570	44	478	48.3	4.183	0.041*
	女	726	56	512	51.7		
年龄分组	15~45	291	22.5	253	25.6	4.243	0.120
	45~59	416	32.1	325	32.8		
	60 岁及以上	589	45.4	412	41.6		
文化程度	没上过学	420	32.4	299	30.2	3.701	0.448
	小学	422	32.6	319	32.2		
	初中	331	25.5	257	26		
	高中/中专	98	7.6	95	9.6		
	本科/大专	25	1.9	20	2		
婚姻状况	未婚	37	2.9	34	3.4	3.211	0.360
	在婚	1076	83	799	80.7		
	离异	9	0.7	12	1.2		
	丧偶	174	13.4	145	14.6		

续表

项目		有熟悉 usual doctor		无熟悉 usual doctor		χ^2	Sig
		N	%	N	%		
收入来源	务农	616	47.5	383	38.7	27.475	0.000*
	外出打工	248	19.1	245	24.7		
	子女赡养	227	17.5	155	15.7		
	经商或其他	205	15.8	207	20.9		
是否新农合	是	1256	96.9	954	96.4	0.528	0.467
	否	40	3.1	36	3.6		
健康状况	很好	192	14.8	208	21	33.059	0.000*
	好	344	26.5	287	29		
	一般	346	26.7	275	27.8		
	差	366	28.2	192	19.4		
	很差	48	3.7	28	2.8		
是否慢性病	是	701	54.1	411	41.5	35.523	0.000*
	否	595	45.9	579	58.5		

*有统计学意义

而进一步比较各地区居民最为熟悉医生的执业机构分布，不同性别居民 usual doctor 执业机构分布不存在显著性差异，不同年龄组居民的 usual doctor 机构分布情况差异不具有统计学意义（确切概率法）。不同文化程度的居民报告的 usual doctor 所在机构分布不同（确切概率法），不同收入来源的居民报告的 usual doctor 所在机构分布不同。

进一步分析我国农村居民选择 usual doctor 的原因（图 6-4），其中有超过 2/3

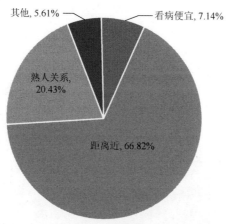

图 6-4　与 usual doctor 建立人际联系的原因

比例（66.82%）的居民选择 usual doctor 的原因是距离近，这成为居民选择 usual doctor 的首要因素，其次则是因为跟该医生是熟人关系、看病便宜等原因。可以看出，居民在基层首诊首要考虑的因素是就诊的便利性，这是因为居民在 usual doctor 就诊多为常见病、多发病等，选择较近的医疗机构则更为快捷、便利。

三、卫生服务利用现状分析

不同于以往关于卫生服务人际连续性的研究中通过问卷调查获取居民一定时期内的就诊（访问）经历，居民就诊经历数据来自新农合和县级医院医院信息系统（hospital information system，HIS）收集的居民就诊记录。提取 2014 年 1 月 1 日～2014 年 12 月 31 日内所调查地区所有有过就诊经历的人群，就诊次数最少的 1 次，最大的就诊次数均偏高，就诊次数均值波动也存在较大差别，波动范围为 3.94～12.17。各个地区的农村居民的就诊次数存在较大差别，黔江的就诊患者在 10 次以内的就诊次数占比高达 93.12%，而同为西部地区的互助县的就诊患者该占比最低，仅为 69.68%。由于就诊次数不服从正态分布，故地区间比较采用 Kruskal Wallis 检验，结果如表 6-5 所示，各省农村居民服务利用情况存在显著性差异（$P = 0.000 < 0.05$），测量期内，河南省农村居民对基层卫生服务利用最多而福建省最低。这主要是因为，河南省农村常住居民年龄偏大、健康状况差、对卫生服务的需求较多，而福建省人口健康状况较好、服务需求低；同时，河南省最为信任和最常去的机构为村卫生室，就医方便、简单，加之政策层面限制村医大处方行为，多条就诊记录可能为一次疾病经历的分解，因此就诊次数多。个人特征方面，年龄组、是否患有慢性病、健康状况对卫生服务利用程度有影响，60 岁以上、患有慢性病、健康状况差的农村居民对卫生服务的利用更多（$P < 0.05$）。而不同性别、文化程度、婚姻状况和收入来源分组的调查对象对卫生服务利用程度的差异不具有显著性（$\bar{P} > 0.05$）。

表 6-5 调查居民就诊次数分布

次数	浙江	福建	湖北	河南	重庆	青海
1	2 786	2 743	8 019	10 861	7 010	1 358
2	1 492	1 484	5 282	8 685	3 715	479
3	1 171	1 193	4 353	7 085	2 581	394
4	1 233	1 070	3 470	5 716	1 836	388
5	1 271	952	2 845	4 546	1 302	316
6～10	4 632	3 181	9 374	10 780	2 764	1 177
11 及以上	2 595	2 872	10 606	5 234	1 419	1 789

续表

次数	浙江	福建	湖北	河南	重庆	青海
合计	15 180	13 495	43 949	52 907	20 627	5 901
均数	6.89	7.26	7.36	5.22	3.94	12.17
极大值	138	362	554	267	136	103

注：原表有误，根据团队学生的毕业论文重新制表。见高梦阳. 基于服务连续性的农村卫生服务网络互动机制及模型研究[D]. 华中科技大学，2017. 正文 27 页（总 35 页）表 6 调查居民就诊次数分布

2014 年我国东中西部所调研地区的卫生服务利用情况如表 6-6 所示。我国东中西部人口分布因地理位置及经济发展水平存在差异，东部及中部地区的人口分布与西部地区相比较为密集。而从门诊的卫生服务利用来看，东部地区的门诊利用效率明显偏低，两周就诊率仅有 1.70%，远低于我国东部地区的平均两周就诊率 16.1%。中部地区的息县和嘉鱼县地区的两周就诊率显示出较大差别，但从平均两周就诊率来看，与该地区的平均两周就诊率持平。西部地区的黔江区和互助县的两周就诊率则表现出明显的差异，且总体的平均两周就诊率仍低于西部地区的平均水平 11.0%。

表 6-6　不同地区农村居民年卫生服务利用情况

地区	总住院人数（N）	住院人次数（N）	总门诊人数（N）	门诊人次数（N）
文成县	6 569	8 952	18 415	64 640
仙居县	9 739	9 873	31 016	619 543
石狮市	5 823	8 366	13 198	43 571
闽侯县	5 823	8 366	9 836	44 215
嘉鱼县	6 625	9 749	51 789	276 232
麻城市	7 358	12 221	34 643	120 792
息县	5 469	7 270	60 811	357 379
宜阳县	7 537	11 487	45 931	257 489
黔江区	2 572	5 507	48 113	208 328
巫山县	8 188	10 274	81 107	256 518
互助县	3 189	4 976	3 977	22 533
湟中县	5 247	6 123	4 337	9 024

从住院服务利用来看，东部两个县区的住院服务利用率表现出较大差别，住院率分别为 6.14%和 10.08%，但总体来看平均住院率与东部地区的平均住院率持

平。中部地区两个县区的住院率则基本持平，且代表了该地区的平均住院率水平。而西部地区的两个县区的住院率虽然差距不明显，但均高于西部地区的平均住院率水平，表明该地区的居民更倾向于利用住院卫生服务。

四、卫生服务利用偏好分析

1. 农村居民医疗服务类型偏好分析

仅利用门诊的农村居民占医疗服务利用总人数的84.05%；其中，东部地区和西部地区仅利用门诊服务的绝对人数虽然相差很大，但是各自所占比例相近，维持在70%以内；东部地区居民仅利用门诊服务的占比最高，超过90%。仅利用住院服务的居民占医疗服务利用总人数的9.67%；其中，东部地区仅利用住院服务的人数及其所占比例最低，均低于10%甚至低于5%，而西部地区偏好仅利用住院服务的比例最高。农村居民医疗服务类型偏好基本情况如表6-7所示。

表 6-7　农村居民医疗服务类型偏好基本情况

地区	仅利用门诊服务		仅利用住院服务		既利用门诊也利用住院服务	
	N	%	N	%	N	%
文成县	127 925	91.59	2 395	1.71	9 348	6.70
仙居县	110 917	93.08	5 236	4.39	3 006	2.53
石狮市	7 861	66.72	2 633	22.35	1 290	10.93
闽侯县	8 805	67.83	3 318	25.56	858	6.61
息县	6 911	57.63	1 042	8.69	4 039	33.68
宜阳县	6 738	54.91	2 408	19.63	3 124	25.46
麻城市	102 904	73.41	24 668	17.60	12 598	8.99
嘉鱼县	85 164	95.30	1 729	1.93	2 468	2.77
互助县	1 889	37.95	3 071	61.73	16	0.32
湟中县	1 959	34.37	3 532	61.96	209	3.67
黔江区	2 226	28.80	5 389	69.71	115	1.49
巫山县	21 297	93.22	360	1.58	1 189	5.20

结果显示，与中、西部居民相比，东部居民使用门诊服务的频率明显高，平均就诊次数为5.36人次。与其他地区的居民相比，西部地区居民更有可能使用住院服务，而访问次数较少（1.42）。各地区频率之间的区别具有统计学意义（$\chi^2 = 32\,410.71$，$P = 0.000$）。男性使用门诊服务的频率高于女性，而住院服务利用的频率相反。性别间的服务利用差异具有统计学意义（$\chi^2 = 377.98$，$P = 0.000$）。将所有居民分为4个年龄阶段，分别为0～15岁、16～45岁、46～59岁及60岁

及以上。结果显示，0～15 岁农村居民使用门诊服务更为频繁，60 岁及以上患者的住院人数大于其他年龄段。此外，这组患者卫生服务利用次数最多。χ^2 检验显示，不同年龄段的居民，其卫生服务偏好的差异具有统计学意义（$\chi^2 = 9291.20$，$P = 0.000$）。综上所述，不同地区、不同性别、不同年龄的农村居民服务利用偏好明显不同，差异有统计学意义（$P < 0.05$），详见表 6-8 所示。

表 6-8　服务类型就诊偏好的人口学分布特征与差异

特征		仅门诊			仅住院			门诊且住院		χ^2	P
		N	%	均次	N	%	均次	N	%		
地区	东部	255 508	90.10	5.36	13 582	4.79	1.60	14 502	5.11		
	中部	201 717	79.48	3.27	29 847	11.76	1.50	22 229	8.76	32 410.71	0.000
	西部	27 371	66.35	2.52	12 352	29.94	1.42	1 529	3.71		
性别	男性	233 914	84.56	4.24	24 742	9.21	1.57	17 463	6.23		
	女性	250 682	82.58	4.38	31 039	10.43	1.45	20 797	6.99	377.98	0.000
年龄	0～15 岁	97 268	89.15	4.31	6 876	6.30	1.99	4 960	4.55		
	16～45 岁	163 145	86.68	3.49	15 271	8.11	1.77	9 803	5.21		
	46～59 岁	110 249	83.21	4.39	13 467	10.16	1.74	8 783	6.63	9 291.20	0.000
	60 岁及以上	113 935	76.56	5.51	20 167	13.55	1.80	14 714	9.89		

2. 农村居民医疗机构级别偏好分析

仅在乡级医疗机构（一般指乡镇医疗院）看病的人数占医疗服务利用总人数的 38.41%；其中，东部对乡级医疗机构的利用人数与比例明显高于其他地区。仅利用县级医疗机构服务的居民占总医疗服务利用人数的 54.89%，详见表 6-9 所示。

表 6-9　农村居民医疗医疗机构级别偏好基本情况

地区	仅去乡镇卫生院		仅去县级医院		既去乡镇也去县级医院	
	N	%	N	%	N	%
文成县	20 411	14.62	108 153	77.44	11 088	7.94
仙居县	91 485	76.78	23 873	20.03	3 801	3.19
石狮市	8 006	67.94	3 630	30.80	165	1.26
闽侯县	7 288	68.09	2 947	27.53	469	4.38
息县	5 242	43.71	5 709	47.61	1 041	8.68
宜阳县	4 305	35.09	6 663	54.30	1 302	10.61
麻城市	68 413	48.81	58 421	41.68	13 336	9.51
嘉鱼县	8 756	9.80	74 755	83.65	5 850	6.55

续表

地区	仅去乡镇卫生院		仅去县级医院		既去乡镇也去县级医院	
	N	%	N	%	N	%
互助县	1 055	21.05	3 622	72.27	335	6.68
湟中县	2 013	34.19	3 363	57.13	511	8.68
黔江区	4 433	57.35	2 737	35.41	560	7.24
巫山县	40	0.18	22 634	99.07	172	0.75
合计	221 447	38.41	316 507	54.89	38 030	6.70

对机构级别就诊偏好进行人口学分析。一般而言，农村居民倾向于县级医院的卫生服务。从区域的角度来看，东部地区的患者就医率最高，次数最多，而西部居民最低（17.96%），次数较少（1.38）。对于县级医院而言，西部居民的医疗服务利用率最高，而东部患者的利用率最低。对不同机构级别的利用，区域间的差异具有统计学意义（$\chi^2 = 17\,399.31$，$P = 0.000$）。性别分布的结果表明，男性居民利用乡镇卫生院的服务概率高于女性（$\chi^2 = 292.70$，$P = 0.000$）。0～15 岁的居民比老年居民更频繁地去乡镇医院就诊，16～45 岁的居民利用县级医院卫生服务的概率最高。老年人去医院看病的次数（5.33）和去县级医院的次数（4.64）均比其他年龄段的多，详见表 6-10 所示。

表 6-10　机构级别就诊偏好的人口学分布特征与差异

特征		仅去乡镇卫生院			仅去县级医院			既去乡镇也去县级医院			χ^2	P
		N	%	均次	N	%	均次	N	%	均次		
地区	东部	127 190	45.22	5.77	138 603	49.27	4.49	15 523	40.28	5.51		
	中部	86 716	34.17	2.18	145 548	57.35	3.14	21 529	55.86	8.48	17 399.31	0.000
	西部	7 501	17.96	1.38	32 356	78.43	2.58	1 488	3.86	3.61		
性别	男性	109 015	39.33	4.10	150 798	54.40	3.80	17 364	44.95	6.27	292.70	0.000
	女性	112 432	37.55	4.35	165 709	55.35	3.56	21 266	55.05	7.10		
年龄	0～15 岁	46 765	42.79	4.57	55 901	51.15	3.30	6 621	17.14	6.06		
	16～45 岁	67 000	35.42	3.17	111 295	58.84	3.21	10 840	28.06	5.73	3 868.12	0.000
	46～59 岁	55 570	42.23	4.19	66 556	50.58	3.57	9 456	24.48	7.19		
	60 岁及以上	52 112	35.55	5.33	82 755	56.46	4.64	11 713	30.32	7.99		

3. 医疗服务类型与机构级别的列联分析

将医疗服务类型与机构级别列联，如表 6-11 所示。调查结果显示，大多数农村居民（262 544 人）只利用县级医院的门诊服务。只利用住院服务的居民中，最多的有 12.90%的居民只在县级医院就诊。利用这两种类型服务的偏好显示，乡镇卫生院的服务利用率最低。

表 6-11 医疗服务类型与机构级别的列联分析

特征	仅门诊		仅住院		门诊且住院	
	N	%	N	%	N	%
仅乡	190 874	87.19	19 757	9.03	8 275	3.78
仅县	262 544	80.74	41 934	12.90	20 674	6.36
乡且县	31 068	71.45	2 998	6.89	9 418	21.66

注：$\chi^2 = 19\,360.13$，$P = 0.000$

第三节　卫生服务连续性测量

卫生服务连续性可定义为居民在不同组织接受的不间断的、不重复的一系列协调的卫生服务，这种服务连续性的维度包括人际关系的连续、机构间的连续、信息的连续和地理连续等。国外学者主要从持久度、紧密度、分散性和顺序度四个人际连续性维度进行测量。本章在人际连续性测量的基础上，也测量了信息连续性、机构连续性，并从政策层面进行了影响因素探究。

一、卫生服务人际连续性指标的测量

（一）人际连续性的纵向连续度

在卫生服务领域，常用两个维度分析居民与 usual doctor 医患人际连续性的强度，即持续时间（纵向连续度）和访问频率（包括就诊、健康咨询等医患接触行为）。在持续时间方面，各个地区的农村居民在卫生服务的纵向连续度方面存在明显差异，居民与 usual doctor 在持续时间超过 10 年的占比均相对较高，尤其是青海地区居民，该占比高达 81.8%，其他地区则是 33.3%～66.3%，而东部地区的文成县居民与 usual doctor 则在 5～10 年范围内的占比较高，但总体来看，该地区居民与 usual doctor 的纵向连续性较差；在访问频率方面，从整体来看，居民主动进行健康咨询的现象不明显，互助、嘉鱼、黔江、石狮地区有超过三分之一的居民（38.8%）表示不会在就诊之前向 usual doctor 进行健康咨询，文成县则是较多的居民表示偶尔咨询当地的 usual doctor，而河南地区居民则表示会经常咨询当地的 usual doctor。综合分析居民与卫生服务提供者之间人际连续性的持续时间和访问频率发现，持续时间较久但访问频率低，医患人际连续性的质量有限。

比较不同地区居民医患人际连续性持续时间和访问频率（表 6-12），不同地区差异均具有统计学意义（$P<0.05$）。河南省农村居民访问（健康咨询）频率最高，这一现象与首诊医疗机构为村卫生室的比例最高，建立医患人际联系更为普遍且对象更多为乡村医生等相互印证，说明了河南省农村居民与基层卫生服务提供者，尤其是乡村医生的接触和互动较为频繁。青海省访问频率则最低，即患病时农村居民向 usual doctor 寻求健康咨询的意识最差；在纵向连续度方面，青海省农村居民医患人际关系的持续时间最久，浙江省农村医患人际关系的持久度最差。

表 6-12　不同地区持续时间和访问频率比较

纵向连续性		文成县	仙居县	石狮市	闽侯县	嘉鱼县	麻城市	息县	宜阳县	黔江区	巫山县	互助县	湟中县
访问频率*	总是	7	2	10	29	21	25	89	60	6	7	16	34
	经常	9	5	18	24	21	29	70	22	11	12	28	26
	偶尔	13	11	6	10	21	29	13	26	30	15	12	11
	从未	11	15	27	60	40	32	7	79	64	28	88	44
持续时间*	<1 年	9	2	8	13	14	0	48	5	9	4	8	5
	1~3 年	5	4	11	24	5	18	22	6	11	7	8	9
	3~5 年	6	3	15	7	8	37	31	7	15	10	7	15
	5~10 年	12	6	8	10	8	9	19	13	17	5	3	9
	10 年以上	6	15	23	77	69	54	60	157	59	36	117	81

*访问频率和接触时间均具有统计学意义

（二）卫生服务人际连续性紧密度

为准确测量农村居民卫生服务利用的连续性指标，要求调查对象有至少 3 次就诊经历，因此连续性指标的计算依据均为具有 3 次及以上就诊经历的各个地区的农村居民在 2014 年的所有就诊经历。家庭医生连续性指数（usual provider of care，UPC），指在测量期内到特定医生处就诊的比例，反映人际连续性的紧密度，在此将特定医生改为卫生机构，并且"特定机构"按照属于"客观结果"的患者"最常去机构"统计，而非由调查对象指定。UPC 测量结果如表 6-13 所示，UPC

得分呈偏态分布，且得分在 0.2 以上占总人数的 97%以上。总体而言，调查居民就诊的机构较为集中，用 UPC 衡量的卫生服务人际连续性较高。比较不同地区 UPC 得分情况，UPC 得分在 0~1，在各组的分布均不服从正态分布，故各组件间采用多组等级资料的秩和检验进行比较。结果显示，不同地区患者 UPC 得分不同，福建省农村居民 UPC 得分最高，说明该地区基层卫生服务医患人际连续性的紧密度最高；而青海省居民 UPC 得分最低，说明其卫生服务人际连续性的低紧密度，农村患者相对没有固定在同一个卫生服务机构接受服务。

表 6-13　卫生服务人际连续性紧密度 UPC 取值分布

得分	文成县	仙居县	闽侯县	石狮市	嘉鱼县	麻城市	息县	宜阳县	黔江区	巫山县	湟中县	互助县
0.1	29	0	29	45	2 006	282	610	587	305	0	0	35
0.2	126	0	126	5	367	79	159	211	22	0	0	36
0.3	314	5	314	17	616	127	175	628	18	0	51	122
0.4	244	170	244	113	1 682	802	684	2 177	149	90	286	691
0.5	338	488	338	265	3 650	1 403	1 925	3 266	1 229	176	236	1 342
0.6	518	2 333	518	255	3 415	1 038	1 871	1 349	327	842	98	560
0.7	223	3 528	223	653	4 689	2 266	3 436	5 070	1 011	1 853	314	2 144
0.8	201	2 888	201	1 996	4 582	2 117	3 871	3 733	1 148	1 117	113	806
0.9	56	3 887	56	452	3 740	1 171	2 680	2 387	1 054	1 586	27	271
1	3 313	36 472	3 313	3 359	38 536	8 107	17 412	10 367	10 004	23 762	125	1 746

统计不同就诊次数患者卫生服务人际连续性的紧密度的中位数，分析人际连续性随就诊次数的变化趋势，可以看出，在不同就诊次数下的紧密度得分均处于较高水平，且就诊次数增多，紧密度变化不明显。出现这种现象可能是因为，就诊次数较多的患者多是慢性病患者，他们需要长期、多次就诊，因而逐步养成了较为规律的就诊习惯，更倾向于在经常就诊的医疗机构长期就诊或护理。对地区间的比较，各个地区的紧密度中位数得分均较高，但青海省居民的紧密度得分明显低于其他地区，同时，就诊次数多的患者，有可能意味着其病情复杂或者病情并没有因就诊而缓解而导致患者坚持在同一家医疗机构就诊。

（三）卫生服务人际连续性分散度

服务连续性（continuity of care，COC）是卫生服务人际连续性研究中最为常用的指标，该指标无须指定特定的卫生服务提供机构，而与一定就诊次数下就诊机构数量及其分布有关。调查对象人际连续性分散度得分分布如表 6-14 所示，

COC 得分越高，分散度越低，反映的人际连续性越高。结果显示，其中超过 1/3
（33.68%）患者的 COC 指数得分为 1，这部分患者多数属于长期在一家医疗机构
就诊的情况。由于 COC 取值规律不同于 UPC，COC 的分布相对于 UPC 更加分散
且不均匀，小于 0.3 的比例更高。按照地区、性别、年龄等因素分组，比较 COC
得分差异分析各组人群基层卫生服务人际连续性的分散度。

表 6-14　卫生服务人际连续性分散度 COC 取值分布

得分	文成县	仙居县	闽侯县	石狮市	嘉鱼县	麻城市	息县	宜阳县	黔江区	巫山县	湟中县	互助县
0.1	148	286	311	34	235	0	785	0	1	59	269	1 286
0.2	29	18	378	1	69	13	162	116	0	0	189	285
0.3	66	165	261	9	170	377	365	1 504	0	0	107	370
0.4	185	461	500	69	771	3 084	1 272	4 755	44	103	382	814
0.5	476	388	274	332	3 090	1 938	3 016	5 077	733	0	93	1 744
0.6	155	2 201	133	59	2 120	1 258	1 416	2 702	83	1 097	50	328
0.7	318	2 867	76	429	4 198	677	2 788	1 469	597	922	23	623
0.8	374	3 102	85	747	6 426	843	3 326	1 751	1 071	844	12	430
0.9	228	4 464	24	1 972	6 796	194	2 011	569	1 108	2 637	4	141
1	3 383	35 819	3 320	3 508	39 407	9 008	17 682	11 832	11 630	23 764	121	1 731

不同因素分组的各组人群分散度比较显示，不同地区人群卫生服务人际连续
性分散度存在显著性差异（$P = 0.000 < < 0.05$），青海省农村居民医患人际连续性
的分散度最低。即分散度衡量的结果表明，重庆市农村居民与卫生服务提供者（本
书测算标准为机构）的人际联系最高，意味着其接受的卫生服务人际连续性最高。

统计不同就诊次数患者卫生服务人际连续性的分散度的中位数，分析人际连
续性随就诊次数的变化趋势，可以看出，在不同就诊次数下的分散度得分均处于
较高水平，且就诊次数增多，紧密度变化不明显。对地区间进行比较，各个地区
的分散度中位数得分均较高，但青海省居民的分散度得分明显低于其他地区。

（四）卫生服务人际连续性顺序度

卫生服务人际连续性顺序度（sequence of continuity，Secon）表示患者卫生服
务人际连续性的顺序度，考察的是患者每次就诊是否与前一次在同一家医疗机构；
如果不是，则说明患者总是不停在更换医疗机构。顺序度取值分布如表 6-15 所示。
顺序度取值除青海省以外，落在 0～0.2 的比例为 3.30% 以下，Secon < 0.5 的比例
为 17.06% 以下，而青海省落在 0～0.2 的比例则为 20.17%，Secon < 0.5 的比例为

58.04%。当患者测量期内每次就诊都在同一家医院时，关于连续性的指标无论是紧密度、分散度还是顺序度都等于 1。

表 6-15　卫生服务人际连续性顺序度 Secon 取值分布

得分	文成县	仙居县	闽侯县	石狮市	嘉鱼县	麻城市	息县	宜阳县	黔江区	巫山县	湟中县	互助县
0.1	311	0	1	148	1	353	1	395	1	59	215	1
0.2	378	0	2	29	56	99	0	113	1	103	13	6
0.3	261	127	117	66	1 364	198	389	236	71	197	38	227
0.4	500	1 813	486	185	5 477	697	3 831	915	1 132	1 530	133	2 658
0.5	274	2 796	692	476	5 515	2 121	3 566	3 249	832	996	342	996
0.6	133	3 012	169	155	3 795	605	2 583	1 254	630	1 057	64	779
0.7	76	2 640	1 804	318	2 555	1 474	1 677	2 918	502	1 006	140	216
0.8	85	2 115	376	374	2 725	1 717	1 822	4 339	718	704	127	210
0.9	24	2 143	23	228	1 510	959	552	3 232	379	436	46	49
1	3 320	35 125	3 490	3 383	40 285	9 169	18 402	13 124	11 001	23 338	132	2 611

二、农村地区居民就诊时的信息连续性

（一）居民的病历资料信息携带行为

依据表 6-16，在有关就诊信息连续性的就诊资料携带习惯问题上，接近一半的调查对象（46.74%）表示没有将之前就诊的纸质资料（在后续就诊）随身携带并交给医生参考的习惯。这说明居民就诊时主动提供能够反映自己病情、为就诊提供参考信息的意识不强。不同地区携带就诊资料的习惯具有统计学差异（$P = 0.000$），福建省农村居民就诊时主动携带就诊资料的比例最高。但总体而言，多数居民缺乏主动提供就诊信息的习惯。

表 6-16　居民的病历资料信息携带行为的人口学比较

项目	分组	携带就诊资料		
		总是这样	有时这样	从未这样
地区	文成县	60	43	83
	仙居县	51	36	80
	石狮市	45	2	32
	闽侯县	94	35	77
	嘉鱼县	46	34	120

续表

项目	分组	携带就诊资料		
		总是这样	有时这样	从未这样
地区	麻城市	33	44	93
	息县	47	84	89
	宜阳县	47	37	128
	黔江区	31	35	125
	巫山县	26	26	136
	互助县	47	10	174
	湟中县	59	17	130
性别	男	273	172	587
	女	313	231	680
年龄分组	15~45 岁	128	93	313
	46~59 岁	193	138	398
	60 岁及以上	265	172	556
文化程度	没上过学	173	124	416
	小学	184	130	420
	初中	155	97	325
	高中/中专	60	44	86
	本科/大专	14	8	20
婚姻状况	未婚	23	17	30
	在婚	474	343	1032
	离异	4	3	13
	丧偶	85	40	192
收入分组	0~500 元	98	90	282
	>500~1500 元	71	71	214
	>1500~5000 元	26	12	58
	5000 元以上	81	35	69
健康状况	很好	84	57	246
	好	126	100	395
	一般	157	130	331
	差	191	102	261
	很差	28	14	34
是否慢性病	是	346	211	552
	否	240	192	715

（二）医务人员获取患者信息的行为

在就诊时告知医生自己之前的就诊经历方面，不到一半（44.6%）的调查对象会主动告知医生自己之前相关的就诊经历，52.8%表示会在医生询问时告知；而2.6%的被调查者回答"其他"是因为个别农村居民对告知一位医生自己之前在别处看病这一事实有所顾虑，因而未作出明确答复。对不同地区比较，主动告知的情况存在统计学差异（$\chi^2 = 10.028$，$P = 0.040$），福建省农村居民表示主动告知的比例最高，详见表 6-17 所示。

表 6-17　医务人员获取患者信息行为的人口学比较

项目	分组	告知经历		
		主动告知	询问告知	其他
地区	文成县	60	43	83
	仙居县	71	95	1
	石狮市	45	2	32
	闽侯县	141	65	0
	嘉鱼县	46	34	120
	麻城市	101	64	4
	息县	47	84	89
	宜阳县	48	152	3
	黔江区	31	35	125
	巫山县	78	107	0
	互助县	47	10	174
	湟中县	105	98	1
性别	男	388	345	291
	女	432	444	341
年龄分组	15～45 岁	197	161	173
	46～59 岁	284	253	190
	60 岁及以上	339	375	269
文化程度	没上过学	223	242	246
	小学	250	283	189
	初中	232	193	151
	高中/中专	95	58	37
	本科/大专	20	13	9

续表

项目	分组	告知经历		
		主动告知	询问告知	其他
婚姻状况	未婚	28	26	16
	在婚	686	644	507
	离异	6	5	9
	丧偶	100	114	100
收入分组	0~500元	98	90	282
	>500~1500元	71	71	214
	>1500~5000元	26	12	58
	5000元以上	81	35	69
健康状况	很好	140	119	126
	好	194	227	198
	一般	223	240	151
	差	234	180	135
	很差	29	23	22
是否慢性病	是	432	389	278
	否	388	400	354

（三）患者寻求相同医生就诊的行为

在"因同种疾病先后在同一家医疗机构就诊时，是否会找同一个医生看"这一问题上，52.7%的被调查者表示每次会找同一个医生。但也有将近三分之一的对象"从未如此"，对是否由同一个医生看同一个疾病持无所谓态度。地区间比较显示态度差异处于统计学意义临界水平，详见表6-18所示。

表6-18　患者寻求相同医生就诊行为的人口学比较

项目	分组	同种疾病相同医生就诊		
		总是这样	有时这样	从未如此
地区	文成县	60	43	83
	仙居县	35	40	92
	石狮市	45	2	32
	闽侯县	109	41	58
	嘉鱼县	46	34	120

续表

项目	分组	同种疾病相同医生就诊		
		总是这样	有时这样	从未如此
地区	麻城市	77	39	52
	息县	47	84	89
	宜阳县	110	43	57
	黔江区	31	35	125
	巫山县	67	56	65
	互助县	47	10	174
	湟中县	104	31	69
性别	男	358	190	483
	女	420	268	533
年龄分组	15～45 岁	171	98	264
	46～59 岁	254	157	317
	60 岁及以上	353	203	435
文化程度	没上过学	237	145	332
	小学	247	155	329
	初中	204	110	261
	高中/中专	74	41	75
	本科/大专	16	7	19
婚姻状况	未婚	24	20	26
	在婚	642	374	830
	离异	3	6	11
	丧偶	109	58	149
收入分组	0～500 元	98	90	282
	>500～1500 元	71	71	214
	>1500～5000 元	26	12	58
	5000 元以上	81	35	69
健康状况	很好	125	57	204
	好	185	126	311
	一般	215	137	265
	差	218	129	204
	很差	35	9	32
是否慢性病	是	433	227	444
	否	345	231	572

三、基层卫生服务提供方提供医疗卫生服务的机构连续性

（一）医疗机构医务人员基本特征

表 6-19 显示，县级医务人员平均年龄为 34.48 岁；文化程度主要为本科，职称分布大多为初级及以上。乡镇卫生院医务人员的平均年龄为 33.02 岁，文化程度主要为大专，初级职称占全部人数的 60.0%。

表 6-19 农村地区医务人员人口学特征

项目		县级	乡级
地区	文成县	51	27
	仙居县	58	19
	石狮市	41	29
	闽侯县	26	43
	嘉鱼县	55	21
	麻城市	102	33
	息县	35	25
	宜阳县	141	23
	黔江区	52	34
	巫山县	65	10
	互助县	106	18
	湟中县	81	36
性别	男	325	146
	女	487	172
年龄	0～30 岁	302	104
	31～40 岁	253	92
	41～50 岁	203	50
	50 岁以上	48	16
教育程度	硕士及以上	27	4
	本科	531	85
	大专	228	164
	大专以下	26	64
职称	正高	15	3
	副高	130	10

续表

项目		县级	乡级
职称	中级	290	66
	初级	279	189
	无职称	98	47

（二）医务人员在医患之间的连续性服务行为

医务人员与患者之间维持连续性需要建立在医务人员与患者之间的主动行为意愿上，表 6-20 显示，医患之间的主动行为包括主动了解其健康状况和不良习惯、主动了解其就诊信息、主动了解其家庭状况和不良习惯工作等背景信息、主动在服务过程中建立良好的人际关系、主动在患者离院之后根据患者的病情进行随访等几个方面。

表 6-20　医务人员在医患之间的连续性行为调查

事件		县级	乡级
就诊前了解其就诊信息	是	794	303
	否	18	13
主动了解其健康状况、不良习惯	总是这样	91	27
	经常这样	253	116
	偶尔这样	311	104
	从未这样	157	71
主动了解其家庭状况、工作等背景信息	总是这样	47	57
	经常这样	182	112
	偶尔这样	388	113
	从未这样	108	36
对其进行随访	是	403	155
	否	409	163

医务人员对患者的连续性认知，主要调查的是医务人员在接诊患者时对医患之间的沟通交流的态度和具体行为。调查结果显示：县、乡两级机构医务人员均认为在就诊前应了解其就诊信息，以及在服务过程中建立良好的人际关系，其比例在所调查的县乡两级医疗机构的医务人员中高达 90% 以上。然而，各级医疗机构的医务人员，在医患沟通过程中所应了解的患者信息上存在差异。医务人员在

主动了解患者健康状况和不良习惯等信息时，县级医院医务人员表现得更加积极主动。而医务人员在了解其家庭状况、工作等背景信息的主动性上，县级医务人员的比例仍在乡镇卫生院医务人员以上。在卫生服务连续性行为中，医务人员之间对患者病情的交流沟通程度对患者病情的后续治疗和稳定是有影响的。在是否会对离院（所）后的患者进行随访的情境中，县级医务人员与乡镇卫生院医务人员对所接诊患者的随访比例均不足 50%。

由于乡村医生问卷样本含量低，且主要调查方式为深入访谈，故此部分内容不作统计分析，而将多个访谈结果总结归纳为乡村医生服务提供的典型案例。乡村医生作为最基层的卫生服务提供者，在向农村居民提供基本医疗服务和基本公共卫生服务中起着重要作用。农村基层卫生服务中医患连续性建立的重要供方对象即为乡村医生。分析乡村医生的服务现状和执业理念与行为等，有助于找出影响基层卫生服务连续性的供方因素，以及基于服务连续性的供方服务改进策略。

（1）一般情况。乡村医生一般 50 岁左右，从事乡村医生工作 30 年，中专学历，目前的执业资质是乡村医生上岗证，在政府出资、村委会出地兴建的村卫生室执业，平均服务人口 1000 多，在人口众多的村，一般会有多名村医并有工作分工。除了从事村医工作之外，还从事农业生产，可以说是半医半农的状态。每天接诊患者 20～30 人；其中，熟悉、认识的患者 2/3～3/4，大部分一生病就来看。

（2）服务提供。主要提供基本医疗和基本公共卫生服务，基本公共卫生服务包括健康档案建立、慢性病管理（高血压、2 型糖尿病等）。提供基本公共卫生服务需要接触到几乎每一位村里的居民，加之自己从事乡村医生工作多年，对村民比较熟悉，因此对多数就诊患者的基本情况，如药品过敏、身体健康状况都基本了解；对于有些患者，如慢性病患者，不用每次问诊也了解他们的情况。每次为患者诊断或治疗时都会询问其之前的就诊经历，目前尚不能从电脑或者信息系统上看到患者在其他医疗机构的就诊信息，想要了解之前就诊的准确信息需要患者自己携带纸质资料，但是实际携带纸质资料的患者只有 1/3 左右。由于工作年限长，且与服务对象较为熟识，乡村医生对多数就诊患者的一般情况和健康状况较为了解。

（3）与乡镇卫生院的协作与分工。在公共卫生服务方面乡村两级的分工，如针对慢性病筛查、体检，村卫生室没有检查设备，因而乡镇卫生院提供此类服务，帮助进行辅助检查。例如，住院分娩的产妇，村医负责 42 天的随访服务。总之，在基本公共卫生服务方面，分工非常清晰，任何一项工作都明确好是乡镇卫生院还是村医负责，但是在基本医疗方面，分工没那么清晰，如一些常见病既可以由村医看也能在乡镇卫生院看，当然出现这种现象也是因为目前政策环境下居民可以自由就医。

对于需要转诊的患者，村医起到什么作用。对于需要上转的患者，帮助其提供信息，有需要的陪同转诊，帮助他们打 120；不方便转诊的时候，会为一部分患者与上级医院医生取得联系（有的打电话，有的陪同转诊）。对于从县级机构下转的患者，需要负责后期的随访、康复和保健；这也是村医公共卫生服务的范畴，尤其对于慢性病患者或者有其他情况的患者，如患者在乡镇卫生院或者县级医院就诊时发现有高血压，就需要纳入慢性病随访的范围，需要对其开始建档、管理，这就到了公共卫生范围。总之，下转患者随访主要是针对纳入公共卫生慢性管理范畴的疾病患者。可见，乡村医生在农村居民各级机构就诊过程中能够发挥承上启下的作用。

（三）医务人员对纵向卫生服务机构间的连续性行为

卫生服务机构间医务人员之间的连续性，能够保证患者在纵向医疗服务和横向就诊时的连续性，以及保证就诊的效率和效果。医疗机构之间的连续性一方面是指机构间医务人员针对上转或下转患者采取协作的医疗行为，主要指的是上下级医务人员对患者在上转或下转后就诊信息的连续性传递；另一方面是指上下级机构间对医务人员的培训、相互交流及信息平台的建设。

表 6-21 显示，县、乡两级机构医务人员对上下级医疗机构及其医务人员的熟悉程度上存在差异。84.5%的县级医务人员表示仅对上下级机构有较多的了解。县级医务人员中有 71.1%表示对上下级医务人员熟悉，而乡镇卫生院对上下级医务人员熟悉程度较低。在与上下级医务人员的业务交流和业务培训上，两级医疗机构医务人员虽存在差异，但大多数医务人员均表示存在一定的业务交流和业务培训，其中，乡镇卫生院比例最低。对于转诊患者，两级机构医务人员在保证患者的及时转入上，县级医务人员的该比例明显高于乡镇卫生院的医务人员。

表 6-21　医务人员在卫生服务机构间的连续性行为

事件		县级	乡级
与上下级医疗机构的熟悉程度	非常了解	266	103
	比较了解	420	177
	有一些了解	40	18
	完全不清楚	86	20
与上下级卫生服务人员的熟悉程度	非常熟悉	397	60
	比较熟悉	180	120
	仅仅认识	15	118
	不认识	220	20

续表

事件		县级	乡级
是否有一定的业务交流	是	376	172
	否	436	146
对于转诊患者，是否能够保证患者及时转入	是	700	203
	否	104	115

对医患之间服务连续性的认识：①村医的服务以常见病、多发病为主，在这种情况下，与村民之间熟悉、信任的人际关系很重要；②由于村医多数也是村里的村民，与服务对象首先是邻里、熟人关系，这为村医与村民之间医患关系的建立奠定了一定基础；③现在患者已经有意识地与一名村医建立长期联系了，有需要的时候就来找村医（这种需要不一定是就诊），至少慢性病患者是这样；④作为村医，工作制度要求自己每天工作 8 小时，而在实际工作中，会保持手机 24 小时开机，保证有需要的患者能找到自己，必要的时候对于需要转诊的患者陪同转诊，走不开就帮助其电话联系。可以说，村医意识到了医患人际关系对于维护和增进居民健康，发挥自己健康守门人角色的作用，并在认识到农村居民健康意识提高的基础上用自己的实际行动维护和促进了基层卫生服务的医患人际连续性。

目前政策环境下存在的困难与后顾之忧：①待遇太低，现有的收入没有打工挣得钱多。村医的收入包括公共卫生服务经费、一般诊疗费补助、基本药物补助，各种收入合计 50 000 多元年收入，由 5 个村医分享，因此实际个人收入每个月不到 1000 元；另外，还存在一部分开支，电费、电话费、宽带费、处方纸、有些东西的维修等均由村医承担，因此实际收入更少。②解决不了村医的养老保障问题，有些村医干了一辈子的乡村医生工作，退休后 1 个月只有 300 元的养老金。政府需要先解决乡村医生的待遇问题，有了待遇保障，就不会出现个别村医对新农合的各种投机行为了。现有卫生政策环境保证了乡村医生和基层卫生服务提供者行为的规范性，但基本药物制度等也在一定程度上限制了乡村医生工作的积极性，加上目前待遇水平难以达到村医的要求，并且养老政策不够完善，村医存在服务积极性不高，对自己的现状和未来心存后顾之忧的普遍现象。乡村医生认为政府对待自己应该像对待乡村教师一样解决"身份问题"，即养老问题。

四、政府和医保部门对供需双方行为及服务连续性的影响

（一）分级诊疗与基层首诊

2013 年 10 月 1 日起，青海省在全省范围内正式实施城乡居民基本医疗保险

分级诊疗制度。需住（转）院的参保患者，应在统筹地区内遵循"首诊医疗卫生机构（乡镇中心卫生院和社区卫生服务中心）—二级定点医疗机构—三级定点医疗机构"分级诊疗和转诊的程序。并在 2014 年 2 月提出为健全分级诊疗制度在转诊率、住院起付线、检查结果互认和分级诊疗就诊范围方面的政策。

基层首诊是指把基层卫生机构当作门诊看病就医的定点首诊医疗机构，在城市为社区卫生服务中心，在农村则为乡镇卫生院。患者未经转诊去非首诊医疗机构就诊的费用统筹基金不予支付或者支付比例很低。基层首诊可以有效增加到基层卫生服务机构就诊患者的数量，并倒逼基层医疗机构以提高服务质量。

分级诊疗制度对患者就诊行为的影响：分级诊疗要求居民首诊必须在基层，即农村居民必须先去乡镇卫生院就诊，城市居民先去社区卫生服务中心就诊。总体而言，分级诊疗主要以医保为杠杆，改变患者流向。分级诊疗的实施取得了住院患者向基层下沉、医保费用支出趋于合理的初步成效，有利于患者接受更加合理、符合自身需求的卫生服务，并促进农村居民与基层卫生服务提供者的接触。

对于门诊患者，分级诊疗制度缺少政策性约束，即患者在各级医疗机构就诊仍享受原来的报销政策，在乡村两级机构就诊可享受家庭账户范围内的报销额度；而在县级医院看门诊除慢性病门诊外无法报销。对于需要住（转）院的患者，分级诊疗制度将是否在基层首诊与转诊后医院享受的报销水平挂钩，以医保为手段促进患者下沉；这有利于患者养成基层首诊、逐级寻诊的良好就医习惯，也有助于基层医患人际连续性的建立和维持。但是，该政策设计初衷是通过强制性的基层首诊，将应当由基层诊治的患者留在基层；其背后的逻辑是，患者是否应当转诊由基层卫生服务机构医务人员判断。而在实际执行过程中，存在部分患者"强烈要求转诊"的情况，即患者到乡镇卫生院（社区卫生服务中心）首诊，但并未进行任何诊断和治疗，而是在患者及家属的要求下开具转诊证明，之后直接"转诊"到县级医院，甚至有少数患者先去二级及以上医院住院，再由患者或家属去乡镇卫生院补一个手续（转诊证明）的情况。

（二）机构间协作制度

1. 协作医疗制度

样本地区中的河南省息县于 2012 年 6 月开始试点并逐步扩大实施协作医疗制度，协作医疗是以充分发挥全县各医疗服务机构功能为基础，促进卫生系统各个层次的专业人员和服务机构纵向协作和横向整合，开展对某特定患者群体的医疗协作服务，或共同管理服务对象全部卫生需求的新型医疗服务模式。协作医疗的开展遵循资源共享、服务同质、分级诊疗、分段服务、自主选择、就近转诊原则。

其初衷是为居民提供安全、方便、价廉、及时、有效的医疗服务，达到资源共享、优势互补，实现县、乡、村医疗服务一体化。

县、乡、村三级服务机构共同承担辖区患者的健康管理和临床诊疗服务职责。三级服务机构之间以协作制度为基础，以质量标准为核心，以服务合同为纽带，共同为患者提供连续、无缝、一体的协作医疗服务。协作医疗主要服务内容包括临床诊疗服务和健康管理服务，其中临床诊疗服务由县、乡两级机构承担，健康管理服务由乡村两级机构承担。协作医疗临床诊疗和健康管理服务路径如图 6-5所示。

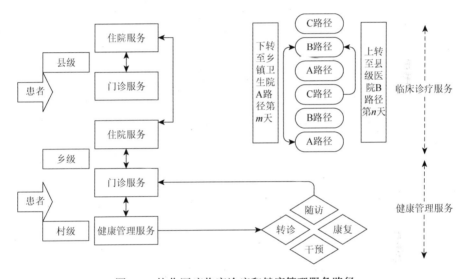

图 6-5　协作医疗临床诊疗和健康管理服务路径

各级机构分工：①村级负责一般病情的门诊诊疗、筛查及恢复期康复。②乡镇级负责复杂病情的门诊诊疗、简单的手术、常见病、多发病或院内康复的患者住院诊疗及制订慢性病的个性化诊疗方案。③县级负责急症、复杂病情、手术期住院治疗及制订慢性病治疗方案。服务程序：①乡、村级医疗机构按转诊原则和条件将患者转至县级医疗机构。②转诊患者持"协作医疗服务单"到对应的医疗机构就诊。③转诊患者病情稳定后，县级医疗机构按路径及时将患者转到乡、村医疗机构，继续进行康复治疗。④治疗期已完成，根据协作医疗路径，转入乡镇卫生院或村卫生室进行康复治疗。⑤随访服务与健康指导，根据慢性病管理方案和职责，县、乡、村医疗机构进行个性随访管理，提供健康教育和健康促进、指导。

信息共享与流程安排：①建立信息平台，实现病历转诊和续写病历功能，病历完成后，由总承揽人单位整理并归档保存；②建立绿色通道，专人转送，实施转诊登记表、转诊交接清单，内容包括一般项目、诊疗过程、治疗方案（路径表单）、经治医生、转诊医生、接诊医生、患者（家属）签字、转诊交接的时间地点。

单纯的政策设计难以保证各级医疗机构协作医疗（尤其是县级医院将患者下转）的持续动力，因此样本地区对该制度严格奖惩、强化考核，对各定点医院进行考核，并根据考核结果进行绩效支付和奖惩。协作医疗制度以临床路径和综合制度改革为基础，明确各级机构的分工和职责，将大量的康复和健康管理工作留在（或转移到）乡村两级卫生机构，县级医院聚焦于急症、复杂病情、手术期住院治疗，从而优化医疗卫生资源配置，提供利用效率，减轻医保负担，有助于患者接受全面、协调、连续性的服务；可以说，协作医疗能够实现患者、医保机构和卫生服务提供方的共赢。相较于一般的双向转诊制度或医联体制度，协作医疗将县级医院治疗后处于康复期的患者转移到基层就诊，从而促进患者下转，有助于减轻患者经济和照护负担，增加农村居民与基层卫生服务提供者的接触，增强基层卫生服务人际连续性的建立。

2. 对口帮扶

样本地区均开展了对口帮扶或者内容相似的县乡协作方案，对口帮扶的内容包括技术支持、业务指导、培训专业技术人员和完善乡镇卫生院卫生的管理。实际开展过程中，在举办专题讲座、指导开展基本和重大公共卫生、培训村医、建立健全规章制度等对乡村两级医务人员的业务指导和人员培训方面开展了较多工作，取得了一定效果；在对口帮扶框架内，乡镇卫生院的医务人员可以到县级医院免费进修，从而进一步提高自己技术水平和服务能力。但是，在抢救危重患者、带教手术、帮助开展医疗新业务等向患者提供协同服务方面效果不显著，乡镇卫生院对认为治疗存在风险的患者往往"一转了之"，较少考虑在对口帮扶框架内让患者在乡镇卫生院接受县级医院医生的医疗服务（水平）或者对患者转诊后事项做出安排（如联系县级医院医生、交代病情、开转诊单）；此外，对口帮扶的主要工作承担者为县级医院，而受益者是基层卫生服务机构和医务人员，而县级医院缺乏长期主动开展对口帮扶的内在动力，因而该制度容易流于形式。对口帮扶对基层卫生服务人际连续性无直接影响。

总之，对口帮扶政策与理论上一直存在的双向转诊制度以农村卫生服务三级网络为依托，能够促进医务人员机构间和交流与合作；但在向进入卫生服务网络的患者提供协同服务和促进患者下沉方面作用十分有限，且该政策缺乏可持续性。

（三）医保政策

（1）城乡居民医保统筹制度。样本地区的青海省互助县和福建省石狮市，在调研时已实现了新农合和城市居民医疗保险的统筹。统筹的重点是实现"保障范围统一、筹资标准统一、待遇水平统一、经办流程统一、基金管理统一、网络信息系统统一"等6个统一，通过这6个统一基本确保了整合后的城乡居民医保整体保持良好水平，参保农村居民的看病更为便捷，最终实现构建城乡居民健康保障体系的目标。

在目前城乡经济发展水平和居民支付能力存在较大差距的现实情形下，促进公平性和优化管理资源是城乡统筹的主要目标，即城乡居民医保筹资水平和保证范围的统一，但未将城乡医保基金池统一，否则会造成医保基金"劫贫济富"的现象。因此，城乡居民基本医保统筹对农村基层卫生服务利用者和提供者的影响不明显，农村居民和乡村两级服务提供者对城乡居民医保的认识依旧是"新农合"。

（2）村级门诊报销政策。在2009年"新医改"之前，河南省的新农合政策基本采取"1+1"的补偿模式，即实行"家庭账户＋大病统筹"的模式，在2009年9月"新医改"开展之际，河南省卫生厅和财政厅等多部门为了完善新农合制度的保障功能，扩大新农合的受益面，出台相关文件要求全省各县、市积极探索新农合门诊统筹制度。清丰县与息县于2010年1月率先开展了新农合门诊统筹的试点。门诊统筹制度所覆盖的医疗诊疗项目包括在乡镇卫生院和村卫生室发生的常规检查和诊疗项目；在门诊统筹制度所覆盖的药品方面，乡镇卫生院采用《河南省新型农村合作医疗报销基本药物目录（乡级）》，村卫生室采用《河南省乡村医生基本用药目录》。门诊统筹报销不设起付线，个人年度封顶线以户封顶，家庭成员可共同使用。

相对于门诊家庭账户的补偿模式，门诊统筹可以提高医保的共济性，提高参合农民对基层卫生服务的利用。本书有关服务利用的数据调查结果中，实施门诊统筹的地区农村居民乡村两级就诊占比超过85%，显著高于其他地区。此外，门诊服务人次的增加，有助于促进基层医疗机构的医务人员提高其服务能力。农村医疗保险或卫生政策对基层卫生服务供需双方及人际连续性的影响如表6-22所示。

表6-22　农村医疗保险和卫生政策对基层卫生服务供需双方及人际连续性的影响

农村医疗保险和卫生政策	对供方的影响	对需方的影响	对人际连续性的影响
分级诊疗	①增加基本医疗服务方面的工作量，使更多的患者到基层就诊；倒逼基层卫生服务提供者提高服务能力；②卫生行政部门对基层转诊率要求，增加供方的工作负担，增加医疗风险	①引导患者首先在基层卫生机构就诊，养成合理的就医习惯；促进其医患人际连续性的建立；②患者到乡镇卫生院直接开转诊单之后到二级以上机构就诊，甚至先去住院而后补办转诊证明	促进作用

续表

农村医疗保险和卫生政策	对供方的影响	对需方的影响	对人际连续性的影响
协作医疗	①明确工作职责，服务范围更加聚焦；②有助于在县级医院医务人员指导下提高技术水平和工作经验；③受到县级医院的限制，不利于工作的自主性	①促进双向转诊，使患者接受更为连续、协调、全面的服务；②减轻直接和间接疾病经济负担（主要对于下转患者）	促进作用：该制度相较于一般的双向转诊制度能够促进患者下转
城乡居民医保统筹	目前政策下对基层卫生服务提供者的影响不明显	可能提高保障范围和水平	无明确影响
村级门诊统筹政策	①增加基层医务人员服务提供能力，促进医患接触；②提高工作积极性；③存在乡村医生套取新农合基金的风险	①增加对乡村两级卫生服务的利用；②提高医保在基层卫生服务方面的共济性；③部分患者过度利用基层医疗卫生服务	增加居民与基层卫生人员接触，提高人际连续性
对口帮扶	有助于提高乡镇卫生院医生和乡村医生的技术水平和服务能力	无直接影响	无直接影响

第四节　农村卫生服务利用存在的问题剖析

卫生服务利用存在的问题，间接反映了农村卫生服务网络服务提供上的不足和居民服务利用上的不合理。本节基于第三节服务连续性测量，总结农村卫生服务利用上存在的问题。

一、农村地区的医疗机构之间连续性缺失严重

目前，我国农村地区的医疗卫生资源自医改开展以来已出现很大程度的发展，医疗机构的分布趋于合理，根据《医疗机构管理条例》的规定，我国各个县区基本具备了二级及以上的综合医院及中医院、妇幼保健院等专科医院，基层医疗机构基本形成"一乡一院、一村一室"的基本模式[1]。仙居县，虽然没有设置"一村一室"，但由于东部地区人口集中度较高，基本能够保障农村居民的"15 分钟医疗圈"，这基本保障了农村就医的基本需求。但根据对各个农村地区的调研结果来看，农村地区的医疗卫生服务仍然存在"级在网不在"，卫生服务在各级医疗机构之间不能形成连续性，不能保障农村地区的居民在就诊时在各级医疗机构之间的双向转诊的需求。

（一）农村地区的医疗机构资源分布不均衡

农村地区的医疗卫生机构虽然设置趋于合理，且我国目前对农村地区医疗

卫生机构的投入逐年提高，但所调研地区的农村的医疗机构的卫生资源分布仍极不均衡。

从地区分布来看，由于我国东中西部地区经济发展水平的不均衡，东部地区的县区的医疗机构的设施和服务能力较强，中部地区的基层医疗机构的设施也已较为完善，乡镇卫生院的设备基本能够满足当地卫生院的基本需求，特别是河南省息县建立了统一的标准化村卫生室来保障居民就诊的便利性。但目前，不少地区乡镇卫生院的服务现状是，将主要精力用于提供公共卫生服务，而向居民提供基本医疗服务的积极性很差；"患者不信"与"医生不愿"进一步形成了恶性循环。而西部地区，尤其是青海地区，由于地理条件较为复杂，服务人口数虽少，村卫生室及乡镇卫生院的基础设施仍存在较大的不足，这同时也导致当地居民的就诊存在极大的不便。

从农村地区医务人员的人员构成来看，村医年龄普遍偏大，甚至有的医务人员在已达到退休年限之后仍坚守在医疗岗位，从事基本的医疗服务；学历普遍偏低，所调查村医中仅极少数有本科学历；而从职称来看，职称普遍偏低，甚至在村卫生室一级的医务人员均没有职称，村医的人才队伍建设和村医待遇亟须提高。然而，一方面由于没有足够的激励机制来吸引和留住人才，有知识和能力的年轻人不愿到农村基层地区工作；另一方面经过培训和学习，能力有所提高的年轻医务人员急于到更高层级的医疗机构，导致农村地区医务人员的学历水平普遍偏低，且形成越来越差的恶性循环。针对农村地区医务人员的人才队伍建设要从提高基层卫生服务人员的待遇入手，不仅是要提高基层卫生服务人员的工资水平，更要加强其相关的社会保障水平，如编制、养老、社保等问题，以此来吸引和留住人才。

（二）乡镇卫生院在上下级医疗机构协作中的枢纽作用缺失

乡镇卫生院作为农村三级卫生服务网络的枢纽，所应承担的业务集临床医疗、疾病预防、妇幼保健、慢性病康复、健康教育等多专业、多功能于一体，它应成为需求可得性和供给可及性的最佳结合点[2]。然而，从考察医务人员在医疗机构之间的连续性的各项事件上来看，三级医疗机构的医务人员均表示能够保证患者的上下级转诊，可见当地卫生政策的推动和执行发挥了极大的作用。然而，乡镇卫生院的医务人员与上下级医疗机构的了解程度和交流协作程度远低于县级医院及村卫生室，此外，乡镇卫生院医务人员参与的上级培训远少于县级和村级医务人员，表明三级医疗机构之间，尤其是乡镇卫生院与上下级医疗机构之间的人员、信息交流及相应的业务培训仍需加强，保证当地的双向转诊制度与协作医疗制度的实施与完善。

　　乡镇卫生院作为农村三级卫生服务网络的枢纽，却不能发挥其在卫生服务网络中应有的作用，造成农村三级卫生服务网络"级在网不在"[3]。这主要与乡镇卫生院的发展现状有关：一方面政府对县级医院及村卫生室大力扶持，而对乡镇卫生院的扶持力度不足，其人员、药品、设备和服务等各方面均不符合其应有的能力，导致其不能充分发挥其功能和作用[4]；另一方面，县级医院对乡镇卫生院的人员培训及业务帮扶等服务开展力度不足，乡镇卫生院的服务能力仍略显不足。此外，随着居民生活水平的提高及对卫生服务需求的提高，居民越来越倾向于去较高级别的卫生服务机构就诊。因此，针对乡镇卫生院在卫生事业发展中的困境，政府在重视对乡镇卫生院的投入的同时，应全面实施"分级诊疗"等政策，让患者能够在县乡村三级医疗机构之间合理流通[5]。

二、农村居民的卫生服务利用的需求差异

（一）农村居民与基层卫生服务提供者的人际连续性水平较高，但服务效果不明显

　　人际连续性是卫生服务连续性的核心特征，尤其在拥有较为完善的初级保健和家庭医生制度的西方国家，被居民、医务人员和政府高度重视[6]。面对卫生服务利用方要求不断提高的服务需求，往往需要卫生服务提供方首先做出服务理念与行为的改善和提高；因此，提供初级保健服务的基层卫生服务提供者，作为农村居民的健康守门人，应当采取综合性措施，提高对农村居民卫生服务的人际连续性。

　　我国广大农村地区，普遍存在"乡土社会"的性质特点[7]，农村居民之间多是由亲缘或地缘上的熟悉，逐步建立起彼此信任的关系[8]，基层卫生服务提供者尤其是乡村医生多是工作所在地的居民，与农民之间存在亲密关系；这种远亲不如近邻的观念是农村地区基层卫生服务人际连续性的建立的先决优势，中部农村地区尤其注重这一传统观念。然而，这种人际连续性首先是一种基于情感上的联系，而非建立在疾病诊疗的基础上的医患关系，因此，居民不能真正利用连续性的基本医疗和公共卫生服务[9]。此外，农村居民由于缺少主动就诊、健康咨询的理念，多是在患病且达到一定严重程度后才去就诊，而且其最终选择就诊的机构不一定是其熟悉医生所在的机构，即医患人际连续性的建立是农村居民生病、就诊的结果。女性、老年人和慢性病患者等卫生服务利用主体报告有 usual doctor 的比例更高，而其中慢性病患者和女性患者 usual doctor 执业机构为村卫生室的比例较低的现象在一定程度上证实了上述事实。

（二）医务人员主动实施的有助于服务提供的认知和行为影响着患者就医服务的连续性

在调查中我们发现，诊疗过程前在了解其健康状况、家庭状况等背景信息等方面或是在诊疗过程中就患者的疾病沟通方面，县级医院及村卫生室两级的医务人员的主动性远高于乡镇卫生院的医务人员。这表明息县在推行"协作医疗"的过程中，乡镇卫生院医务人员尚未明确了解如何将保证患者就诊连续性体现在其诊疗行为上，表明其对于医患之间的人际服务连续性的认知尚存在不足。分析其原因：一方面与各级机构医务人员所处的工作环境有关，县级医疗机构的患者人满为患，乡镇卫生院的服务能力大不如前，基本医疗服务发挥作用较少，公共卫生服务发挥的能力又有限制，而村卫生室基本能够满足当地居民常见病、多发病的诊疗，这也导致县级医疗机构医务人员相对来说更加注重疾病的诊疗，而下级机构医务人员则更多了解患者的基本情况，既有助于对其疾病进行诊疗，又可以增加其情感交流，这些行为保证了医患之间的人际连续性[10]；另一方面，当今的医疗环境虽然渐渐从"以疾病为中心"的医学模式向"以患者为中心"的医疗模式转变，但对于农村地区来讲，这种医疗模式的转变效率不是很高[11]。对县级医务人员来讲，医务人员以完成其诊疗行为为主，而村医则在治疗疾病的同时，更多的是以情感关系维系与当地居民的关系。虽然在当地并未实行外国所实施的"家庭医生"制度，但这种以情感关系为纽带的医患关系在一定程度上能够将村医与当地居民紧密联系在一起。

因此，我国农村地区一方面应充分发挥乡村医生守门员的责任，为农村居民提供医疗服务时，充分利用与村民之间的"从熟悉到信任"的关系，并在此基础上针对性地建立医患之间就诊服务的联系，主动地去了解和关注其长期的健康状况、不良生活习惯和心理状态等。面对相对固定的服务人群，乡村医生要在此基础上对服务对象提供差异化、个性化服务[12]。并且在提供服务过程中，主动为其提供健康咨询，并让当地居民增进对村卫生室的了解和信任，让一些常见病、多发病可以在村卫生室或乡镇卫生院得到治疗。另一方面，受限于乡村医生的医疗技术水平，乡镇卫生院应加强对乡村医生的培训和支持，成立由乡村医生和乡镇卫生院医生、护士等公卫医师组成的全科服务团队。此外，乡村两级医务人员转变服务观念，作为基层卫生服务工作者，要树立向农村居民提供的是健康服务而不仅仅是医疗服务的意识和理念，将诊断、用药、健康指导等服务综合起来提供给服务对象，争取他们的理解与信任；要明白自己提供的是"基本"医疗和公共卫生服务，需首先重视基层卫生服务的重要意义，从而保持服务的积极性和主动性[13-15]。

三、医患之间及各级医疗机构之间的信息连续障碍

（一）居民在不同机构的健康信息尚不能完善

居民健康档案，记录了每个人从出生到死亡的整个生命周期中的所有生命体征的变化，还包括了居民从事过的与健康相关的一切行为。健康档案的内容主要包括个人的生活习惯、既往病史、就诊情况、家族病史、现病史、体检结果及疾病的发病、发展、治疗和转归的过程等[16]。居民的健康信息是居民在不同时期健康状况的晴雨表，而从调查结果可知，居民自身的健康信息尚不能完善[17]。目前，我国各个地区虽然为居民建立健全健康档案，但居民的健康档案记录、慢性随访记录、就诊记录信息等尚不能完善，就诊信息的电子化尚不能完全实现，且各个地区在患者就诊信息的完善上存在较大差异，东中西部地区由于经济发展水平的不同，患者就诊信息的完善存在较大差异，东部地区农村居民虽然拥有完善的就诊卡就诊服务，但就诊卡信息所包含的内容有限，尚不能满足我国农村居民的就诊信息在各级医疗机构的信息连续性需求。

（二）居民与医务人员的信息沟通不足

目前，我国各地农村居民与医务人员的信息沟通方式仅限于患者自身携带的就诊资料，且患者与医务人员关于就诊信息的沟通较为欠缺，部分甚至不会告知其在各级机构的就诊经历，患者的病历资料及检查资料在医患沟通中发挥的作用较弱[18]。从医务人员角度来看，其自身工作压力大，多依靠检查来了解患者病情，对患者的就诊经历及其患者自身的心理问题过少地去关注；从患者角度来看，其对疾病信息不了解，医患双方存在信息不对称性，因此多方面导致医患双方交流的弱化。医务人员作为医学实践活动的主体，医患之间的关系是否融洽，不仅影响着医生的诊断、治疗和后期的护理效果，也关系着医院的荣誉与和谐医院的构建[19]。目前，随着"生理-心理-社会"的现代医学模式的建立和发展，医院在进行医疗、护理活动时更加注重以患者为中心，以使患者处于最佳的状态来接受医疗和护理的服务。因此，良好的医患沟通不仅能够促进医疗质量的提高，而且有助于探索医学发展的未来路径[20]。

（三）各级医疗机构的信息平台尚不能互联互通

我国现有的卫生服务体系的信息化程度相对较低：一方面农村各级医疗卫生

机构的硬件设施薄弱，存在操作人员技术能力低下、电脑设备配置过低等问题，乡镇卫生院及村卫生室的信息化平台薄弱，难以满足卫生服务信息连续性的需求[17]；另一方面，农村卫生服务信息连续性最大的障碍在于各级医疗机构的患者信息尚不能实现互联互通，因为缺乏统一标准，所以在不同医疗机构之间、医院内部之间、不同业务系统之间形成大量"信息孤岛"，导致资源无法共享[21]。即使是医院内部的临床管理信息系统（clinical information system，CIS）的影像存档和传输系统（picture archiving and communication systems，PACS）、放射信息系统（radiology information system，RIS）、实验室信息系统（laboratory information system，LIS）、病理信息系统（pathology information system，PIS）、手术室信息系统（operating room information systems，ORIS）等多个子系统之间也都亟待进行集成与整合。目前，我国农村地区在开展分级诊疗之后，部分农村居民已能够享受到在各级医疗机构间的上下转诊，但目前的居民转诊信息在各级医疗机构间仍限于通过 QQ 或者其他沟通工具联系，而且各级医疗机构的检查结果信息在各级机构间尚不能实现互认，居民在转诊前后均需各种检查来给医务人员提供参考建议。

若要医疗信息各级平台互联互通，则需要各级部门积极配合解决以下四个问题：一是设计和建立统一的标准化平台，若要实现信息的互联互通，信息平台的基础设施是政府和各级机构首先解决的问题，因此，政府和各级机构应加大信息化的资金投入，建立统一标准化的信息平台[22]。二是医院管理者的认知偏差。长期以来，医院管理者对医院的发展存在"重硬轻软"的观念，对医院的基础建设与医疗设备投资力度较大，而轻视信息化软件、内部管理、诊疗规范化等医院软实力的建设。三是信息化建设各自为政。例如，卫生行政部门出资建设的信息平台，可能侧重于医疗服务监管；而单独由医院出资建立的，则倾向于如何高效地利用医疗服务。如何对这些平台资源进行整合与高效利用，也是需要协调各方利益的一项重大工程。四是信息化的建设缺乏统一规划[23]。

参 考 文 献

[1] 饶旭鹏. 中国农村社会结构演变的历程——从"乡土社会"到"新乡土社会"[J]. 开发研究，2012，（5）：134-137.

[2] 孙梦洁，韩华为. 中国农村居民的就诊选择研究——来自甘肃、河南、广东三省农户调查的实证分析[J]. 经济评论，2013，（2）：40-50.

[3] 柴慎华，周丹凤，张研，等. 河南省某县农村居民医患人际连续性特征及影响因素分析[J]. 医学与社会，2015，（9）：42-44.

[4] 柴慎华，周丹凤，张翔，等. 基于卫生服务连续性的乡村医生执业方式探讨[J]. 中国卫生事业管理，2015，（11）：833-836.

[5] 周启良. 城市化对城市居民卫生服务需求的影响：基于我国 283 个地级及以上城市的经验证据[J]. 中国卫生经济，2014，（12）：8-10.

[6] 陈林利, 刘奕男, 方红, 等. 基于信息化医防结合的糖尿病防治模式应用[J]. 解放军医院管理杂志, 2015, (4): 374-376.

[7] 傅华, 尹文强, 刘华, 等. 三城市社区卫生服务管理信息系统现状评估与发展策略研究[J]. 中华医院管理杂志, 2004, (3): 26-28.

[8] 陈旻洁, 鲍勇. 医院社区分级诊疗的医患认知研究: 基于上海市家庭医生制度[J]. 中华全科医学, 2015, (5): 788-791.

[9] 侯胜田, 王海星. 国外医患沟通模式对我国和谐医患关系构建的启示[J]. 医学与社会, 2014, (2): 51-54.

[10] 庄炜. 浅谈区域医疗卫生信息化建设需要注意几个问题[J]. 现代医院, 2005, (9): 1-2.

[11] 刘春富. 区域医疗信息共享与分级诊疗结合模式研究[J]. 观察与思考, 2012, (8): 76-77.

[12] 杨怀中. 基于信息协作平台的社区结直肠癌中医慢病管理模式的探索与实践[D]. 北京: 中国中医科学院, 2012.

[13] 巩东虎. 区域卫生数据中心建设网络规划研究[J]. 中国数字医学, 2011, (8): 20-22.

[14] 罗一, 黄莉. 卫生资源配置效率与卫生服务需求的关系研究[J]. 医学教育探索, 2008, (2): 219-221.

[15] 李伯阳, 张亮, 张研. 不同支付方式促进卫生服务整合的作用分析[J]. 中国卫生经济, 2016, (2): 32-34.

[16] 郭凤林, 顾昕. 激励结构与整合医疗的制度性条件: 兼论中国医联体建设中的政策思维模式[J]. 广东行政学院学报, 2015, (5): 12-18.

[17] 黎夏, 方鹏骞. 对我国公立医院监管体制的思考[J]. 中国医疗管理科学, 2015, (4): 8-11.

[18] 邓玉宏, 王忠, 马利, 等. 实施临床路径的意义及其应用现状[J]. 现代生物医学进展, 2010, (9): 1756-1759.

[19] 谢文媛, 巢健茜. 从新医改看社区卫生服务机构提高健康管理的潜能[J]. 中国全科医学, 2010, (22): 2493-2495.

[20] 李显文. 对我国分级诊疗模式相关问题的思考[J]. 卫生经济研究, 2015, (3): 18-20.

[21] 王文星, 马利, 徐雅. 基于医务人员满意度调查的医院人力资源管理分析[J]. 中国卫生统计, 2013, (1): 64-66.

[22] 刘远立, 饶克勤, 胡善联. 因病致贫与农村健康保障[J]. 中国卫生经济, 2002, (5): 11-14.

[23] 周正祥, 张秀芳, 张平. 新常态下 PPP 模式应用存在的问题及对策[J]. 中国软科学, 2015, (9): 82-95.

第七章　农村卫生服务网络互动机制分析

农村卫生服务网络作为一个系统，应发挥其应有的整体功能，为农村居民提供安全、有效、方便、价廉的医疗卫生服务。然而，我国农村卫生服务提供系统出现了"系统病"，构成系统的各级医疗卫生机构之间的联系断裂或者弱化，分散、关联、合作、协调、跨学科服务、整合服务等协作机制不能发挥作用，各卫生机构"以疾病为中心"而非"以患者为中心"，导致患者接受的卫生服务不连续，加剧农村居民"看病贵、看病难"的问题。卫生服务网络只有通过有效互动并且将这种互动制度化，才能为患者提供与其需求相适应的一系列协调不间断的服务。

第一节　农村卫生服务网络连续性问题分析

农村卫生服务网络的系统论强调：系统中全部服务机构个体最优化不意味着服务提供系统整体上最优。我国农村卫生服务网络，在连续性上存在种种问题。

一、农村医疗卫生服务网络连续性存在的问题

（一）农村医疗卫生服务机构连续性弱化

农村三级卫生服务机构的连续性弱化，主要体现在我国农村的县、乡、村三级卫生服务机构间缺乏有效的协作机制。我国的卫生服务系统是由县、乡、村三级医疗卫生机构，以及组成系统的医疗协作机制组成的服务网络，因此，其运行必然要遵循系统的条件和原理。然而，目前农村卫生服务系统由于衔接与合作机制的缺失，影响了卫生服务网络的系统性，卫生服务提供出现"协作缺失"的现象。这主要体现在患者就医流向出现"沙漏"现象：部分患者为了自身健康的考虑会优先选择医疗水平较高的县级医疗机构，部分患者为了就诊的便利性而选择相对较近的村卫生室，而乡镇卫生院的医疗资源利用相对不足；上下级医疗机构培训及对口支援能力不足；部分地区的医疗系统缺乏对口支援制度或是对口支援制度不完善，上级医疗机构不能为下级提供有效的技术支持

和人员支持；患者术后不能及时下转至乡级或村级医疗机构进行健康管理和康复治疗。

（二）农村医疗卫生服务人际连续性断裂

农村地区卫生服务网络出现人际连续性断裂的问题：一方面体现在我国广大农村地区的医务人员不能得到来自上级医疗机构的医务人员及时、充分的培训，相对于各级医务人员对医疗技术、公共卫生、医院管理等方面的需求，培训的现状远不能得到满足，培训在诸多地区出现流于形式的现状[1]；另一方面体现在医疗机构服务过程中患者与医务人员的人际交流缺失，居民尚不能与医务人员形成相对固定的诊疗关系，因此医务人员不能对居民的长期健康状况进行了解。

（三）农村医疗卫生服务信息连续性缺失

农村医疗卫生服务信息连续性缺失，一方面体现在农村地区电子信息化的薄弱，患者健康信息的收集、整理和应用无法很好地实现，居民的电子病历的记录不完全及地方政策的不同。当居民跨机构就诊时，无法连续记录居民的健康状况，居民健康档案及电子病历信息无法共享。另一方面体现在农村医疗卫生服务系统的信息化建设在新医改提出"建设使用共享的医疗卫生信息系统"的目标后，才陆续开始建立了各式各样的医疗信息的操作系统等，这些不同的医疗信息系统相互之间无法实现兼容和信息共享，不同级别的医疗信息系统无法实现区域内的信息共享。

（四）农村医疗卫生服务学科连续性薄弱

目前，县、乡两级卫生服务机构主要以提供疾病诊疗服务为主，公共卫生服务职能履行程度低下，预防保健、健康体检等公共卫生服务尚不能被充分利用。而位于农村卫生基层的村卫生室多提供化验、基本的健康检查等服务，以及常见病、多发病的药物治疗。乡、村两级的公共卫生服务不能满足居民的需求，而县级医疗机构的患者数量过多导致服务不能满足所有患者的需求。目前的农村卫生服务体系尚未从患者的角度考虑卫生服务的连续性提供，导致居民对于连续性卫生服务的需求不能得到满足。

二、农村卫生服务网络连续性缺失的原因

（一）农村卫生服务网络机构连续性缺失的原因

1. 农村医疗卫生机构设置不合理

由于旧有体制的影响，我国农村卫生机构的设置和管理较为混乱，私人诊所与村卫生室形成恶性竞争，一些新成立的大型民营医院与乡镇卫生院，甚至县级医院形成无序竞争，计生部门和卫生部门的管理相互之间无法统筹调控。此外，农村地区在近几年出现大量连锁药店，其中不乏非法经营的药商存在，这使得农村医疗卫生服务市场的无序竞争现象更加严重[2]。

2. 农村医疗卫生服务机构管理定位不明确

我国的农村卫生服务体系由县、乡、村三级医疗保健网组成，负责农村居民的预防、医疗、保健、康复等服务，其中乡镇卫生院作为县、乡、村三级网络的衔接点，是农村卫生服务网络连续性的关键环节[3]。农村卫生机构定位的混乱和管理的滞后，特别是乡镇卫生院对自身定位不明确，不能很好地兼顾基本的医疗服务和公共卫生服务，这导致在结构上居民的卫生服务连续性出现弱化。

3. 农村三级卫生服务机构的功能失调

农村三级卫生服务网络作为我国农村卫生三大法宝之一，为我国的农村卫生事业做出了巨大的贡献，农村卫生因此取得了巨大成就。然而，随着我国市场经济的发展，农村卫生中三级医疗机构越来越注重经济利益的发展，价值观严重偏移；县级医院规模日益扩大，临床医疗业务和公共卫生服务发展极度不平衡；乡镇卫生院在现有的国家投入下不能发挥应有的能力，不足以承担一定程度的临床业务；村卫生室功能日益弱化，基本药品供应能力不足[4]。这导致县、乡、村三级卫生服务机构的发展不平衡，不同级、不同类别机构间对患者重复及过度检查、过度开设处方，而不是以居民的健康需求和经济负担为目标，这极大地浪费了卫生资源，降低了医疗卫生服务的效率[5]。

（二）农村卫生服务网络人际连续性缺失的原因

1. 农村地区卫生服务人员激励措施不够完善

我国农村地区卫生服务人员的报酬普遍偏低，而且与其付出的劳动不成比例，

优秀的人才不愿意到农村基层机构就业，导致农村地区医务人员的业务能力普遍不高，虽然有明确的制度规定上级医疗机构应定期对基层卫生机构医务人员培训，然而卫生部门缺乏对医务人员培训的监管，导致培训的力度不够甚至培训流于形式。

2. 农村地区在卫生服务中的医患关系缺乏"情感"交流

人际连续性指的是在医疗服务关系中医生和患者之间建立的人际联系，这种关系以彼此之间的信任、互惠和情感交流为基础。长久以来，我国的农村基层卫生服务机构存在着一些问题，例如，现今在没有全科医生制度条件下，乡村医生与村民之间存在着一定的人际联系，但这种关系多数是出于情感的心理，而不是出于治疗关系而形成的。这在农村地区形成两个极端的现象，县级医院的医生患者关系几乎都是出于"治疗"关系，而村卫生室的乡村医生患者关系则多数出于"情感"关系。

3. 农村地区患者就医理念普遍不合理

从反映人际连续性的角度出发，患者就诊是否合理也是影响医-患的人际连续性的一个因素。如果患者无序就诊，每次就诊找不同的医生，那么就会不利于患者与医生建立固定的医患关系，甚至会导致其接受的医疗服务缺失或重复的现象。

（三）农村卫生服务网络信息连续性缺失的原因

1. 农村各级医疗卫生机构的硬件设施薄弱

在过去很长一段时间里，我国农村地区由于经济水平低下，信息化水平几近于无，随后新医改提出"建设使用共享的医疗卫生信息系统"的目标，我国农村部分地区陆续开始建立了各式各样的医疗信息的共享平台等，但农村卫生信息管理的建设仍十分薄弱，仍然存在一系列的问题，如操作人员技术能力低下、电脑设备配置过低、信息共享服务对接困难等[6]。

2. 农村各级医疗卫生机构的软件管理薄弱

农村卫生连续性服务的软件管理主要是指农村居民健康档案管理、电子病历管理及慢性病档案管理。而目前由于农村地区电子信息化的薄弱，患者健康信息的收集、整理和应用无法很好地实现。同时，居民的电子病历的记录不完全及地方政策不同，当居民跨机构就诊时，无法连续记录居民的健康状况，居民健康档案及电子病历信息无法实现区域内共享，无法形成连续的卫生信息服务链。

（四）农村卫生服务网络学科连续性缺失的原因

1. 农村卫生服务网络的学科重视不平衡

在社会主义市场经济机制下，各级卫生机构以追求自身经济利益最大化为目标，形成卫生服务"重医轻防"和"重经济利益轻社会效益"的局面，这就导致农村卫生服务对于公共卫生预防服务的重视不足，而对疾病诊疗等卫生服务过分关注，无法形成连续性服务需求体系，因此医疗服务连续性中的双向转诊服务、协作医疗服务、分级诊疗服务等都不能开展[7]。

2. 农村卫生服务中学科连续的需求–供给不平衡

随着经济社会的快速发展，农民生活水平、农村地区居民的健康意识得到普遍提高，人口老龄化进程的加速和疾病谱的改变，慢性非传染性疾病日益成为影响我国农村居民健康的主要问题，致使农村居民对基本公共卫生服务的需求不断增加以维护其健康[8]。

第二节 农村卫生服务网络机构连续性机制分析

国际学界越来越倾向于研究一定区域内多个卫生机构共同为人群提供服务时的协调性和系统性。Starfield 认为，服务机构间的孤立是卫生系统出现质量危机的一个重要原因。

一、农村卫生服务网络机构连续性机制

（一）组织整合机制

1. 协调政策与制度框架

机构间的连续性服务是在政策与制度的保障下开展与维护的。机构连续性政策是卫生服务机构间互动的纲领与指南，决定纵向卫生机构间（如社区卫生中心）

和县级医院、横向卫生机构间（如综合医院）和专科医院互通互联的规范、合作形式和互动服务内容，指明机构连续的具体问题解决的原则和标准，如重复检查问题，设定统一检查标准与检查仪器、设备的精确程度，避免检查结果不互认。协调性政策不仅是对机构的保障与规范，也是对居民连续性就医意识的引导与培养。制度框架是各机构在提供连续性服务的过程中形成的，有利于连续性服务提供的一系列稳定的做法与行为方式，包括病历管理制度、转诊制度、医保制度、临床路径、信息管理制度等，保证连续性服务常态化。

2. 基于区域居民需求的资源配置

卫生资源是卫生机构提供医疗服务、居民获得所需医疗卫生服务的基础性投入要素。以满足居民合理需求、满足机构自身发展需要为基础的差别化卫生资源规划与配置，是保证机构提供连续性卫生服务的关键[9]。强调差别化，一是由于我国各地区经济发展水平不平衡而带来的居民医疗卫生需求存在差异，二是基于我国卫生资源尤其是优质卫生资源稀缺的事实。因此，差别化的卫生资源配置的关键是人力资源。基层卫生机构需要培养更多公共卫生人才，突出其公共卫生管理职能，为居民建立详细健康档案进行健康管理。同时，建设家庭医生团队，为居民提供专业咨询与转诊建议。综合医院与专科医院着力加强其优势学科与科室的建设，形成医院品牌效应，在连续性服务提供过程中节约居民寻医问药的搜寻成本，避免"走错门"导致的不连续。

3. 综合设计的筹资和支付

现有的筹资方式主要由城镇居民基本医疗保险、城镇职工基本医疗保险和新农合组成，其承担着我国医药卫生的基本筹资和支付。筹资和支付方式的一致性是机构间提供连续性服务的支撑。医疗保险作为第三方，是筹资与支付的重要方式，对连续性服务提供过程中的医疗机构和患者形成激励与约束的双重作用。理顺筹资水平与保障水平的关系，在筹资水平较低的情况下，对费用管理到位，使保障水平保持在较高基线上，允许基金透支[10]；在预付制下，综合运用按人头付费、总额预付和按病种付费三种方式，如对基层医疗机构采取按人头付费，激励卫生服务站或卫生室、卫生服务中心或卫生院积极参与卫生服务网络的互动；对医院实行按病种付费，不仅能控制成本，也能对医疗机构在适当住院日将患者转出形成约束，推动双向转诊的实施[11]。

多维的监督评价体系。开发基于机构连续性的监督评价指标体系，客观评价各机构行为与连续性服务能力，可以纠正医疗市场的失灵、重新配置有限资源、弥补管理上的不足、指导医疗卫生机构加强协作与整合、增强卫生网络的互动性。

多维的监督评价体系主要包括筹资机制监督、组织或机构运营监督、医务人员绩效评价等[12]。

一体化的支持和后勤系统。在专业化、集约化、市场化的基础上，购买统一标准后勤服务，建立一体化的支持和后勤系统，引入竞争机制，精简冗员，降低成本，统筹管理[13]，为患者和医务人员提供优质高效、价格合理、统一便捷的后勤服务。

（二）任务协同机制

1. 循证临床路径

基于循证的临床路径是在循证医学与指南为指导下的综合临床治疗模式。卫生服务网络内的各机构采取临床路径[14]，保证了特定疾病的诊疗流程的规范性、治疗过程中各专科间的协同性，能有效促进多机构、多学科协调统一、具体操作，从而调动医疗卫生机构间的互动，发挥互动机制的作用[15]。

2. 健康管理和健康促进

健康管理的实施过程，可以看作三级预防并举的过程，即基层卫生机构和全科机构发挥一、二级预防，综合医院和专科医院发挥二、三级预防的过程，各机构对某一人群或病种进行持续监测和照顾，尤其是慢性非传染性疾病，其发生、发展过程缓慢且具有可干预性，对机构提供连续性服务有很高的要求，健康管理是促进卫生服务网络互动的客观因素[16]。在健康管理的基础上实施健康促进，广泛协调社会各相关部门及社区、家庭和个人，尤其发挥不同医疗卫生机构的专业优势和地缘优势，充分收集健康信息、利用健康资源，共同维护和促进健康的过程即机构间互动的过程。

3. 转诊管理

转诊包括向上转诊和向下转诊，向上转诊需要下级医疗机构对患者及其病情作出判断，在对上级机构足够了解的情况下选择上转机构；上转机构在接收转诊单后收集下级机构提供的患者信息妥善安排后续治疗，并在疾病的康复期将患者下转至相应卫生机构[17]。双向转诊对转诊条件有明确要求，对医院职责有清晰界定，体现分级诊疗、专科特色、资源共享和连续治疗管理的原则，即卫生服务系统整分合的过程[18]。

4. 信息和交流系统

信息和交流系统是卫生服务网络互动、提供连续性服务的技术支撑。区域内医院信息、病案信息与社区卫生信息互联互通,不同层级和功能的卫生机构即时通信,为临床路径、健康管理与健康促进、转诊管理等协同活动提供决策信息与沟通工具。

5. 执业人员继续教育与持续质量改进

全科人才缺乏不能实现健康管理与健康促进,基层卫生人员医学理念与能力停滞不前则不能开展临床路径、落实双向转诊,导致卫生服务网络联而不动,互动机制断裂,机构间的服务不连续[19]。持续质量改进要求医疗卫生机构将持续改进纳入日程管理过程中,强调全员参与,在行医理念、机构体制、运行机制、人员素质、机构适应性等方面进行改进[20],这种质量控制的过程也是提升医疗机构不断适应且满足来自患者的卫生服务需求,以及来自卫生服务网络中协作伙伴的功能要求与期望。因此,执业人员继续教育与持续质量改进是卫生服务网络互动的可持续力量。

二、农村卫生服务网络信息连续性机制

卫生服务信息连续性的运行需要一个多维的关系框架,信息能够协调在微观层面(服务层面)上的水平传递,以及在微观、中观及宏观层面的纵向传递。通过建立连续性的信息传递框架来将碎片化的系统信息在政府、患者、卫生服务提供者,以及医保方的传递并合理分工。本书在相关文献研究的基础之上,对我国东中西部农村地区的各级卫生服务机构进行了深度访谈,并结合相应的问卷调查,探讨了卫生服务连续性中提供信息连续的运行机制及框架。

(一)宏观层面上建立融资机制和绩效激励机制

卫生服务领域融资机制是指医疗产品提供者和医疗产品使用者之间的中介服务系统,联结着服务输送的计划、预算和管理[21]。卫生系统融资机制在狭义上是指为卫生系统提供必要的资金支持而实施的相应的制度,具体而言,是指采取何种融资模式来维持卫生系统信息的正常运行。我国现有的卫生信息服务网络的建设基本上是由政府中央财政出资建设,但配置效率较低。在河南、

湖北、青海等地的县乡村三级医疗卫生机构进行的访谈中我们发现，政府对各级机构的财政补助中尚未对信息平台建设进行专项补助，现有的信息平台投入只能满足农村各级医疗机构自身的发展需求，难以满足区域化信息共享平台的需求。

我国的医疗卫生事业经过长期的发展，逐步形成"政府＋市场"两只手进行调控，现在政府大力推行的 PPP 模式（public-private partnership，政府和社会资本合作）即是将非公共部门所掌握的资源参与提供公共产品和服务，从而实现合作各方达到比预期单独行动更为有利的结果。体现在医疗卫生信息管理领域，政府应在医疗机构的信息平台建设中引入民营资本，建立多元化的融资渠道，以此来增加信息平台建设的投入，建立区域化信息平台以满足信息连续性的需求。此外，政府要建立相应的绩效激励机制。激励机制被证明广泛用于卫生服务质量的改善和促进，然而当前各级卫生服务机构缺少相应的激励机制，没有足够的动力建立区域化信息平台，导致信息服务连续性的断裂。因此，政府应当投入一定的资金用于激励各级卫生服务机构积极建立区域化信息平台。

（二）中观层面上建立采购、评估及监管机制

各级医疗卫生机构在引入相应的专项资金后，要将之用于卫生信息化平台的建设，我国各级、各类卫生服务机构的信息化平台存在的主要问题在于两个方面：一方面是卫生信息平台基础设施的薄弱，设备、人员不能满足建立区域化信息平台的需求；另一方面在于各类信息系统之间难以联通，各级卫生信息平台间难以共享。因此，建立区域化信息平台在中观层面上要建立采购机制，既要引进能够满足区域化信息平台的设备，又要加强信息人员的培训和指导，此外，要对各类软件平台进行招标采购，协调各个软件平台所属机构间的利益关系，最终实现各级、各类信息平台的联通和共享。

卫生信息系统所需的患者信息由一定群体的人口信息聚集而来，患者就诊的结果和满意度用以评估信息的效果，并最终用于改进卫生信息系统，因此，建立科学、合理的评估体制对卫生信息平台的改善和发展是极其必要的。近年来，随着全球卫生系统的加强与改革，国际卫生项目的监测与追踪（如联合国千年发展目标），需求的推动，各国际组织与国家对于卫生信息系统的加强已经达成共识。对卫生信息系统进行评估可以使所有相关利益者了解国家卫生信息系统的现况，以及评估系统是否能为卫生项目规划者或政策制定者提供有效的、可靠的、及时的信息，最终改善卫生服务效果和效率。近年来国内外信息化评估领域的许多学者通过理论论证和实践探索，指出已有的信息化水平评估主要分为两种：一种是

定性方法，通过对现状进行评价或原理探讨，这种方法一方面理论性太强，可操作性差，另一方面评估结果较为宏观，难以发现根源问题；二是以定量为主的方式，此方式注重对信息数据与信息技术应用的调查，注重于数据的测量而往往忽略问题的本质。综上所述，建立一套科学的指标体系并通过其来表征卫生信息化状况和发展模式是首要问题。卫生信息系统通过收集、处理、整合、评估卫生信息等一系列过程，支持卫生系统的绩效评价，提供卫生政策制定者循证决策的依据，从而有助于卫生系统及时响应人类的健康需求，最终实现健康状况的改善。

此外，患者信息对于患者个人来说是相对隐私的，而共享性的信息平台使患者信息共享在一个相对开放的平台上，而对于如何保证患者信息的合理利用提出了难题，因此要建立严格的监管机制来监督和保护患者的个人隐私信息。建立卫生信息连续性监管机制的核心是要建立基于信息化平台的监管指标体系，监管机制要贯穿在信息连续性管理的宏观、中观、微观的各个层次及各个阶段。

（三）微观层面要建立信息采集机制及疾病管理、个案管理、多学科团队护理的协同机制

在现有的信息化平台的基础上，我国的农村卫生服务体系所能收集到的患者信息极其有限。例如，在评估河南省某县的卫生服务流向时，所用最多的调查研究方法是问卷调查法，这种方法不仅效率极其低下，而且结果偏移较大，这就要求我们在原有的基础上，对现有的信息采集管理机制进行改革和创新，如图 7-1 所示。我国的惠民县采取了"331"的社区信息采集新机制，即建立"三个理顺""三项制度""一个深化"的信息采集模式。"三个理顺"：一是理顺责任分区，根据地理位置和住户人口状况划分责任区，将区域划分为单元网格；二是理顺信息采集主体，每个网格配备社区工作人员，与所在社区派出所共同参与信息采集，责任到片、包干到人；三是理顺信息采集渠道，部门协调，整合资源，共同参与信息采集。"三项制度"：一是信息采集岗位制度，在信息收集、反馈、处理的时间上做出明确要求；二是坚持月例会制度，每月网络信息指导员召开的工作例会；三是信息采集奖励制度，每月对网格信息管理员提供的信息进行量化考核，奖励信息网格化管理中做出显著成效的社区工作者。"一个深化"，即深化全员人口系统和基础信息共享平台在社区的应用。这种信息采集机制不仅保证了信息采集效率，而且更整合了信息采集的人力资源、部门资源，形成优势互补、资源共享的局面。

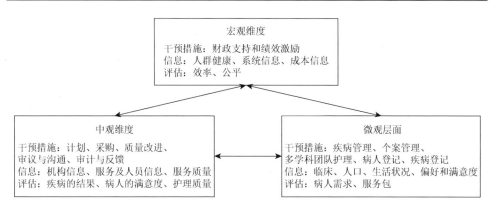

图 7-1　卫生服务信息连续性运行机制框架

此外，在微观层面要加强服务端的管理，整合患者的就诊信息、健康管理、计划生育、慢性病康复、双向转诊等。在课题调研中我们发现我国东中西部的农村地区，尤其是青海、重庆的偏远农村地区，临床服务、护理服务与公共卫生服务严重分离，各自为政，这主要是因为各类医疗卫生服务机构从疾病的不同发展阶段出发开展业务活动，使得公共卫生服务与医疗服务之间相互独立、缺乏有机的联系，防治工作各自为战，没有建立起预防和治疗的一体化服务体系[22]。因此，要建立整合型的协作平台，在儿童期内，全科医师团队或乡镇卫生院应负责宣传、追踪对儿童的疫苗接种和体检；在生育期内，加强对育龄妇女进行产前检查、产后访视、高危孕产妇管理及相关计划生育服务；在慢性病高发期，做好慢性病的预防控制，对高危患者应根据患者的家族史及生活习惯进行慢性病筛查、评估及干预。

三、农村卫生服务网络人际连续性机制

在卫生服务领域，人际连续性不仅指的是医患之间基于就诊行为形成的连续性，同时要将医生与患者之间基于情感关系而形成的人际连续性纳入研究，在加强医生与患者之间的情感联系的时间的基础上，强化其在就诊上的联系，能够使该医生保持与患者过去疾病诊断、治疗、保健、康复及护理上的连续性。卫生服务人际连续性一方面要加强患者与医务人员的接触时间和接触频率，在时间上纵向加深其人际连续性[23]；另一方面，患者在就诊时要加强其人际沟通，医患双方存在信息不对称性，而体现在医患交流中的这种不对称性是相互的，患者缺乏对疾病或诊断的专业判断及对医务人员的信息的了解，医务人员对患者的过往就诊经历、就诊习惯不了解。因此，人际连续性的实现需要在机构连续性和信息连续性能够实现的基础之上。此外，在发挥农村卫生服务网络机构连续性和信息连续

性之外，人际连续性的实现仍需要其特定的条件，因此，要建立卫生服务人际连续性要加强以下机制的建立和完善。

（一）加强医务人员与患者沟通联系的激励机制

在医疗卫生服务行为中，医务人员作为医患沟通的主导者，要有主动与患者沟通的意识，一方面了解其身体状况和既往病史，另一方面可以改善医务人员与患者沟通的环境。然而从目前来看，不少地区乡镇卫生院的服务现状是，将主要精力用于提供公共卫生服务，而向居民提供基本医疗服务的积极性很差；"患者不信"与"医生不愿"进一步形成了恶性循环。因此，将患者留在基层，需要采取措施倒逼基层卫生服务提供者提高其工作积极性，如提高绩效工资比例，以及在社区首诊的框架下，由居民选择首诊的基层机构，突破属地化管理限制，并且在选定一家基层卫生机构后[24]，如对服务或服务提供者不满意，一年以后可变更首诊医疗机构，从而促使基层医疗机构以提高服务质量来争取患者。

（二）加强对农村地区居民的卫生宣教，提高其健康素养

对慢性病患者随访服务感知情况的调查也显示了农村居民卫生服务理念较为落后，虽然患有高血压、慢性病等纳入公共卫生随访服务范畴疾病的患者基本上报告接受了随访，但其对随访频率和形式的感知却不尽如人意。多数慢性病患者对随访服务的理解是"去村卫生室做个检查"或"定期量一下血压"。农村居民对健康服务的理解多是具备诊断、治疗、用药等一系列措施的看病过程，而对慢性随访、健康教育等服务的认知和接受程度则较低，甚至认为这些是可有可无的东西。部分调研地区乡镇卫生院负责人表示，即使对乡镇卫生院开展的免费健康体检，农村居民的积极性也不高，他们对于"做了半天检查最后也不给自己开点药"这种服务方式总是不甚满意。医疗卫生服务系统的改进传统上总是力求通过供方行为改变和卫生行政及医保部门的政策支持来实现，而如何培养理性的卫生服务利用方，是卫生系统变革的难点却也是一种新的思路。对于习惯了在自由就医的政策环境下无序、趋高就诊的农村居民来说，如何改善他们的就诊习惯乃至提高其健康素养，充分利用农村基层卫生服务供需双方已建立的人际联系，应当成为医改新举措的探索方向。

参 考 文 献

[1]　　王以非. 欠发达地区农村三级医疗机构医务人员培训现状与需求的调查[J]. 解放军护理杂志, 2013, 30（1）: 1-4.

[2]　郝模. 医药卫生改革相关政策问题研究[M]. 北京：科学出版社，2009.

[3]　方鹏骞，徐琼花. 我国乡镇卫生院公共卫生管理功能定位思考[J]. 中国卫生事业管理，2007，（6）：420-421.

[4]　彭迎春，王晓燕，彭炜，等. 新医改背景下的农村基层医疗机构功能定位探讨[J]. 中国医学伦理学，2012，25（1）：57-59.

[5]　王淼淼，张翔，张亮. 基于医疗服务连续性的农村卫生服务网络互动机制研究[J]. 中国卫生经济，2011，（10）：72-74.

[6]　李策，周令，张忠江，等. 农村卫生服务体系信息化建设的问题与对策[J]. 中国农村卫生事业管理，2011，30（10）：1001-1003.

[7]　魏来. 连续—碎片—整合——我国农村三级医疗卫生网络服务提供模式的历史演变及启示[J]. 中国卫生政策研究，2014，7（12）：24-30.

[8]　胡月. 基本公共卫生服务均等化视角下乡镇卫生院公共卫生人力资源配置研究[D]. 南京：南京医科大学，2014.

[9]　张海红，杜汋，王贺胜. 医疗资源垂直整合的几种情况分析[J]. 医学与哲学（A），2015，（7）：69-72.

[10]　许建强，郑娟，李佳佳，等. 县级公立医院改革对住院费用及医保基金支出影响分析[J]. 中华医院管理杂志，2016，32（4）：259-262.

[11]　林枫. 医联体与医保的相互作用[J]. 中国医院院长，2013，（8）：66-67.

[12]　孙梅. 卫生监督体系系统评价与配置标准研究[D]. 上海：复旦大学，2008.

[13]　秦晋萍，赵东蔼，申树芳，等. 提高后勤支持系统满意度[J]. 中国卫生质量管理，2014，（2）：22-27.

[14]　李明子. 临床路径的基本概念及其应用[J]. 中华护理杂志，2010，（1）：59-61.

[15]　张研. 我国农村地区跨级住院服务整合评价与机制研究[D]. 武汉：华中科技大学，2015.

[16]　李珊，张正东，刘兆炜. 健康教育与健康促进管理机制改革的试点探索[J]. 预防医学情报杂志，2011，（2）：124-127.

[17]　梅玲明，陈翔，杨冬仙，等. 县-社区医疗联动规范转诊管理的实践[J]. 中国全科医学，2014，17（36）：4378-4380.

[18]　史明丽. 过去重要 现在更重要——关于县域整合型服务网络构建的设想[J]. 中国农村卫生，2013，（10）：12-14.

[19]　马钰香. 基于持续质量改进的医疗质量管理模式探索与实践[D]. 南京：南京医科大学，2014.

[20]　鲍林杰，韩锐，王耀刚. 我国卫生人力资源配置现状分析与政策研究[J]. 中华医院管理杂志，2014，30（3）：197-201.

[21]　庄炜. 浅谈区域医疗卫生信息化建设需要注意几个问题[J]. 现代医院，2005，（9）：1-2.

[22]　刘春富. 区域医疗信息共享与分级诊疗结合模式研究[J]. 观察与思考，2012，（8）：76-77.

[23]　柴慎华，周丹凤，张研，等. 河南省某县农村居民医患人际连续性特征及影响因素分析[J]. 医学与社会，2015，（9）：42-44.

[24]　侯胜田，王海星. 国外医患沟通模式对我国和谐医患关系构建的启示[J]. 医学与社会，2014，（2）：51-54.

第八章 农村基本医疗卫生服务提供连续性的互动模型

农村卫生服务网络之间的协调性与连续性问题的根本原因是服务网的系统结构断裂，服务网内部管理环境和外部政策环境脱离，服务网内部间服务内容和服务功能实现途径的互动协同不足，运行机制不畅通。国际上越来越倾向于研究系统内部各个要素之间的深层关系和机理，从而进行系统的改善或重塑。本章将利益相关者理论和 IDEF 建模理论框架结合起来形成理论分析框架，既可以看作将利益相关者理论由其所局限的利益相关者关系分析向各利益相关者之间的作用机制和影响因素深入分析的扩展，也可视为 IDEF 理论模型框架应用到农村卫生服务网络服务提供中寻找基础的努力。

第一节 农村卫生服务网络互动模型——IDEF0

IDEF 方法由 20 世纪 80 年代初美国空军在结构化分析的基础上提出，后成为一种集成化的建模方法。本书利用其中的 IDEF0 方法，主要目的在于系统分析农村连续性卫生服务系统的功能（function）及其关联性的信息（information）及对象（object）。

一、现有农村卫生服务网络运行模型

我国农村三级卫生保健网络是一个典型的复杂系统。这个复杂系统的子系统功能性薄弱（如基层医疗服务提供系统服务能力不足）、子系统之间协调衔接断裂（如各层级医疗服务提供系统协调性缺失）等问题，已经导致系统整体功能下降，造成系统服务质量持续低下，甚至在系统内部的某些部分，已处于医疗质量崩溃的边缘，农村居民在基本医疗服务系统内所获得的系统性医疗质量则难以维系。针对上述"系统病"本身的分析及其解决办法的研究，目前我国农村卫生系统质量问题专家从研究系统、质量链管理、系统动力仿真模型对农村卫生系统演化进行了系统建模，从宏观角度描述了农村卫生服务系统的问题与趋势，对农村卫生服务网络而言，其运行结构和机制如图 8-1 所示。现有的农村卫生服务网络主要分为两个层次：政府管理层和医疗卫生服务提供层。

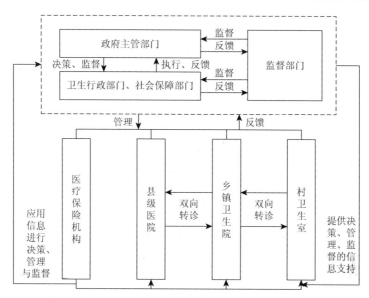

图 8-1　农村卫生服务网络互动模型

政府管理层是通过整合相互联系却分散在各部门的医疗卫生决策权和重组机构来实现医疗卫生服务的整体目标。具体做法是，按照决策权、执行权、监督权适度分离的大部门体制建设原则，实行政府主管部门与卫生行政部门、社会保障部门、行政执法部门的适度分离，使它们之间形成既相互制约又相互协调的关系。一方面，卫生行政部门、社会保障部门、行政执法部门对政府主管部门负责，政府主管部门的决策权和卫生行政部门、社会保障部门、行政执法部门的执行权都必须无条件地接受监督部门的监督；另一方面，按照整体型政府的建设要求，建立健全各部门之间、各职权之间权力运行的协同机制。

对农村卫生服务网络而言，医疗卫生服务提供层是由县、乡、村的三级医疗卫生服务机构构成，这些医疗卫生服务机构，按医疗卫生机构的资金来源与性质的不同，可分为政府建立的公立医疗卫生机构、非营利医疗卫生机构、营利医疗卫生机构。层次不同的医疗卫生服务机构提供着不同的服务内容，性质不同的医疗卫生机构在医疗卫生服务提供的过程中扮演着不同的角色和承担着不同的任务。从构成上来看，农村三级卫生服务网是以县级医疗卫生机构为龙头，乡镇卫生院为主体，村卫生室为基础的卫生服务体系。在此基础上，我国农村卫生服务网络随着经济水平的提高和功能的完善，已形成了相对健全的体系，目前县级医疗机构设置一般按县级医疗、疾病控制、妇幼保健和卫生监督等专业分设；医疗机构又分设为县医院和中医院，有的还有县二院、县三院等；疾病控制机构有的还按重点疾病分设专科防治所，如结核病、地方病、血吸虫病防治所等；乡镇卫生院一级包括了中心乡镇卫生院、行政乡镇卫生院、社区卫生服务中心等；村卫生室一级包括了村卫生室、诊所、卫生服务站、医务室等。从功能上来看，县级医疗机构作为农村医疗卫生服务体系的中心，主要提供县域内常见病、多发病诊疗，以及急危重症患者抢救和疑难复杂疾病向上转诊服务；基层医疗卫生机构（主要指乡镇卫生院）为诊断明确、病情稳定的慢性病患者、康复期患者、老年病患者、晚期肿瘤患者等提供治疗、康复、护理服务，在农村三级卫生服务网络中担任着枢纽的角色；村卫生室主要提供基本医疗和基本公共卫生服务，基本公共卫生服务包括健康档案建立、慢性病管理（高血压、2 型糖尿病等）。

现有的农村卫生服务网络的互动模型主要是从系统研究的角度来反映该体系主要的结构和功能，而较少反映如何从质量研究来反映农村卫生服务体系，本书运用 IDEF0 系统模型，模拟和分析农村卫生服务体系中的系统质量管理。

二、基于卫生服务供方视角的农村卫生服务网络互动模型

基于卫生服务供方视角的理论模型，拟建立的思路与主要内容如下。

首先，从宏观层次定义农村连续性卫生服务所涉及的关系，形成农村连续性卫生服务网络的宏观结构关系图，如图 8-2 所示。

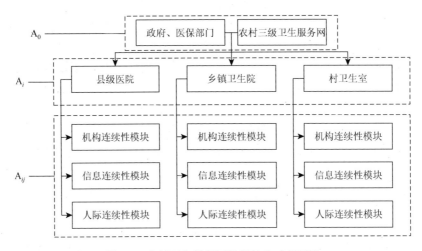

图 8-2　农村卫生服务网络机构和功能层次

其次，根据农村卫生服务网络中的实际情况，将顶层图进一步分解，得到子图。子图将农村卫生服务系统按结构划分为三个模块：县级医院模块、乡镇卫生院模块、村卫生室模块。每层机构所在的方格都可以视为顶层图中的大方格，相应地，每层机构上来自四个方向的箭头，也分别代表输入、输出、控制环境和作用机制。

最后，在功能层次上，根据县、乡、村三级医疗机构的机构和功能分解，进

一步得到关于卫生服务连续性的功能模块，即机构连续性模块、信息连续性模块、人际连续性模块。

关于建立卫生服务连续性的运行机制并不是单一某方面的机制能够发挥作用，这需要医疗机构、政府机构、医保部门来主导，在搭建完善的信息交互平台的基础上，依靠各级医疗机构医务人员及患者的共同作用来完成，因此，要将卫生服务连续性的各个构成部分统一起来看待，各个部分都是缺一不可的，因此为了明确阐明机构连续性、人际连续性、信息连续性在农村三级卫生服务网络中的关系，现结合对我国农村地区县乡村三级医疗机构资源现状、各级医疗机构医务人员的连续性行为现状、卫生服务利用者（患者）卫生服务利用现状、信息的互通互联现状及影响因素的研究，运用 IDEF0 的建模方法，构建我国农村地区的县、乡、村三级卫生服务网络中卫生服务连续性的互动模型。卫生服务连续性的互动模型从三个层次，将不同功能的复杂系统体现在 IDEF0 模型中进行分析：宏观层（A_0层）、微观层（Λ_i层）、功能层（A_{ij}层）。

（一）宏观层（A_0层）的构建

从宏观层面来看，三级卫生服务网作为农村卫生服务网络的主体，其活动和功能影响着农村卫生服务网络的正常运行。在该模型下，我们逐步增加输入条件、机制条件和控制条件，以此来发现我国农村卫生服务网络存在的问题。

第一步：农村三级卫生服务网络有其组织结构的复杂性。其复杂性表现在农村三级医疗卫生机构的层次和种类，政府在考虑其机构建设的同时，要充分考虑其结构性和功能性，运用组织整合机制，发挥机构应有的职能定位，既要使农村三级卫生服务网络的结构完善，也要发挥各个机构相应的功能定位，这是农村卫生服务机构连续性建立的基础。宏观层（A_0层）构建的第一步如图 8-3 所示。

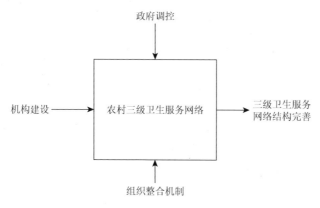

图 8-3　宏观层（A_0层）构建的第一步

第二步：在农村卫生服务网络结构构建的基础之上，政府要向该网络体系投入相应的资源，政府财政向农村三级卫生服务网络投入资金，各个机构按照各自的预算进行规划和建设。从融资角度看，目前我国政府对农村三级卫生服务网络的资金投入主要来自政府部门，在将资金投入到农村三级卫生服务网络之后，对于如何保证资金在该网络中的合理分配和使用，政府和各个机构应同时发挥融资机制和监管机制的作用，保证资金来源和使用的合理、合法，政府部门监管在该过程中发挥着重要作用。资金在流入农村三级网之后，需要建立相应的医疗服务平台、公共卫生服务平台、信息服务平台、后勤服务平台等，这些平台的建设为信息连续性的实现打下了基础。宏观层（A_0层）构建的第二步如图 8-4 所示。

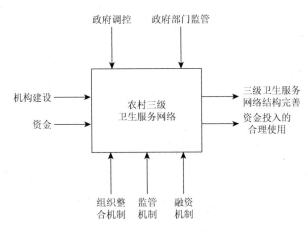

图 8-4　宏观层（A_0层）构建的第二步

第三步：农村三级卫生服务网络在基础设施完善的基础上，医疗卫生机构的发展需要的是具有相应技术人力资源，以及用于检查需要的固定资产设备。人力资源包括具有各个专业能力的医务人员、护理人员、公共卫生人员、管理人员、技术人员及后勤人员等，固定资产包括用于满足不同需要身体检查的大型医疗设备。通过人力资源的引进及固定资产的合理配置，以达到农村卫生服务网络资源的合理配置，以及医务人员在三级网络中的合理分布和流动，同时也为农村卫生服务人际连续性的实现打下基础。宏观层（A_0层）构建的第三步如图 8-5 所示。

第四步：农村三级卫生服务网络通过以上三个步骤基本具有了相对完善的结构和服务功能，如何能够发挥其功能的作用，则需要向农村三级网络输入卫生服务利用者即患者，通过患者的流入，各个机构的服务功能才能发挥其作用，各个医疗机构才能创造效益维持其发展，才能保持农村三级卫生服务网络的互动和连续，而在农村三级网络中，如何通过患者的流入和上下转诊来保证机构连续性、

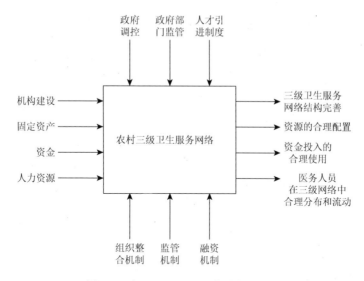

图 8-5　宏观层（A_0 层）构建的第三步

信息连续性和人际连续性的实现，需要通过绩效激励机制，改进和创新各级机构的绩效管理方式，发挥农村卫生服务网络的互动性（图 8-6）。

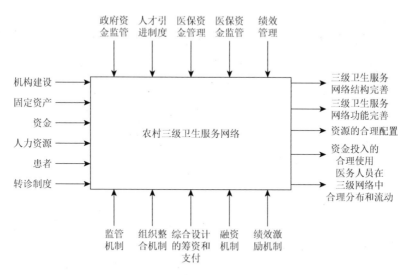

图 8-6　农村基本医疗卫生服务提供连续性的互动模型（A_0 层）

（二）微观层（A_i 层）的构建

将农村三级卫生服务网络中的县级医院（A_1 层）、乡镇卫生院（A_2 层）、村卫生室（A_3层）三级医疗卫生机构作为 A_i 层的主体，对各级医疗卫生机构而言，所输入的信息包括资金、医务人员、患者、就诊信息，需要说明的是输入信息的来源不仅来自外部，也包括各级医疗机构之间的上下转诊、直接就诊患者的信息记录及医疗技术的传递，医务人员的输入主要是各级医疗机构的培训及上下级帮扶合作等。在 A_i 层面需要控制的内容则包括人才引进制度、信息平台的互联互通、对口帮扶、培训制度、创新的绩效管理制度等，而在乡镇卫生院部分需要控制的信息还包括乡镇卫生院的枢纽作用的缺失，而村卫生室需要控制的部分还包括医务人员的年龄偏大。因此，在各级机构需要采取相应的采购机制、机构协作机制、信息的互联互通机制、支持和后勤保障机制及多维的监管机制。最终，在 A_i 层面，系统所输出的信息则是要实现机构信息平台的完善、患者就诊信息的互联互通、医务人员的合理配置、患者费用合理控制等。农村基本医疗卫生服务提供连续性的互动模型（A_i 层）如图 8-7 所示。

（三）功能层（A_{ij}层）的构建

将农村三级卫生服务网络中的县级医院、乡镇卫生院、村卫生室三级医疗卫生机构功能分解，得到机构连续性模块、信息连续性模块及人际连续性模块。

机构连续性模块体现在农村卫生服务网络的县、乡、村三级医疗卫生机构，主要包括机构结构和功能，从结构上来看，主要包括机构的组织整合、机构资源配置、医保制度的完善、相应的监督评价体系及支持和后勤系统；从功能上来看，包括临床路径的实施、健康管理、双向转诊、信息互联互通及执业人员继续教育等。在机构连续性模块，对县、乡、村三级医疗机构而言，输入的信息主要是政府关于县乡村机构协同合作和双向转诊等政策的制定、政府投入的资金、培养和输送的医务人员，以及在各级机构之间就诊、转诊的患者流等，从图 8-7 中可以看出，在机构连续性模块需要控制的因素在于乡、村两级机构的服务能力较弱、医务人员资质严重偏低，此外，由于双向转诊政策实施过程中的不完善，进一步导致患者在三级医疗机构间的转诊服务尚不能完全落实。

针对机构连续性模块存在的问题，一方面政府要优化资源配置，建立基于统筹规划的资源整合机制，在加大对农村三级医疗机构的投入的同时，要保证三级医疗机构能够按照其合理定位实施其服务，加大资金和卫生服务提供的监督，建立高效、有效的监督机制；另一方面要完善和促进双向转诊等协作制度的落实和实施，加大对患者双向转诊流程的监督。此外，保证医务人员的培训和再教育，提高人员素质，建立员工培养和激励机制；要对医保系统和后勤系

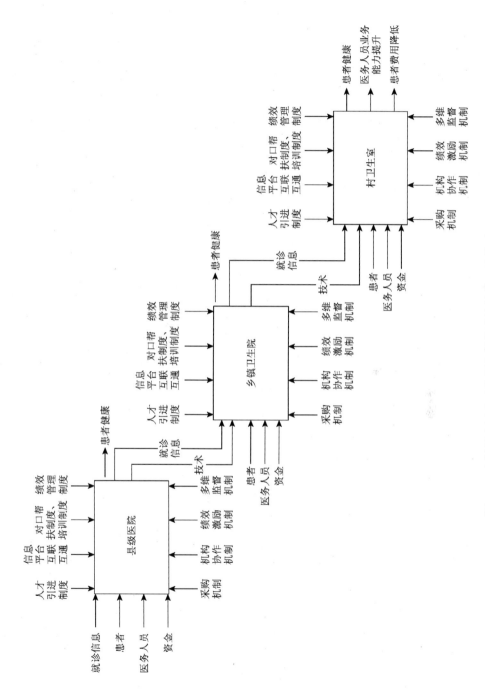

图 8-7　农村基本医疗卫生服务提供连续性的互动模型（A₁层）

统进一步完善、提高，创新在双向转诊制度下的医保报销模式，同时保障后勤系统的优化。

如图 8-8 所示，信息连续性模块的有效运行一方面指的是患者的健康档案、慢性病管理档案、就诊信息的收集、整理和应用，患者在生命周期中的健康信息和就诊信息是完善和可传递的，这就要求医疗卫生机构建立高效的信息平台并有效应用；另一方面指的是以上信息在各级医疗机构之间的信息平台间能够互联互通，信息在一定的权限和监督下能够在各级医疗机构有效利用。在信息连续性模块，输入的信息主要包括硬件的投入和各种信息流，硬件的投入包括资金的投入、软件公司的技术投入、医疗机构的人力投入，信息流的输入主要是患者的就诊信息、资金信息、保险信息、检查信息等。在调研的过程中，我们发现在信息连续性模块需要控制的因素主要也分为两个方面：机构自身的信息化平台薄弱和信息在各个平台间的互联互通。

因此，针对信息连续性模块存在的问题，首先政府要加大对各级医疗卫生机构信息平台的投入，建立相应的融资机制，同时也要建立相应的激励机制使医疗机构有足够的动力去保证其运行和实施；其次医疗机构要建立适合于本地区医疗机构的信息平台，需建立相应的采购和评估机制，同时，建立监管机制来保证其实施和运行；最后对于信息在各级、各类平台间的互联互通，在硬件平台和相应的权限允许范围内要建立多学科、多机构的协同机制。

人际连续性模块一方面指的是各级医务人员之间、不同科别医务人员间的交流协作，另一方面指的是医务人员与患者之间的医患关系。对农村地区而言，由于地域上的"地缘关系"，这种医患关系不仅体现在医务人员与患者之间就患者病情的交流和沟通，还包含了医务人员与患者间因为熟悉而有了"人情"上的联系，这种联系让医患之间的交流更加便捷、顺畅。在人际连续性模块，输入的因素主要是参与到医疗服务行为的提供者、接收者及家属，具体而言指的是各级医务人员、患者及其家属在医患沟通中的具体行为和在当地与居民交流中的行为。

因此，针对人际连续性模块的具体行为，一方面要加强医务人员之间的交流，建立多学科医务人员的协作机制，不同级别医务人员间要加强培训和业务指导和支持，建立跨级别的帮扶机制；另一方面要促进医务人员与患者之间的沟通交流，包括在就诊时医务人员与患者的交流、在日常生活中患者与医务人员的沟通、患者寻求医务人员就诊的周期和频率、医务人员对患者随访的频率等，在这个过程中要建立患者与医务人员的信任机制、沟通机制，医务人员对随访的责任机制等；此外，从组织行为学的角度，我们认为在医患沟通的整个过程中，无论是对医务人员还是对患者，都应建立相应的较为完善的激励机制来保证医务人员之间、医务人员与患者之间的沟通顺畅。

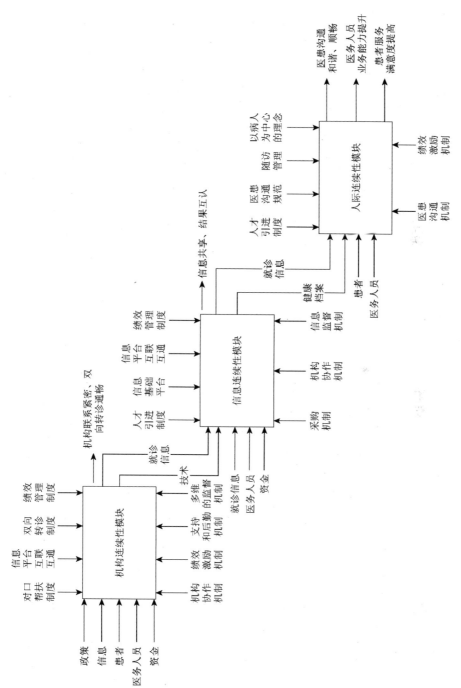

图 8-8　农村基本医疗卫生服务提供连续性的互动模型（A_{ij} 层）

三、基于卫生服务需方视角的农村卫生服务网络互动模型

从卫生服务需方视角，本书应用 IDEF0 建模的步骤如下：
（1）定义农村连续性卫生服务网络的对象和使命；
（2）定义连续性卫生服务网络的主要功能活动；
（3）组织、构建主功能活动的层级结构；
（4）将各主功能活动展开为子功能层；
（5）描述 IDEF0 图的主功能层（A_0 层）和子功能层（A_1 层和 A_2 层）；
（6）明确各功能层间的关系；
（7）构建 IDEF0 模型。

（一）宏观层（A_0 层）的构建

从宏观层定义农村连续性卫生服务网络的目标，据此明确网络中的输入流、输出流，形成农村连续性卫生服务网络的宏观结构关系图。因此，宏观层（A_0 层）（图 8-9）的构建如下。

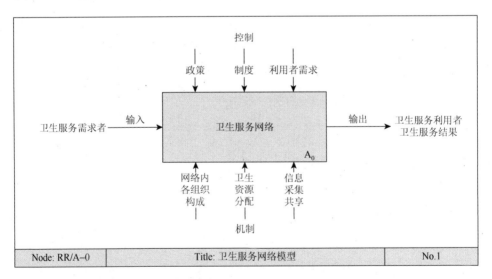

图 8-9　农村卫生服务网络 IDEF0 模型宏观层（A–0）

1. 目标及输入、输出

建立农村连续性卫生服务网络，就是为了向广大农村地区的居民提供与他们日常生活、劳作、健康息息相关的各种卫生服务，并且网络所提供的卫生服务必

须普遍覆盖农村居民的卫生服务需求,这是建立健全农村三级卫生服务网的目的,也是农村连续性卫生服务网络所肩负的最根本和重要的使命。以此使命及目的作为导向,随即得以明确农村卫生服务网络中的输入流为进入农村卫生服务网络的农村居民,即卫生服务需求者,而输出流则应为卫生服务利用者及其卫生服务结果。农村三级卫生服务网络有其组织结构的复杂性,其复杂性表现在农村三级医疗卫生机构的层次和种类,政府在考虑其机构建设的同时,要充分考虑其结构性和功能性,运用组织整合机制,发挥机构应有的职能定位,既要使农村三级卫生服务网络的结构完善,也要发挥各个机构相应的功能定位,这是农村卫生服务机构连续性建立的基础。

2. 控制

当农村居民进入已经建立的卫生服务网络,接触、参与、利用网络中的相关功能时,网络内的功能性活动同时会受到政策、制度、利用者自身服务需求等因素的控制影响。其中,为保证卫生服务网络有序正常发挥其应有功能而由相关政府部门及行政管理机构所制定的政策和制度,作为由外部环境投入到卫生服务网络中的控制因素,是卫生服务供需双方应该遵循的要义,否则会损害双方长久利益,破坏公平性;如果这类控制因素无法有效融入、规范卫生服务活动,发挥应有的效应,也有可能导致相关功能活动由于控制因素不到位而无法正常发挥功能。例如,分级诊疗政策是对医患双方的约束,医疗服务提供者需要提供适宜医疗,卫生服务利用者也不能趋高就诊,当开展分级诊疗制度的具体地区卫生服务网络,不能将大政策大制度与自身卫生服务网络特点与自身服务对象的需求结合,而一味执行笼统的政策制度,则会导致分级诊疗无法发挥其预期的控制效果。卫生服务需求,是驱使农村居民进入农村卫生服务网络利用卫生服务的原始动力,也是具体卫生服务功能活动发生的内在动力,对提供卫生服务的卫生服务网络中各组织、体系和成员而言,是提供此服务的判断依据。

3. 机制

农村三级卫生服务网络在明确目标、输入输出流控制因素后,基本具有了相对完整的服务功能,但是如何能够发挥其功能的作用,则需要"盘活"机制,卫生服务网络才能创造经济效益和社会效益,维持其发展,才能保持农村三级卫生服务网络的互动和连续。而在农村三级卫生服务网络中,如何通过患者的流入和上下转诊来保证机构连续性、信息连续性和人际连续性的实现,需要通过组织内的卫生机构、卫生资源分配(人、财、物)、信息采集与共享(信息系统)来实现,发挥农村卫生服务网络的互动性。例如,卫生机构间的整合机制是确保优质资源下沉,形成合理利用卫生服务的基础之一,也是农村三级卫生服务网络机构互动的保障。

（二）功能活动的搭建

具体到搭建起宏观层（A_0层）的主要功能活动。基于卫生服务利用者及其需求的属性，将卫生服务网络的主要功能活动分为两大部分：健康管理服务和医疗服务。如图 8-10 所示，在卫生制度健全和卫生服务利用合理的理想情况下，农村居民首次进入卫生服务网络（出生或迁入）时即建立了健康档案，并利用了健康管理服务，在健康状况较佳、无须医疗干预的情况下，则带着健康服务记录或健康档案，离开卫生服务网络，即输出的是健康管理服务利用者和健康管理资料；而在健康状况不佳、经健康管理服务人员生活干预后无法缓解甚至加剧的情况下，健康服务利用者则变成医疗服务需求者，带着其健康管理资料进入医疗服务领域，即输出的是医疗服务利用者和医疗服务记录、健康档案。控制因素和机制依然在发挥作用。

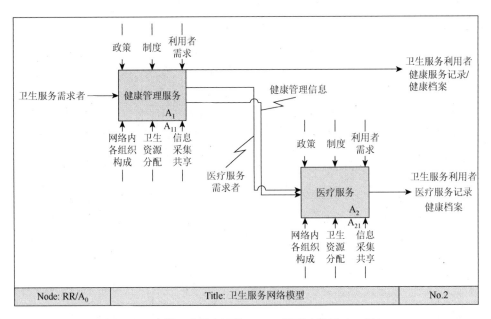

图 8-10　农村卫生服务网络 IDEF0 模型功能层（A_0层）

分别将功能层（A_0层）中的"健康管理服务"（A_1层）及"医疗服务"（A_2层）两个功能"盒子"打开，具体讨论其各自内部包含的具体功能子集集合。打开健康管理服务（A_1层）功能层级，其下一级功能子集应包含的功能服务供给集合为"登记"（A_{11}层）、"评估"（A_{12}层）、"干预"（A_{13}层）和"评价"（A_{14}层）四块，但是不同服务需求者进入健康管理服务活动时的路径有所不同，也意味着输出的差异。

"登记"是农村居民进入整个卫生服务网络时使用的第一个功能，具体来讲，就是与其所属卫生服务网络具体功能单位（如村医、公共卫生服务人员、家庭医生团队等）建立服务关系，居民由此可以开始利用相关卫生服务及健康管理服务，也必须按有关要求规定提供自己的相关信息以保证服务的正常开展；而与居民构建起服务关系的具体功能单位，有权利按规定收集其所需要的居民信息，也有责任和义务保护信息的真实、完整、安全，反映出人际连续性的建立。而"登记"（A_{11}层）下一级功能服务供给集合主要包括"建立服务关系"（A_{111}层）、"采集信息"（A_{112}层）和"建立/完善档案"（A_{113}层）3项主要功能活动，如图8-11所示。因为健康管理服务是全生命周期服务，所以进入服务领域的农村居民分为两类——首次进入网络的卫生服务需求者和进入网络后确定为风险人群、疾病人群的卫生服务需求者。对于前者而言，需要首先建立服务关系，才能进入采集信息这一功能层；后者则已经建立了服务关系，可直接进入采集信息这一功能层。而采集信息后的卫生服务需求者，其信息有所更新，需要建立/完善档案信息后进入健康管理服务的下一个子功能层评估健康风险（A_{12}层），而卫生服务需求者则直接进入评估健康风险，此时分流的不是人群，而是人与信息，但必须保证在进入下一个子功能活动时二者合二为一。因此，从登记到评估，信息管理机制是确保子功能层连续的关键，即确保输出的是评估结果、健康档案（信息）和卫生服务需求者（人）。

登记完成后，卫生服务需求者与健康档案被健康管理机构评估而分流为无风险的健康人群以及有风险仍然健康的人群，这两类人群需要健康管理服务中的健康教育和生活干预，以改变不良生活习惯，维持健康状况，如图8-12所示。经过再次评价带着健康服务记录或健康档案离开卫生服务网络。而另一部分人群分流为有风险、怀疑疾病、需要确诊的人群以及患者，需结合健康干预和医疗干预的人群，这两类人群则带着评估结果和健康档案进入医疗服务这一子功能层。

而就医疗服务（A_2层）这一子功能而言，如图8-13所示，完成该功能的服务供需主要包括登记（A_{21}层）、诊疗（A_{22}层）和康复（A_{23}层）。在接受了健康管理服务后，被相关专业人员建议需要介入医疗服务，此时卫生服务需求者也是医疗服务需求者，因此医疗服务需求者带着健康管理服务提供的评价结果和健康档案，通过登记后建立医疗账户，形成医患关系。这一从健康管理服务进入医疗服务的过程，体现了机构连续性和学科连续性。登记后，医务人员根据患者健康档案、医疗账户等信息，为医疗服务需求者提供适宜的诊疗服务，并且完善健康档案，提供医疗记录。对于有康复必要的患者，进入康复服务这一功能活动，而经过一般诊疗病情缓解有效的患者，则成为这一次的卫生服务利用者，可带着健康档案、医疗记录离开卫生服务网络。

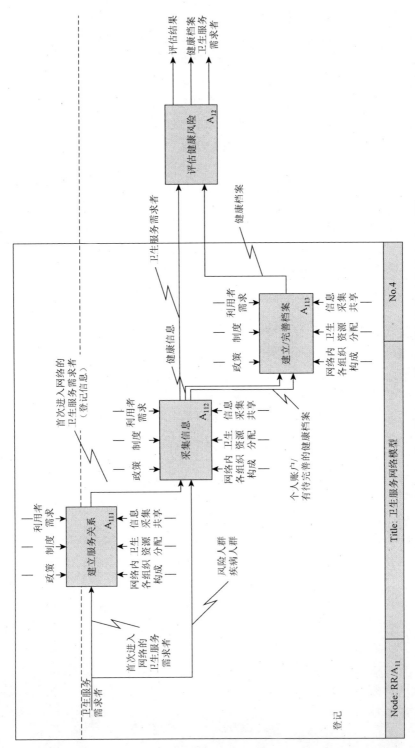

图 8-11 农村卫生服务网络 IDEF0 模型 "登记" 层功能活动（A₁₁层）

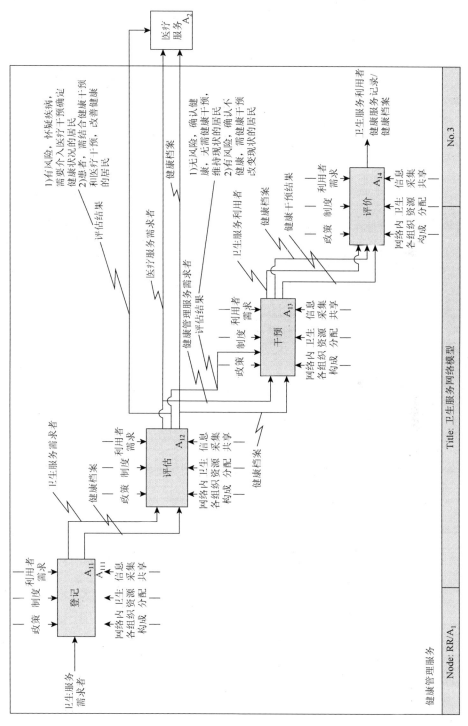

图 8-12 农村卫生服务网络 IDEF0 模型 "健康管理服务" 层功能活动（A₁ 层）

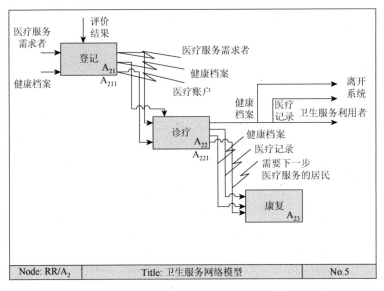

图 8-13　农村卫生服务网络 IDEF0 模型"医疗服务"层功能活动（A_2 层）

对于医疗服务的登记，展开具体而言，如图 8-14 所示，包含了基层医疗机构登记和县级医院登记，二者之间的联系和先后顺序体现了机构连续性，是由分级诊疗、双向转诊等卫生政策制度和医疗服务需求者（评估结果）等控制的。对于

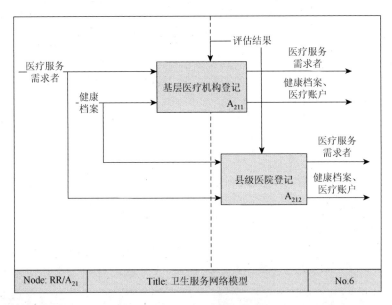

图 8-14　农村卫生服务网络 IDEF0 模型"医疗服务登记"层功能活动（A_{21} 层）

医疗服务的诊疗和康复，展开具体而言，如图 8-15 所示，包含了基层医疗机构诊疗和县级医院诊疗，同样体现了机构连续性，是由分级诊疗、双向转诊等卫生政策制度和医疗服务需求者（健康档案）等控制的。

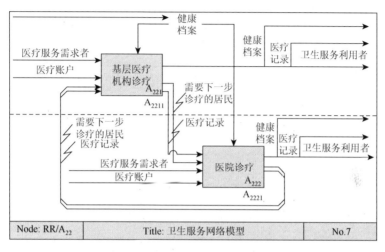

图 8-15　农村卫生服务网络 IDEF0 模型"诊疗"层功能活动（A_{22} 层）

以诊疗为例，建立了医疗账户的医疗服务需求者，与健康档案、医疗记录进入基层医疗机构首诊，诊断明确后患者及其信息需要利用基层治疗这一功能活动，视病情情况与基层医疗机构治疗水平，病情稳定或康复的患者离开农村卫生服务网络，而有进一步需求的患者将进入县级医院治疗。而诊断不明确或难以诊断的患者，则还需进入县级医院诊断后才能开展治疗。但按照分级诊疗制度，医院治疗后病情缓解或稳定后，可以回到基层医疗机构继续治疗，如此循环往复。最终医疗服务利用者带着健康档案、医疗记录，或进入康复阶段，或离开农村卫生服务网络，如图 8-16 所示。

（三）小结

通过建立我国农村基本医疗卫生服务提供连续性的 IDEF0 互动模型是对我国农村卫生服务网络的一次有意义的探索，IDEF0 方法作为分析复杂系统较为常用的分析方法，可以在各类复杂系统的分析中发挥作用。在对一个复杂系统进行系统模拟并进行分析的所有系统建模方法中，此方法被公认为是最好的建模设计方法之一。本书利用 IDEF0 方法，对农村基本医疗服务网络中的复杂模型进行了探索性模拟，是将系统工程学的原理运用于我国卫生领域的一次有益尝试，但同时也应认识到 IDEF0 模型的局限性，其构建的最终结果仅仅是对我国农村基本医

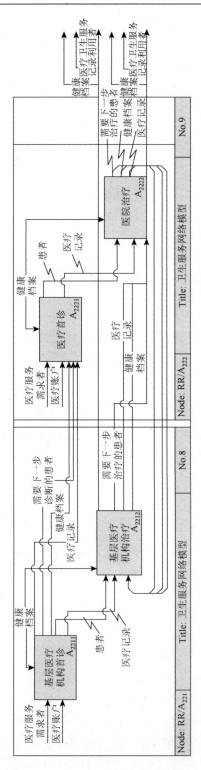

图 8-16 农村卫生服务网络 IDEF0 模型 "诊疗" 层（A₂₂层）内子功能集合间具体互动进程

疗卫生服务网络进行系统分析的结构模拟方法，在以后的研究过程中，可以在现有 IDEF0 模型构建的基础上，构建能反映要素的动态的更加定量化的系统模型（如IDEF3、UML 模型等），以期更加深入地研究我国农村卫生服务系统。因此，针对我国农村基本医疗服务网络的复杂性，以及对于系统质量最终输出影响的多因素、多维度的特点，在卫生系统分析中引入 IDEF0 模型等系统工程学理论，可以为我国的卫生系统研究提供新的理论方法，并为深化医疗卫生体制改革过程中对提高农村基本医疗服务质量，保障农村居民获得安全、有效、方便、价廉的整体、连续的医疗服务提供新的改革实践思路。

第二节　建设农村卫生服务网络连续性的对策建议

卫生服务的连续性是任何以人为中心的卫生服务所不可缺少的特征，也是各类医疗卫生机构追求的目标。因此，针对我国农村卫生服务网络连续性存在的问题，需要从制度、政策、基础设施、资金投入等方面完善。

一、明确农村三级医疗机构的服务定位以及完善对口支援制度建设

明确农村三级医疗机构的服务定位，尤其是强化乡镇卫生院的功能。农村三级卫生服务网络作为一个完整的系统，其之所以不能形成有效的运行体系是因为系统出现断裂，即乡镇卫生院在系统中不能很好地发挥枢纽的作用[1]。政府对乡镇卫生院的扶持不仅要体现在加大资金的投入，更要明确乡镇卫生院在公共卫生服务定位，强化乡镇卫生院的服务能力，使乡镇卫生院更好地兼顾医疗服务和公共卫生服务，吸引更多的患者前来就诊，同时增强其在协作医疗中的转诊服务能力。此外，卫生部门应完善农村地区医疗机构对口支援制度建设，并加强对口支援实施的监管和考核。

二、完善分级诊疗体系，加强医疗机构培训监管

（一）建立完善的分级诊疗体系

农村卫生服务人际连续性缺失的原因在于医务人员与居民不能形成相对固定的诊疗关系，因此要加强医务人员与居民的人际连续性就要建立相对完善的分级诊疗体系，加强对首诊负责制的管理，以保证居民与医务人员加强其人际与情感联系，同时也会避免患者的盲目就医，增加其医疗负担。

（二）加强对农村地区医疗机构业务培训的监管

卫生部门应成立相应的下属部门或委托第三方机构对农村卫生机构进行业务培训的监管，并定期检查其培训质量，以保证农村地区医疗机构业务培训的频率和质量同时保证农村地区上下级医疗机构的医务人员的人际联系。

三、加强基础设施建设，着力解决信息互联互通

我国农村地区本身的经济条件发展不足，信息化发展水平低下，这极大地限制了农村卫生服务机构的业务和信息交流，因此一方面要加强信息化基础设施的建设，给基层医疗机构配备电脑设备，并加强其人员的培训或引进相应的信息化人才；另一方面要完善农村地区的区域信息交流平台，尤其是建立居民诊疗信息和公共卫生信息的共享平台，解决信息平台各个子系统互联互通的技术难题。

四、加大资金投入，强化公共卫生服务职能

农村地区公共卫生服务职能的发展需要多方面的积极配合：一方面，因为农村基层卫生机构是公共卫生服务的主要提供者，国家要加大对农村地区基层卫生机构的财政投入，以增加其公共卫生服务能力，这样不仅能提高公共卫生服务人员的工作积极性，增加服务开展能力，也可以吸引优秀的人才到基层卫生服务加入到农村公共卫生服务的建设中来；另一方面，对于农村公共卫生服务，卫生机构要加强其公共卫生服务结果的监管和评价，不仅要注重公共卫生服务完成的数量，更要注重其效果的评价，以居民的健康水平为服务的导向，实现临床诊疗服务和公共卫生服务的学科连续性[2]。

参 考 文 献

[1]　曾鹏，江敏. 我国乡镇卫生院公共卫生管理功能定位思考[J]. 中国卫生事业管理，2013，（31）：420-421.

[2]　高梦阳，齐静，柴慎华，等. 农村卫生服务网络连续性存在的问题及对策[J]. 医学与社会，2016，29（4）：8-10.

后　记

　　书稿完成之时，正值十三届全国人民代表大会，"卫计委"已变身"卫健委"，体现了"健康贯穿于所有的政策，健康融入万策"之义。这也与本书稿创作的初衷不谋而合。在此感谢一路上志同道合的领导、同事、学生、朋友及家人，为本书稿所投入的辛劳、支持、帮助与鼓励。文成县卫健委、文成县人民医院、文成县中医院、仙居县卫健委、仙居县人民医院、仙居县中医院、福建医科大学附属第一医院、闽侯县医院、石狮市（华侨）医院、信阳市卫健委、息县第一人民医院、息县第二人民医院、麻城市农村合作医疗管理办公室、麻城市人民医院、麻城市中医院、嘉鱼县卫健委、嘉鱼县人民医院、嘉鱼县中医院、湟中县卫健委、湟中县农村合作医疗管理办公室、湟中县第一人民医院、湟中县中医院、互助县卫健委、互助县农村合作医疗管理办公室、互助县人民医院、互助县中医院、黔江区人民医院、黔江区中医院、巫山县卫健委、巫山县人民医院、巫山县中医院等卫生机构为本书资料的收集和论证提供了大力支持；我的同事龚勋、熊巨洋、王静、李萍等老师在项目设计、书稿统筹方面给予了极大的帮助；我的学生周丹凤、柴慎华、高梦阳、齐静、王洁、王蕾、韩星等在现场调查、分析数据、书稿整理等方面付出了辛勤劳动和汗水；医药卫生管理学院领导、我的良师益友张亮教授及其团队一直以来不吝赐教、常常关心；我的家人、亲友对我无私支持和照顾，为我营造便于潜心研究与思考的空间和氛围。再次衷心地说声谢谢！

　　千言万语化为一句"平安健康"！更为了"健康中国"，我将继续行走在医药卫生事业改革和发展的道路上。